神经系统疾病中西医诊治

SHENJING XITONG JIBING ZHONGXIYI ZHENZHI

主　编　许振亚　杨　忠

副主编　许若讷　许艳青　栾瑞芝　常洪敏

编　委（按姓氏笔画排序）

任保增　刘淑君　刘朝江　许若讷　许艳青　许振亚　李小刚　李子瞬　杨　忠　赵　欣　栾瑞芝　高　彬　常洪敏

中国中医药出版社

·北　京·

图书在版编目（CIP）数据

神经系统疾病中西医诊治 / 许振亚，杨忠主编 .
北京：中国中医药出版社，2025. 5.
ISBN 978-7-5132-8544-5

Ⅰ . R741

中国国家版本馆 CIP 数据核字第 202449Y83Z 号

中国中医药出版社出版
北京经济技术开发区科创十三街 31 号院二区 8 号楼
邮政编码　100176
传真　010-64405721
河北联合印务有限公司印刷
各地新华书店经销

开本 787×1092　1/16　印张 21.75　字数 450 千字
2025 年 5 月第 1 版　2025 年 5 月第 1 次印刷
书号　ISBN 978 - 7 - 5132 - 8544 - 5

定价　99.00 元
网址　www.cptcm.com

服务热线　010-64405510
购书热线　010-89535836
维权打假　010-64405753

微信服务号　zgzyycbs
微商城网址　https://kdt.im/LIdUGr
官方微博　http://e.weibo.com/cptcm
天猫旗舰店网址　https://zgzyycbs.tmall.com

如有印装质量问题请与本社出版部联系（010-64405510）

内容提要

本书是一部现代中医、西医神经科常见疾病诊治与研究的专著，共分12章，46节。重点阐述了神经科常见病的中西医诊治与研究。编写体例新颖、特色鲜明，突出了中医特色和优势，对每一个病种的介绍力求体现先进性、科学性、系统性、实用性。本书按西医病名进行分类，中西医内容分述，层次分明，重点突出，中西医并举，并在临床诊治上互参并用，使中西医理论相辅相成，互为补充。既有中医的传承、创新、发展及展望，又有西医方面的新理论、新进展和新技术，尤其是总结了近几年来中医对神经系统疾病的新认识、新进展、新思维、新特色。全书以现代诊断为导引，融汇古今，广征博采，汇通中西，治法赅备。全面反映了当代神经科常见病中医、西医及中西医结合研究的最新进展，信息丰富，内容翔实。本书是一本较好的中医、西医、中西医结合临床医师参考书，同时也可供科研、教学人员参考使用。

前言

近年来科学技术的突飞猛进，促进了生命科学的突破性进展。生命科学已经体现出信息化、网络化的特点以及多学科的高度交叉、渗透和融合，成为21世纪的主导力量。中医学作为生命科学的重要一支，在这种背景下其模式亦发生了重大转变，由古老传统的中医发展模式转变为守正创新和科学相融的新医学模式，这一模式，亦成为中医学发展的战略模式。在这种新型发展模式下，我们必须高瞻远瞩地进行“战略前移、模式转变和系统整合”。使中医学的发展适应科技的发展、模式的转变以适应生命科学的发展，只有这样才能使中医学逐渐实现现代化、科学化、规范化、实用化。

神经系统疾病是当前危害人类生命健康的常见病，尤其是脑血管病和病毒感染性疾病，是中老年致死、致残的主要原因。随着我国老年人口迅速增加，脑血管疾病呈逐年上升趋势，全国每年死于脑卒中者有100万人之多，再加上病毒感染性疾病和自身免疫性疾病，其死亡人数更多，因此对神经系统疾病的防治与研究已是我们医务界当务之急。

当代科技的发展日新月异，尤以生命科学和中医学引人注目，而其中对神经系统疾病的研究更是一个极为活跃的领域，特别是近几年由于检测手段的提高，对神经系统疾病的诊断和治疗提高到一个崭新阶段。中医对神经系统疾病治疗的新方法、新成果、新经验亦层出不穷，尤其近几年来剂型的改革、中药静脉滴注制剂的涌现，使中医药在神经系统疾病治疗上亦有飞跃性发展，拓宽了临床治疗范围，方便了病患的需求。因此我们组织国内神经科中西医专家和基层神经内科医师编写了这本简明精练的《神经系统疾病中西医诊治》一书，以传承、发展、创新为目的，突出特色，充分利用现代科学技术和方法，推动中医神经病学的理论与实践不断发展，促进中医神经病学现代化，在创新中不断形成新特色、新优势，使中医学薪火相传。使中医学在神经系统疾病诊治方面得到不断丰富、完善和创新，逐渐使学科系统化、科学化、规范化、实用化，以满足基层的神经内科住院医师、中医师、实习医师和青年医师的临床需要，使其在繁忙的工作中能迅速查找到中西医两种治疗方法，帮助患者康复，提高临床疗效。同时也给科研、教学人员提供了必备的工具书和参考书。

此书在编写的过程中，实行了主编负责制。主编进行顶层设计、系统把握、全程调控，并严格按以下几个步骤进行编写：首先集体讨论编写计划，然后各编写人分别完成初稿，接着由专业分编小组集体讨论，最后由主编做全面的整理，再根据资深专家和院士的指导意见进行定稿。

由于篇幅和能力的局限，时间的仓促，本书存在很多不足之处，希望同道给予批评指正，提出宝贵意见和建议，使之不断汲取有益的营养，摒除缺点和不足，以便再版时修订完善。

许振亚

2025 年 3 月

目 录

第一章

脑血管疾病

脑血管疾病（cerebrovascular disease，CVD）是指脑血管病变引起脑功能障碍的一类疾病的总称。卒中为脑血管疾病的主要临床类型，包括缺血性卒中和出血性卒中两大类，以突然发病、迅速出现局限性或弥散性脑功能缺损为共同临床特征，为一组器质性脑损伤导致的脑血管疾病。中医称之为“中风”，临床表现以猝然昏仆、口眼㖞斜、半身不遂为主要特征，亦有未见昏仆，仅见㖞僻不遂、偏身麻木者，或以突发眩晕、步履不稳、肢体抖动为主要表现者。多因忧思恼怒、饮食不节、恣酒纵欲等因素，以致阴阳失调、脏腑气偏、气血错乱，使脑脉痹阻或血溢脑脉之外。中医学将中风证分为两大类，中经络、中脏腑，与西医学基本一致。

第一节 缺血性卒中

缺血性卒中包括短暂性脑缺血发作（transient ischemic attack，TIA）、脑梗死（cerebral infarction）。

【病因病机】

（一）中医

中风的发生，唐宋以前多以内虚邪中立论，唐宋以后多以内风立论；现代大多认为多与正气虚弱，肝风内动，脏腑阴阳失调有关，加之忧思恼怒，或嗜酒饱食，过食肥甘，或房室劳累，致使气血受阻，脑脉瘀滞，甚者脑脉痹塞。

1. 内伤积损

《素问·阴阳应象大论》曰：“年四十而阴气自半，起居衰矣。”年老体弱或久病气血亏虚，元气耗伤，脑脉失养。气虚则运血无力，血流不畅，而致脑脉瘀滞不通。正如《景岳全书·非风》说："卒倒多由昏愦，本皆内伤积损颓败而然。"

2. 劳倦内伤

《素问·生气通天论》曰："阳气者，烦劳则张。"烦劳过度，易使阳气升张，引动风阳上旋，气血上逆，壅阻清窍；或夹痰浊、瘀血上壅清窍发为本病。或纵欲过度，房室不节，亦能伤及肾水，水不制火，而阳亢风动。

3. 脾失健运，痰浊内生

过食肥甘醇酒，致使脾胃受伤，脾失运化，痰浊内生，郁久化热，痰热互结，壅滞经脉，上蒙清窍；或素体肝旺，气机郁结，克伐脾土，痰浊内生；或肝郁化火，烁津成痰，痰郁互结，夹风阳之邪，窜扰经脉，发为本病。此即《丹溪心法·中风》所谓"湿土生痰，痰生热，热生风也"。

4. 五志所伤，情志过极

七情失调，肝失条达，气机郁滞，血行不畅，瘀结脑脉发为本病。

（二）西医

1. 血管壁病变

（1）动脉硬化：是最常见病因，包括高血压动脉硬化和动脉粥样硬化。

（2）动脉炎：由结核、梅毒、结缔组织疾病和钩端螺旋体等病因所致者。

（3）先天性血管病：如动脉瘤、血管畸形和先天性狭窄等。

（4）血管损伤：各种原因（外伤、颅脑手术、插入导管、穿刺等）所致的血管损伤，另外还有药物、毒物、恶性肿瘤等所致的血管病损等。

2. 心脏病和血流动力学改变

高血压、低血压或血压的急骤波动，以及各种心功能障碍（风湿性或非风湿性心瓣膜病、心肌病，心律失常如传导阻滞，特别是心房纤颤）所致的血流动力学改变。

3. 血液成分和血液流变学改变

（1）高黏血症：脱水、红细胞增多症、高纤维蛋白原血症等各种原因所致。

（2）凝血机制异常：应用抗凝剂、避孕药物，弥散性血管内凝血和各种血液性疾病等。

4. 其他

其他病因：包括空气、脂肪、癌细胞和寄生虫等栓子形成，脑血管受压、外伤、痉挛等。

【临床表现】

（一）短暂性脑缺血发作

1. 一般特点

本病好发于中老年人，男性多见，多伴有高血压、动脉粥样硬化、糖尿病或高血脂等脑血管疾病危险因素。发病突然，局部脑或视网膜功能障碍历时短暂，最长时间不超过 24 小时，不留后遗症。TIA 常反复发作，每次发作表现相似。

2. 颈内动脉系统 TIA

（1）大脑中动脉（MCA）供血区缺血：对侧肢体的单瘫、轻偏瘫、面瘫和舌瘫，偏身感觉障碍，同向偏盲，失语，失用，空间定向障碍。

（2）大脑前动脉（ACA）供血区缺血：人格和情感障碍、对侧下肢无力等。

（3）颈内动脉（ICA）主干缺血：一过性黑矇、失明和对侧偏瘫及感觉障碍，Horner 交叉瘫（病侧 Horner 综合征、对侧偏瘫）。

（4）眼动脉（颈内动脉分支）缺血：短暂性单眼盲（又称发作性黑蒙）是特征性症状。

3. 椎基底动脉系统 TIA

（1）常见症状：眩晕、恶心呕吐（脑干前庭系统缺血）、共济失调、复视、构音障碍、吞咽困难、交叉性或双侧肢体瘫痪，或感觉障碍、皮质盲和视野缺损。

（2）特征性症状

①跌倒发作：突然出现双下肢无力而跌倒，随即可自行站起，无意识丧失，系脑干下部网状结构缺血所致。有时见于患者转头或仰头时。

②短暂性全面遗忘症（transient global amnesia，TGA）：突然出现短时间记忆丧失，发作时对时间、地点定向障碍，但谈话、书写和计算能力正常，一般症状持续数分钟或数小时，然后完全好转，不遗留记忆损害。部分发病可能是大脑后动脉颞支缺血累及边缘系统的颞叶海马、海马旁回的穹隆所致。

③双眼视力障碍发作：表现为发作性暂时性皮质盲，系双侧大脑后动脉距状支缺血累及枕叶视皮层。

（二）脑梗死（脑血栓、脑栓塞、腔隙性脑梗死）

1. 主要临床症状

脑梗死的临床症状复杂，它与脑损害的部位、脑缺血性血管大小、缺血的严重程度、发病前有无其他疾病以及有无合并其他重要脏器疾病等有关，轻者可以完全没有症状，即无症状性脑梗死；也可以表现为反复发作的肢体瘫痪或眩晕，即短暂性脑缺血发作。重者不仅可以有肢体瘫痪，甚至会出现急性昏迷、死亡，如病变影响大脑皮质，在脑血管病急性期可表现为癫痫发作，以病后1天内发生率最高，而以癫痫为首发的脑血管病则少见。常见的症状如下。

（1）主观症状：头痛、头昏、头晕、眩晕、恶心、呕吐、运动性和（或）感觉性失语甚至昏迷。

（2）脑神经症状：双眼向病灶侧凝视、中枢性面瘫及舌瘫、假性延髓性麻痹，如饮水呛咳和吞咽困难。

（3）躯体症状：肢体偏瘫或轻度偏瘫、偏身感觉减退、步态不稳、肢体无力、大小便失禁等。

2. 脑梗死的常见临床分类

（1）腔隙性梗死：脑梗死的梗死面积小于1.5cm，表现为亚急性起病、头昏、头晕、步态不稳、肢体无力，少数有饮水呛咳，吞咽困难；也可有偏瘫、偏身感觉减退，部分患者没有定位体征。

（2）中等面积梗死：以基底核区侧脑室体旁丘脑、双侧额叶、颞叶区发病多见。表现为突发性头痛、眩晕、频繁恶心、呕吐、神志清醒，偏身瘫痪或偏身感觉障碍、偏盲、中枢性面瘫及舌瘫、假性延髓性麻痹、失语等。

（3）大面积梗死：患者起病急骤，表现危重，可以有偏盲偏瘫、偏身感觉减退甚至四肢瘫、脑疝、昏迷等。

3. 不同脑血管闭塞的临床特点

（1）颈内动脉闭塞：严重程度差异较大，主要取决于侧支循环状况。颈内动脉闭塞常发生在颈内动脉分叉后，慢性血管闭塞可无症状。症状性闭塞可出现单眼一过性黑曚，偶见永久性失明（视网膜动脉缺血）或Horner综合征（颈上交感神经节后纤维受损）。远端大脑中动脉血液供应不良，可以出现对侧偏瘫、偏身感觉障碍和同向性偏盲等，优势半球受累可伴失语症，非优势半球受累可有体象障碍。体检可闻及颈动脉搏动减弱或闻及血管杂音。

（2）大脑中动脉闭塞

1）主干闭塞：病灶对侧偏瘫（中枢性面舌瘫和肢体瘫痪）、偏身感觉障碍及偏盲（三偏），伴头、眼向病灶侧凝视，可出现意识障碍、完全性失语症（优势半球）、体象障碍（非优势半球）。

2）皮质支闭塞：①上部分支闭塞：病灶对侧偏瘫和感觉缺失，下肢瘫痪较上肢轻，伴Broca失语（优势半球）和体象障碍（非优势半球），向病灶侧凝视程度轻，通常不伴意识障碍；②下部分支闭塞：较少单独出现，对侧同向性上1/4视野缺损，伴Wernicke失语（优势半球）、急性意识模糊状态（非优势半球），无偏瘫。

3）深穿支闭塞：最常见的是纹状体内囊梗死，表现为对侧中枢性均等性轻偏瘫、对侧偏身感觉障碍，可伴对侧同向性偏盲、皮质下失语（优势半球病变）。

（3）大脑前动脉闭塞

1）主干闭塞：①分出前交通动脉前闭塞，由于对侧动脉的侧支循环代偿，可不出现症状。但当双侧动脉起源于同一个大脑前动脉主干时，可导致双侧大脑半球的前、内侧梗死，表现为截瘫、二便失禁、意志缺失、运动性失语综合征和额叶人格改变等。②分出前交通动脉后闭塞（大脑前动脉远端）：对侧下肢的感觉运动障碍，而上肢瘫痪轻，可出现尿失禁（旁中央小叶受损）、淡漠、反应迟钝、欣快和缄默等（额极与胼胝体受损），对侧强握及吸吮反射和痉挛性强直（额叶受损）。

2）皮质支闭塞：对侧中枢性下肢瘫，可伴感觉障碍（胼周和胼缘动脉闭塞）；对侧肢体短暂性共济失调、强握反射及精神症状（眶动脉及额极动脉闭塞）。

3）深穿支闭塞：对侧中枢性面舌瘫、上肢近端轻瘫。

（4）大脑后动脉闭塞

1）主干闭塞：主干闭塞症状取决于侧支循环。可出现对侧偏盲、偏瘫及偏身感觉障碍，丘脑综合征，优势半球受累可出现失读。

2）皮质支闭塞：①单侧皮质支闭塞：对侧同向性偏盲，上部视野较下部视野受累常见，黄斑区视力不受累（黄斑区的视皮质代表区为大脑中、后动脉双重供应）。优势半球受累可出现失读（伴或不伴有失写）、命名性失语、失认等。②双侧皮质支闭塞：可导致完全型皮质盲，有时伴有不成形的视幻觉、记忆受损（累及颞叶）、不能识别熟悉面孔（面容失认症）等。

3）起始段的脚间支闭塞：可引起中脑中央和下丘脑综合征，包括垂直性凝视麻痹、昏睡甚至昏迷；旁正中动脉综合征，主要表现是同侧动眼神经麻痹和对侧偏瘫，即 Weber 综合征（病变位于中脑基底部，动眼神经和皮质脊髓束受累）；同侧动眼神经麻痹和对侧共济失调、震颤，即 Claude 综合征（病变位于中脑被盖部、动眼神经和结合臂）；同侧动眼神经麻痹和对侧不自主运动和震颤，即 Benedikt 综合征（病变位于中脑被盖部、动眼神经、红核和结合臂）。

4）深穿支闭塞：丘脑穿通动脉闭塞产生红核丘脑综合征（病灶侧舞蹈样不自主运动、意向性震颤、小脑性共济失调和对侧偏身感觉障碍）；丘脑膝状体动脉闭塞产生丘脑综合征（对侧深感觉障碍、自发性疼痛、感觉过度、轻偏瘫、共济失调、手部痉挛和舞蹈－手足徐动症等）。

（5）椎基底动脉闭塞

血栓性闭塞多发生于基底动脉起始部和中部，栓塞性闭塞通常发生在基底动脉尖。

1）闭锁综合征（locked-in syndrome）：基底动脉的脑桥支闭塞致双侧脑桥基底部梗死。患者大脑半球和脑干被盖部网状激活系统无损害，意识清醒，语言理解无障碍，出现双侧中枢性瘫痪（双侧皮质脊髓束和支配三叉神经以下的皮质脑干束受损），只能以眼球上下运动示意（动眼神经与滑车神经功能保留），眼球水平运动障碍，不能讲话，双侧面瘫，舌、咽、构音及吞咽运动均障碍，不能转颈耸肩，四肢全瘫，可有双侧病理反射，常被误认为昏迷。

2）脑桥腹外侧综合征（Millard–Gubler syndrome）：基底动脉短旋支闭塞，主要表现：①病灶侧眼球不能外展（展神经麻痹）及周围性神经麻痹（面神经核损害）；②对侧中枢性偏瘫（锥体束损害）；③对侧偏身感觉障碍（内侧丘系和脊髓丘脑束损害）。

3）脑桥腹内侧综合征（Foville syndrome）：基底动脉的旁中央支闭塞，主要表现：①病灶侧眼球不能外展（展神经麻痹）及周围性面神经麻痹（面神经核损害）；②两眼向病灶对侧凝视（脑桥侧视中枢及内侧纵束损害）；③对侧中枢性偏瘫（锥体束损害）。

4）基底动脉尖综合征（top of the basilar syndrome）：基底动脉尖端分出小脑上动脉和大脑后动脉，闭塞后导致眼球运动障碍及瞳孔异常、觉醒和行为障碍，可伴有记忆力丧失、对侧偏盲或皮质盲。中老年卒中，突发意识障碍并较快恢复，出现瞳孔改变、动眼神经麻痹、垂直凝视麻痹，无明显运动和感觉障碍，应想到患有该综合征的可能，如有皮质盲或偏盲、严重记忆障碍者更支持该诊断。CT 及 MRI 显示双侧丘脑、枕叶、颞叶和中脑多发病灶可确诊本病。

5）延髓背外侧综合征（Wallenberg syndrome）：由小脑后下动脉或椎动脉供应延髓外侧的分支动脉闭塞所致。主要表现：①眩晕、恶心、呕吐及眼震（前庭神经核损害）；②病灶侧软腭、咽喉肌瘫痪，表现为吞咽困难、构音障碍、同侧软腭低垂及咽反射消失（疑核及舌咽、迷走神经损害）；③病灶侧共济失调（绳状体及脊髓小脑束、部分小脑半球损害）；④ Horner 综合征（交感神经下行纤维损害）；⑤交叉性感觉障碍，即同侧面部痛、温觉缺失（三叉神经脊束核损害），对侧偏身痛温觉减退或丧失（脊髓丘脑侧束损害）。

4. 特殊类型的脑梗死

（1）大面积脑梗死：通常由颈动脉主干、大脑中动脉主干闭塞或皮质支完全性卒中所致，表现为病灶对侧完全性偏瘫、偏身感觉障碍及向病灶对侧凝视麻痹。病程呈进行性加重，易出现明显的脑水肿和颅内压增高征象，甚至发生脑疝而死亡。

（2）分水岭脑梗死：是由相邻血管供血区交界处或分水岭区局部缺血导致，也称边缘带脑梗死，多因血流动力学原因所致。可分为以下类型。

①皮质前型：见大脑前、中动脉分水岭脑梗死，病灶位于额中回，可沿前后中央回上部带状走行，直达顶上小叶。表现以上肢为主的偏瘫及偏身感觉障碍，伴有情感障碍、强握反射和局灶性癫痫，优势侧病变还可出现经皮质运动性失语。

②皮质后型：见于大脑中、后动脉或大脑前、中、后动脉皮质分水岭梗死，病灶位

于顶、枕、颞交界处。常见偏盲，以下象限盲为主，可有皮质性感觉障碍，无偏瘫或瘫痪较轻。约半数病例有情感淡漠、记忆力减退或 Gerstmann 综合征（优势半球角回受损）。优势侧病变出现经皮质感觉性失语，非优势半球侧病变可见体象障碍。

③皮质下型：见于大脑前、中、后动脉皮质支与深穿支分水岭区梗死或大脑前动脉回返支与大脑中动脉豆纹动脉分水岭区梗死，病灶位于大脑深部白质、壳核和尾状核等。表现为纯运动性偏瘫或感觉障碍、不自主运动等。

（3）出血性脑梗死：是由于脑梗死灶内的动脉自身滋养血管同时缺血，导致动脉血管壁损伤、坏死，在此基础上如果血管腔内血栓溶解或其侧支循环开放等原因使已损伤血管血流得到恢复，则血液会从破损的血管壁漏出，引发出血性脑梗死，常见于大面积脑梗死后。

（4）多发性脑梗死：指两个或两个以上不同供血系统脑血管闭塞引起的梗死，一般由反复多次发生脑梗死所致。

【辅助检查】

（一）血液和心电图检查

血液检查包括血常规、血流变、血生化（包括血脂、血糖、肾功、电解质）检查。

（二）神经影像学检查

神经影像学检查可以直观显示脑梗死的范围、部位、血管分布、有无出血、病灶的新旧等。头颅 CT、头颅 MRI 和血管造影可选择应用，血管造影包括 DSA、CTA 和 MRA，可以发现血管狭窄、闭塞及其他血管病变，如动脉炎、脑底异常血管网病、动脉瘤和动静脉畸形等。其中 DSA 是脑血管病检查的金标准。

（三）腰穿检查

无条件进行 CT 和 MRI 检查者，可做腰穿检查。

（四）TCD

经颅多普勒检查（TCD）对评估颅内外血管狭窄、闭塞、痉挛或血管侧支循环的建立情况有帮助，也可用于溶栓治疗监测。

【诊断】

脑血栓形成，多发于中年以上的高血压及动脉硬化患者，静息状态下或睡眠中急性起病，迅速出现局灶性脑损害的症状和体征，并能用某一动脉供血区功能损伤解释，临床应考虑脑梗死可能。CT 或 MRI 检查发现梗死灶可明确诊断。

脑栓塞患者，多骤然起病，数秒至数分钟达到高峰，出现局灶性神经功能缺损，既往有栓子来源的基础疾病，如心源性脑栓塞既往有二尖瓣狭窄伴有心房颤动，或有窦房结综合征，4 周内有心肌梗死、扩张型心肌病、左心房黏液瘤、感染性心内膜炎等。

【鉴别诊断】

（一）脑出血

脑梗死有时与小量脑出血的临床表现相似，CT 检查发现出血灶可明确诊断（表 1–1）。

表 1–1　脑梗死与脑出血的鉴别要点

	脑梗死	脑出血
发病年龄	多为 60 岁以上	多为 60 岁以下
起病状态	安静或睡眠中	动态起病（活动中或情绪激动）
起病速度	十余小时或 1 ～ 2 天症状达到高峰	十分钟至数小时症状达到高峰
全脑症状	轻或无	头痛、呕吐、嗜睡、打哈欠等颅压高症状
意识障碍	无或较轻	多见且较重
神经体征	多为非均等性偏瘫（大脑中动脉主干或皮质支）	多为均等性偏瘫（基底节区）
CT 检查	脑实质内低密度病灶	脑实质内高密度病灶
脑脊液	无色透明	可有血性

（二）脑栓塞

起病急骤，局灶性体征在数秒或数分钟达到高峰，常有栓子来源的基础疾病，如心源性（心房颤动、风湿性心脏病、冠心病、心肌梗死、亚急性细菌性心内膜炎等）、非心源性（颅内外动脉粥样硬化斑块脱落、空气、脂肪滴等）。大脑中动脉栓塞最常见。

（三）颅内占位病变

颅内肿瘤、硬膜下血肿和脑脓肿可呈卒中样发病，出现偏瘫等局灶性体征，颅内压增高征象不明显时易与脑梗死混淆，须提高警惕，CT 和 MRI 检查有助于确诊。

【治疗原则】

挽救缺血半暗带，避免或减轻原发性脑损伤，是急性脑梗死治疗的最根本目标。超早期治疗：“时间就是大脑”，力争发病后尽早选用最佳治疗方案，挽救缺血半暗带；个体化治疗：根据患者年龄、缺血性卒中类型、病情严重程度和基础疾病等采取最适当的治疗；整体化治疗：采取针对性治疗同时，进行支持疗法、对症治疗和早期康复治疗，对卒中危险因素及时采取预防性干预。

【辨证论治】

本病多由忧思恼怒，饮食不节，恣酒纵欲等因素，以致阴阳失调，脏腑气偏，气血逆乱，风、火，瘀、痰致使脑络闭阻，出现脑血栓形成和脑梗死。在中医学中，本病多见中经络，大面积梗死亦会出现中脏腑症状。

（一）辨证分型

根据临床表现可分如下四型。

1. 气虚血滞，脉络瘀阻型

主症：起病缓慢，多在休息或睡眠时发病，肢体麻木，头晕脑胀，半身不遂，口舌㖞斜，语言不清，面色㿠白，气短乏力，口角流涎，舌质暗，苔白或白腻，脉弦细。

治法：益气活血，通经活络。

方药：补阳还五汤加减。黄芪 30 ～ 120g，赤芍 12g，川芎 12g，当归 12g，地龙 12g，桃仁 12g，红花 10g，桂枝 12g，川牛膝 20g，丹参 30g，甘草 6g。瘀血甚者，加土鳖虫、水蛭、鸡血藤；病程稍久者，加全蝎、乌梢蛇；言语謇涩者，加菖蒲、郁金。

2. 肝阳暴亢，风火内动型

主症：偏身麻木，半身不遂，口眼㖞斜，舌强言謇，眩晕头昏，面红耳赤，心烦易怒，舌质红绛，少苔，脉弦数。

治法：平肝息风，清瘀舒筋。

方药：天麻钩藤饮加减。天麻 10g，钩藤 20g，石决明 30g，山栀子 10g，黄芩 10g，杜仲 10g，益母草 10g，桑寄生 15g，夜交藤 20g，茯神 10g，赤芍 10g。瘀血明显者，加丹参、川芎、土鳖虫；眩晕明显者，加珍珠母、牡蛎。

3. 肝肾阴虚，风痰上扰型

主症：突发眩晕，视物不清，声音嘶哑，吞咽困难，口眼㖞斜，走路不稳，半身不遂，肢体瘫痪，头晕耳鸣，五心烦热，舌暗红，苔黄腻，脉弦滑。

治法：滋阴潜阳，镇肝息风。

方药：镇肝息风汤加减。怀牛膝 30g，生赭石 30g，龙骨 20g，牡蛎 20g，龟甲 20g，生白芍 15g，玄参 15g，天冬 15g，杜仲 10g，竹茹 6g，天竺黄 6g。便结者，加大黄；失眠者，加夜交藤、酸枣仁。

4. 肝风内动，痰浊壅闭型

主症：突然昏仆，神志不清，口眼㖞斜，半身不遂，痰涎上升，声如牵锯，面色潮红，呼吸急促，舌质红，苔滑，脉弦滑。

治法：辛温开窍，豁痰息风。

方药：急用苏合香丸以辛温开窍，继以涤痰汤祛湿化痰。陈皮 12g，半夏 12g，茯苓 20g，胆南星 10g，枳实 10g，石菖蒲 10g，竹茹 10g，天竺黄 10g，生姜 6g。痰涎壅盛者，加蛇胆陈皮末、皂角炭；肝风盛者，加天麻、钩藤、石决明。

（二）中成药、中药制剂

中成药：大活络丹、人参再造丸、消栓再造丸、华佗再造丸、安脑丸、银杏叶片、芹菜素（丁苯酞软胶囊）、天保宁片、脑心活血通、脑心通、银丹心脑通、脑安等。

中药制剂：银杏达莫注射液、丁苯酞氯化钠注射液、复方丹参注射液、红花注射液、川芎嗪注射液、灯盏花细辛注射液、脑脉康、葛根素、蕲蛇酶、蚓激酶、血塞通等。

（三）针灸

经络联络机体内外，运行气血，人体各部分之间通过经络联为一个整体。针灸疗法是通过对穴位的刺激，达到治病的目的。临床上可根据中风病因病机、症状，进行辨证施穴。

中风主穴：风池、风府、百会。

面瘫：翳风、颊车、颧髎、地仓、合谷。

上肢瘫：肩髃、曲池、手三里、合谷。

下肢瘫：环跳、足三里、风市、阳陵泉。

吞咽困难：廉泉、合谷。

【西医治疗】

（一）急性期一般治疗

治疗原则为尽早改善脑缺血区的血液循环、促进神经功能恢复。急性期应尽量卧床休息，加强皮肤、口腔、呼吸道及大小便方面的护理，预防压疮，注意水电解质的平衡，如起病 48 ～ 72 小时后仍不能自行进食者，应给予鼻饲流质饮食以保障营养供应。应当把患者的生活护理、饮食、其他合并症的处理摆在首要的位置。由于部分脑梗死患者在急性期生活不能自理，甚至吞咽困难，若不给予合理的营养，能量代谢会很快出现问题，这时即使治疗用药再好也难以收到好的治疗效果。

（二）脑水肿的治疗

1. 甘露醇

临床常用 20% 的甘露醇高渗溶液治疗本病。甘露醇是最常用的有效的脱水剂之一。亦可用依达拉俸 30mg 加入 20% 甘露醇 250mL，静脉滴注，每日 2 次。既能脱水又能清除自由基。

2. 10% 甘油果糖

10% 甘油果糖可通过高渗脱水而发挥药效作用，还能使甘油代谢生成的能量得以利用并进入脑代谢过程，使局部代谢改善，通过上述作用能降低颅内压和眼压、消除脑水肿、增加脑血容量和脑耗氧量、改善脑代谢。

3. 利尿性脱水剂

利尿性脱水剂如呋塞米（速尿）、利尿酸钠可间断肌内或静脉注射。

4. 肾上腺皮质激素

本类药主要是糖皮质激素如氢化可的松、可的松等，其分泌和生成受促皮质素调节，具有抗炎、免疫抑制、抗休克作用，但一般不常规使用。

5. 人血白蛋白（白蛋白）

人血白蛋白是一种中分子量的胶体，在产生胶体渗透压中起着重要作用，有利于液体保留在血管腔内，一般不常规使用。

（三）急性期特异性治疗

血栓和栓塞是脑梗死发病的基础，因而理想的方法是使缺血性脑组织在出现坏死之前恢复正常的血流。脑组织获得脑血流的早期再灌注，可减轻缺血程度，限制神经细胞及其功能的损害。溶栓治疗可使用链激酶、尿激酶、rtPA。抗凝剂可使用肝素、双香豆素，用以防止血栓扩延和新的血栓发生。

1. 超早期溶栓治疗

本法是重点选择疗法，一般要求起病 6 小时以内使用，可恢复梗死区血流灌注，减轻神经元损伤。

（1）药物溶栓：常用阿替普酶（重组组织型纤溶酶原激活物 rtPA），起病 3 ～ 5 小时使用最为合适；rtPA 0.9mg/kg（最大剂量 90mg）静脉滴注，其中 10% 在最初 1 分钟内静脉推注，其余持续滴注 1 小时。尿激酶（UK）可用于起病 6 小时内，100 万～ 150 万 IU，溶于生理盐水 100 ～ 200mL，持续静脉滴注 30 分钟。不推荐用链激酶（SK）静脉溶栓，因易引起出血。

（2）动脉溶栓疗法：作为卒中紧急治疗，可在 DSA 直视下进行超选择性介入动脉溶栓。尿激酶动脉溶栓合用小剂量肝素静脉滴注，可能对出现症状 3 ～ 6 小时的大脑中动脉分布区卒中者有益。

2. 抗血小板治疗

常用抗血小板聚集剂包括阿司匹林和氯吡格雷。未行溶栓的急性脑梗死患者应在 48 小时之内尽早服用阿司匹林（150 ～ 325mg/d），2 周后按二级预防方案选择抗栓治疗药物和剂量。溶栓治疗者，应在溶栓 24 小时后使用阿司匹林等抗血小板和抗凝药物治疗。不能耐受阿司匹林者，可用氯吡格雷及替格瑞洛替代。

3. 脑保护治疗

在缺血瀑布启动前用药，可通过降低脑代谢、干预缺血引发细胞毒性机制、减轻缺血性脑损伤，包括自由基清除剂（过氧化物歧化酶、依达拉奉、巴比妥盐、维生素 E 和维生素 C、21- 氨基类固醇等），以及阿片受体阻断药纳洛酮、电压门控性钙通道阻断药、兴奋性氨基酸受体阻断药、他汀类药物如新型降脂类伊洛尤单抗和镁离子等。

4. 抗凝治疗

为防止血栓扩展、进展性卒中、溶栓治疗后再闭塞等可以短期应用抗凝剂。常用药物包括肝素、肝素钙（低分子肝素）及华法林、利伐沙班等。治疗期间应监测凝血时间和凝血酶原时间，须备有维生素 K、硫酸鱼精蛋白等拮抗药，处理可能的出血并发症。

5. 降纤治疗

通过降解血中冻干人纤维蛋白原、增强纤溶系统活性以抑制血栓形成。可选择的药物包括巴曲酶（Batroxobin）、去纤酶（降纤酶）、安克洛酶（Ancrod）蚓激酶等。

（四）紧急血管内和外科治疗

一般在大动脉闭塞静脉溶栓或动脉溶栓无效时，可以机械取栓（发病 8 小时内），也可合并其他血管内治疗方法包括经皮腔内血管成形术和血管内支架置入术等。

如果幕上大面积脑梗死伴有严重脑水肿、占位效应和脑疝形成征象者，可行去骨瓣减压术；小脑梗死使脑干受压导致病情恶化时，可行后颅窝减压术以挽救患者生命。

【康复治疗】

1. 中风病经过救治即使存活，往往也将遗留不同程度的残疾，偏瘫、吞咽困难、语言障碍、认知障碍、中风后抑郁、中风后疼痛综合征、二便障碍、血管性痴呆，甚至植物人状态等是最常见的脑卒中后遗症（有资料统计：存活者约 75%致残，5 年内复发率高达 41%），所以应引起高度重视，积极开展康复治疗。

2. 临床和实验证实大脑具有适应能力，能实现功能重组，使损伤后的功能得到不同程度的恢复。然而，中风康复乃是一个综合工程。康复涉及多个学科专业，需要由具备各种技能的专家组成医疗小组共同协作，包括临床内科、外科、护理、理疗、职业疗法、语言疗法、针灸、推拿等专业人员，通常还要有经过专业康复治疗训练的医师、心理医师、家庭成员等的参与。

3. 要取得比较理想的效果，我们特别强调综合处置、中西医结合、辨证康复，早期、正规、全面地进行，和家庭与社会的重视与参与。

4. 临床医疗与康复治疗应该是同步进行、相辅相成的。时间就是生命，时间就是功能。

5. 在急性期应以临床抢救为主，在不影响临床抢救的前提下务求做到以下几点。

（1）稳定患者的情绪，树立信心。

（2）家庭的重视、参与和积极配合。

（3）保护患肢功能，保持功能位（良肢位），置于抗痉挛的体位，并进行适当的被动运动及按摩，防止出现关节痉挛、变形等并发症和继发性损害（如关节脱位、肩手综合征、足下垂等）。

（4）注意翻身以防止压疮、坠积性肺炎、深静脉血栓及泌尿系统感染等并发症。

（5）如患者不能主动进食，应及时予以鼻饲，保证每日摄入足够的营养。

（6）同时实施二级预防，控制可干扰的危险因素（如高血压、高血脂、高血糖、高同型半胱氨酸血症、心脏病等）。

（7）早期开展针灸推拿方面的辨证施治。

（8）一旦病情稳定后，便可逐渐加强功能训练（一般来讲，脑梗死患者只要神志清楚，生命体征平稳，病情不再发展，48 小时后即可进行）。康复训练应按照人类运动发育时的规律，由简而繁，由易到难，顺序进行。运动时间由短到长，运动强度由低到高顺序进行，运动方式由被动、辅助到自主运动顺序进行。

【预后】

本病的病死率为 10%，致残率达 50%以上，存活者中 40%以上可复发，且复发次数越多，病死率和致残率越高。预后受年龄、伴发基础疾病、是否出现合并症等多种因素影响。

【预防与调护】

1. 脑血栓形成的预防主要是针对引起血栓的危险因素，如高血压、高脂血症和 TIA 等进行治疗。应注意防止血压降低过多过快。老年人有严重腹泻、大汗、失血等情况时，要注意补液，防止血容量不足、血黏度增高和血流缓慢等。

2. 防治脑栓塞主要是防治各种原发疾病，特别是各种心脏病，以消除栓子来源。

3. 平常生活当中要有良好的心态、足够的睡眠；合理的膳食，低脂低糖、低盐饮食，多吃富含纤维的食物，如粗粮、蔬菜、水果等；戒烟戒酒，补充维生素 C、烟酸、维生素 B、维生素 E 等，同时还应保证钙、镁、钾和其他微量元素的摄入；适当运动，根据个人年龄体质进行锻炼活动，运动不但能提高人的抵抗能力及体质素质，还能促进脑循环、改善脑代谢、促进脑啡肽的分泌，使人精神愉悦。

【医案精选】

（一）任继学医案——中风，中经络，瘀塞经络兼肝阳上亢

李某，男，68岁。2004年8月1日初诊。

主诉：左侧肢体活动力弱、口角流涎半月余。

现病史：该患者缘于半月前突然出现左侧肢体活动不利，随之出现口角流涎，就诊于当地医院，经查头颅CT，诊断为脑梗死，应用改善循环等药物治疗（具体不详），上症稍有好转。现症：左口角麻木、流涎，左侧肢体活动力弱，左侧腰痛伴下肢疼痛，走路多则小腿窜痛，时有头晕、头麻木，夜寐多梦，心悸，二便正常，舌淡红，苔白，脉沉弦。既往有高血压病史6年，严重时血压达160/100mmHg，未行规律药物治疗。查体：左侧肢体肌力4级，肌张力略减低，左侧肢体痛觉及音叉振动觉减退，左侧巴氏征阳性。一般血压150/100mmHg。

中医诊断：中风，中经络，瘀塞经络兼肝阳上亢；风头眩（风阳上扰夹瘀）。

西医诊断：脑梗死；高血压2级，极高危险组。

治法：化瘀息风。

方药：豨莶草20g，地龙15g，川芎10g，生蒲黄15g（包煎），茯苓20g，车前子15g（包煎），白花蛇10g，伸筋草15g，钩藤15g，怀牛膝20g，罗布麻15g，秦艽15g。5剂，水煎服，1日1剂。

二诊（8月6日）：服药后，仍觉左侧肢体活动力弱，左侧腰痛及下肢疼痛减轻，左口角麻木、流涎，头晕、头麻次数减少，心悸、多梦改善，舌淡红，苔白，脉沉弦。处方：酒川芎10g，当归尾15g，地龙15g，生蒲黄15g（包煎），茯苓20g，白花蛇15g，车前子15g（包煎），豨莶草20g，桃仁15g，怀牛膝20g，秦艽15g，茺蔚子15g。7剂，水煎服，1日1剂。

三诊（8月13日）：服药后患者左口角麻木、流涎明显减轻，头晕、头麻木次数减少，腰沉痛、左腿软而窜痛好转，仍觉左侧肢体活动力弱，心悸、多梦改善，尿频减轻，大便可，舌淡红，苔白，脉沉弦。查体体征同前。处方：白花蛇10g，熟地黄15g，生姜15g，地龙15g，茯苓20g，豨莶草20g，清半夏10g，天麻15g，伸筋草15g，桑枝20g，茺蔚子15g，络石藤15g。5剂，水煎服，1日1剂。

随访1个月，患者左侧肢体活动力弱明显改善，左口角麻木、流涎基本消失。

按语：本案患者年事已高，久患风头眩之疾，经络气血失于常度，而致气血不和而发病。初诊以白花蛇、豨莶草、地龙、生蒲黄、川芎祛风化瘀通络；茯苓、车前子渗水利湿；伸筋草、秦艽除湿荣筋；钩藤、怀牛膝、罗布麻息风止眩。二诊时患者头晕、头麻木次数减少，为肝阳上亢得到制约，故减去钩藤、罗布麻，配茺蔚子增加化瘀通络之

功。三诊时患者病情好转，加入具有通络止痛、解毒消肿的络石藤以增强疗效，故而收效。

（二）许振亚医案——缺血性中风，中经络，痰瘀阻络

岳某，女，40岁，粮店营销员。2014年4月1日就诊。因构音困难，声音嘶哑，吞咽呛咳，眩晕呕吐，共济失调，诊为脑干梗死，在哈尔滨医科大学附属医院住院治疗2个月，其症改善不明显，来求余诊治，患者肥胖，有高血压和糖尿病病史，MRI示延髓背外侧有梗死灶。检查：眼球震颤，软腭麻痹，双瞳孔不等大，下肢一侧感觉障碍，闭目难立征阳性，有Horner综合征。

中医诊断：中风（中经络），痰瘀阻于会咽。

西医诊断：延髓背外侧综合征。

治法：息风化痰，活血化瘀。

方药：半夏白术天麻汤合活血汤加减。天麻15g，半夏15g，茯苓30g，橘络15g，竹茹10g，石菖蒲10g，郁金12g，炮山甲10g，水蛭6g，三七粉4g（冲服），土鳖虫12g，红花12g，甘草5g。每日1剂，分2次服。既往治疗高血压、糖尿病、高血脂的药物继服。并嘱行语言训练。

二诊（5月2日）：患者按以上方案服用1个月，眩晕不作，构音正常，饮水亦不呛咳，声音亦不嘶哑，下肢感觉障碍不明显。

三诊（6月3日）：按上方减去水蛭，加石斛25g，葛根25g。继续再服1个月，以资巩固。追访5年，病情未再复发。

按语：缺血性中风，多由饮食不节，忧思恼怒，致使阴阳失调，脏腑气偏，气血逆乱，风、火、痰、瘀上犯于脑，脑脉闭阻而成。本例患者，素患高血压、糖尿病，加之过度肥胖，风、痰、瘀相加为患，上逆脑脉，脑脉痹阻发为本病。治之者，息风化痰，化瘀通脉仍为大法。此例患者辨证确凿，用药得当，故逾月而愈。

第二节 出血性卒中

出血性卒中，包括脑出血（intracerebral hemorrhage，ICH）、蛛网膜下腔出血（subarachnoid hemorrhage，SAH），脑出血是指非外伤性脑实质内出血，也称自发性脑出血，占急性脑血管病的20%～30%；蛛网膜下腔出血是指脑底或脑表面血管破裂后，血液流入蛛网膜下腔，又称原发性SAH，亦有继发性SAH。出血性卒中在中医属于中风的中脏、中腑；小量出血则属于中风的中经络范畴。

一、脑出血

【病因病机】

（一）中医

中医并无脑出血这一病名，但在中医文献中亦有“仆击”“薄厥”“大厥”“卒中”的记载，其病机多由脏腑阴阳失调，加之忧思恼怒，或劳累过度，或阴亏于下，肝阳暴张，阳化风动，血之与气，夹痰夹火上窜脑脉，血溢于脉外，形成中风。

1. 阴血亏虚，肝风内动

“阳气者，烦劳则张”，烦劳过度，阴血亏虚，阳气升张，引动风阳，内风旋动，血之与气骤然上犯脑络，血溢于脉外发为本病。

2. 五志过极，血随气逆

七情失调，木失条达，肝阳暴亢，风火相煽，血之与气上冲犯脑，脑脉破溢，血壅神灵之府，发为本病。

3. 本虚标实，上盛下虚

脏腑功能失调，下焦亏虚，加之痰热内蕴，引动阳化风动，血随气逆，上犯脑脉，脉破血溢发为本病。本病基本病机为气血逆乱，上犯于脑，脑脉破溢发为出血性卒中。

（二）西医

1. 病因

最常见病因是高血压合并细小动脉硬化，其他病因包括动—静脉血管畸形、脑淀粉样血管变性、血液病（如白血病、再生障碍性贫血、血小板减少性紫癜、血友病、红细胞增多症和镰状细胞病等）、抗凝和溶栓治疗等。

2. 发病机制

颅内动脉具有中层肌细胞和外层结缔组织少及外弹力层缺失的特点。

长期高血压可使脑细小动脉发生玻璃样变性、纤维素样坏死，甚至形成微动脉瘤或夹层动脉瘤，在此基础上血压骤然升高时易导致血管破裂。豆纹动脉和旁正中动脉等深穿支动脉，自脑底部的动脉直角发出，承受压力较高的血流冲击，易导致血管破裂出血，故又称出血动脉。非高血压性脑出血由于其病因不同，故发病机制又有不同。

绝大多数高血压性脑出血发生在基底节的壳核及内囊区，约占 70%，脑叶、脑干及小脑齿状核出血各占约 10%。高血压性脑出血受累血管依次为大脑中动脉深穿支豆纹动脉、基底动脉脑桥支、大脑后动脉丘脑支、供应小脑齿状核及深部白质的小脑上动脉分支、顶枕交界区和颞叶白质分支。非高血压性脑出血灶多位于皮质下。

【临床表现】

（一）一般表现

脑出血常见于50岁以上患者，男性稍多，寒冷季节发病率较高，多有高血压病史。多在情绪激动或活动中突然发病，发病后病情常于数分钟至数小时内达到高峰。少数也可在安静状态下发病。前驱症状一般不明显。

脑出血患者发病后多有血压明显升高。由于颅内压升高，常有头痛、呕吐和不同程度的意识障碍，如嗜睡或昏迷等。

（二）局限性定位表现

局限性定位表现取决于出血量和出血部位。

1. 基底节区出血

（1）壳核出血：最常见，占脑出血的50%～60%，系豆纹动脉尤其是其外侧支破裂所致，可分为局限型（血肿仅局限于壳核内）和扩延型。常有病灶对侧偏瘫、偏身感觉缺失和同向性偏盲，还可出现双眼球向病灶对侧同向凝视不能，优势半球受累可有失语。

（2）丘脑出血：占脑出血的10%～15%，系丘脑膝状体动脉和丘脑穿通动脉破裂所致。可分为局限型（血肿仅局限于丘脑）和扩延型。常有对侧偏瘫、偏身感觉障碍，通常感觉障碍重于运动障碍。深浅感觉均受累，而深感觉障碍更明显。可有特征性眼征，如上视不能或凝视鼻尖、眼球偏斜或分离性斜视、眼球会聚障碍和无反应性小瞳孔等。小量丘脑出血可出现运动性震颤和帕金森病样表现（丘脑中间腹侧核受累）及偏身舞蹈－投掷运动（丘脑底核或纹状体受累）；优势侧丘脑出血可出现丘脑性失语、精神障碍、认知障碍和人格改变等。

（3）尾状核头出血：较少见，多由高血压动脉硬化血管畸形破裂所致。一般出血量不大，多经侧脑室前角破入脑室。常有头痛、呕吐、颈强直、精神症状，神经系统功能缺损症状并不多见，故临床表现酷似蛛网膜下腔出血。

2. 脑叶出血

脑叶出血占脑出血的5%～10%，常由脑动静脉畸形、血管淀粉样病变、血液病等所致。出血以顶叶最常见，其次为颞叶、枕叶、额叶，也有多发脑叶出血者。常有头痛、呕吐、颈强直及出血脑叶相应的局灶定位症状。

3. 脑干出血

（1）脑桥出血：约占脑出血的10%，多由基底动脉脑桥支破裂所致，出血灶多位于脑桥基底部与被盖之间。大量出血（血肿＞5mL）累及双侧被盖部和基底部，常破入第四脑室，患者迅速出现昏迷、双侧针尖样瞳孔、呕吐咖啡样胃内容物、中枢性高热、中枢性呼吸障碍、眼球浮动、四肢瘫痪和去大脑强直发作等。小量出血可无意识障碍，表现为交叉性瘫痪和共济失调性瘫痪、两眼向病灶侧凝视麻痹或核间性眼肌麻痹。

（2）中脑出血：少见，常有头痛、呕吐和意识障碍，轻度表现为一侧或双侧动眼神经不全麻痹、眼球不同轴、同侧肢体共济失调，也可表现为 Weber 综合征或 Benedikt 综合征；重症表现为深昏迷，四肢弛缓性瘫痪，可迅速死亡。

（3）延髓出血：更为少见，表现为突然意识障碍，影响生命体征，如呼吸、心律、血压改变，继而死亡。轻症患者可表现为不典型的 Wallenberg 综合征。

4. 小脑出血

小脑出血约占脑出血的 10%。多由小脑上动脉分支破裂所致。常有头痛、呕吐，眩晕和共济失调明显，起病突然，可伴有枕部疼痛。出血量较少者，主要表现为小脑受损症状（如患共济失调、眼震和小脑语言等），多无瘫痪；出血量较多者（尤其是小脑蚓部出血）病情迅速进展，发病时或病后 12 ～ 24 小时内出现昏迷及脑干受压征象，双侧瞳孔缩小至针尖样、呼吸不规则等。暴发型则常突然昏迷，在数小时内迅速死亡。

5. 脑室出血

脑室出血占脑出血的 3%～ 5%，分原发性（多由脉络丛血管或室管膜下动脉破裂出血所致）和继发性脑室出血（脑实质出血破入脑室）。常有头痛、呕吐，严重者出现意识障碍如深昏迷、脑膜刺激征、针尖样瞳孔、眼球分离斜视或浮动、四肢弛缓性瘫痪及去大脑强直发作、高热、呼吸不规则、脉搏和血压不稳定等症状。临床上易误诊为蛛网膜下腔出血。

【辅助检查】

（一）CT 检查

颅脑 CT 扫描是诊断脑出血的首选方法，可清楚显示出血部位、形态、大小、时间、是否破入脑室、血肿周围有无低密度水肿带和占位效应等。脑室积血多在 2 ～ 3 周内被完全吸收，而较大的脑实质内血肿一般需 6 ～ 7 周才可彻底消散。动态 CT 检查还可评价出血的进展情况。

（二）MRI 和 MRA 检查

1. MRI 和 MRA 检查对急性脑出血的诊断作用优于 CT 检查，可发现结构异常明确脑出血的病因，对检出脑干和小脑的出血灶和监测脑出血的演进过程优于 CT 扫描。

2. 急性期（2 ～ 7 天）为等 T_1、短 T_2 信号。

3. 亚急性期（8 天至 4 周）为短 T_1、长 T_2 信号。

4. 慢性期（>4 周）为长 T_1、长 T_2 信号。MRA 可发现脑血管畸形、血管瘤等病变。

（三）脑脊液检查

脑出血患者一般无须进行腰椎穿刺检查，以免诱发脑疝形成，如需排除颅内感染和蛛网膜下腔出血，可谨慎进行。

（四）DSA 检查

脑出血患者一般不需要 DSA 检查，除非疑有血管畸形、血管炎或 moyamoya 病又需外科手术或血管介入治疗时才考虑进行。DSA 检查可清楚显示异常血管和造影剂外漏的破裂血管及部位。

（五）其他检查

对疑似脑出血患者均应进行常规的实验室检查排除相关系统疾病，协助查找病因。最好同时完成各项手术前检查，为一旦需要的紧急手术做好准备工作，包括血常规、血生化、凝血常规、血型及输血前全套检查、心电图及胸部 X 线等检查，部分患者还可选择毒理学筛查、动脉血气分析等检查。

【诊断】

中老年患者在活动中或情绪激动时突然发病，迅速出现局灶性神经功能缺损症状以及头痛、呕吐等颅内高压症状应考虑出血的可能，结合头颅 CT 检查，可以迅速明确诊断。

【鉴别诊断】

1. 首先应与其他类型的脑血管疾病如急性脑梗死、蛛网膜下腔出血鉴别（表 1–2）。

2. 对发病突然、迅速昏迷且局灶体征不明显者，应注意与引起昏迷的全身性疾病如中毒（酒精中毒、镇静催眠药物中毒、一氧化碳中毒）及代谢性疾病（低血糖、肝性脑病、肺性脑病和尿毒症等）鉴别。

3. 对有头部外伤史者应与外伤性颅内血肿相鉴别。

4. SAH 应与颅内感染，如细菌性、真菌性、结核性和病毒性脑膜炎等均可有头痛、呕吐及脑膜刺激征。

表 1–2　脑出血与蛛网膜下腔出血的鉴别要点

	脑出血	蛛网膜下腔出血
发病年龄	50 ～ 65 岁多见	粟粒样动脉瘤多发于 40 ～ 60 岁，动静脉畸形青少年多见，常在 10 ～ 40 岁发病
常见病因	高血压、脑动脉粥样硬化	粟粒样动脉瘤、动静脉畸形
起病速度	数十分钟至数小时达到高峰	急骤，数分钟症状达高峰

续表

	脑出血	蛛网膜下腔出血
血压	通常显著增高	正常或增高
头痛	常见，较剧烈	极常见，剧烈
昏迷	重症患者持续性昏迷	常为一过性昏迷
局灶体征	偏瘫、偏身感觉障碍及失语等局灶性体征	颈强直、Kernig 征等脑膜刺激征阳性，常无局灶性体征
眼底	眼底动脉硬化，可见视网膜出血	可见玻璃体膜下片状出血
头部 CT	脑实质内高密度病灶	脑池、脑及蛛网膜下腔高密度出血征
脑脊液	洗肉水样	均匀一致血性

【治疗原则】

安静卧床、脱水降颅内压、调整血压、防止继续出血、加强护理防治并发症以挽救生命，降低死亡率、残疾率和减少复发。

【辨证论治】

脑出血属于中医学的中风、中脏腑，在临床上常见闭证与脱证为多，出血量少者，可有中经络的临床表现。其病机多为肝阳化风，气血并逆，直冲犯脑，脑脉破裂所致。《素问·生气通天论》曰："阳气者，大怒则形气绝，而血菀于上，使人薄厥。"《素问·调经论》曰："血之与气，并走于上，则为大厥。"脑出血的急性期应以西医治疗为主，中医治疗为辅，应用脱水药物控制脑水肿，降低颅内压，预防脑疝形成。及时控制并发症，符合手术适应证的立即采取手术治疗。

（一）辨证分型

1. 阳闭

主症：突然昏仆，不省人事，牙关紧闭，口噤不开，两手握固，大小便闭，肢体强痉，面赤身热，气粗口臭，躁扰不宁，苔黄腻，脉弦滑。

治法：清肝息风，辛凉开窍。

方药：先灌服安宫牛黄丸 1 丸，再用羚羊角汤加减送服或鼻饲。羚羊角粉 2g（冲），菊花 10g，夏枯草 10g，蝉蜕 8g，龟甲 30g，白芍 12g，石决明 20g，牡丹皮 10g，生地黄 20g，天竺黄 10g，胆南星 10g，郁金 10g，菖蒲 10g。也可用清开灵 40 ～ 60mL，加葡萄糖氯化钠注射液 500mL 静脉滴注。

2. 阴闭

主症：突然昏仆，不省人事，两手握固，肢体强直，面白唇淡，痰涎壅盛，静而不烦，四肢欠温，苔白滑，脉沉滑。

治法：豁痰息风，辛温开窍。

方药：先灌服苏合香丸 1 丸，再用涤痰汤加送或鼻饲。半夏 15g，橘红 15g，茯苓 20g，竹茹 6g，菖蒲 10g，胆南星 10g，枳实 10g，天麻 10g，僵蚕 10g。频频灌服或鼻饲。

3. 脱证

主症：突然昏仆，不省人事，目合口张，鼻鼾息微，手撒肢冷，汗出，大小便自遗，肢体软瘫，舌痿，脉细弱或脉微欲绝。

治法：益气回阳，救阴固脱。

方药：大剂量参附汤合生脉饮加减。人参 10g，麦冬 15g，五味子 12g，附子 20g，黄芪 20g，龙骨 30g，山萸肉 12g。水煎频频灌服或鼻饲；或参附注射液 100mL 加入葡萄糖注射液 500mL 静脉滴注；或用参麦注射液 40mL 加 10% 葡萄糖注射液 500mL 静脉滴注。

4. 中经络

如果出血量少者，可出现中经络临床表现，可参考脑梗死辨证论治。

（二）中成药、中药制剂

中成药：安宫牛黄丸、至宝丹、苏合香丸、牛黄清心丸、人参再造丸等。

中药制剂：醒脑静注射液、清开灵注射液、参附注射液、生脉注射液、仙鹤草注射液、三七皂苷注射液、人参注射液等。

（三）针灸

头痛：太阳、头维、风池、列缺、合谷、百合等穴。

眩晕：列缺、合谷、三阴交、风池、风府、内关等穴。

呕吐：中脘、足三里、合谷、内关等穴。

【西医治疗】

（一）内科治疗

1. 一般处理

一般应卧床休息 2 ～ 4 周，保持安静，避免情绪激动和血压升高。有意识障碍、消化道出血者宜禁食 24 ～ 48 小时，必要时应排空胃内容物。注意水电解质平衡、预防吸入性肺炎和早期积极控制感染。明显头痛、过度烦躁不安者，可酌情适当给予镇静止痛剂；便秘者可选用缓泻剂。

2. 降低颅内压

颅内压增高是影响脑出血死亡率及功能恢复的主要因素。积极控制脑水肿、降低颅内压是脑出血急性期治疗的重要环节。早期可用甘露醇脱水，可辅助以呋塞米进行脱水。不建议应用激素治疗减轻脑水肿。

3. 调整血压

一般认为脑出血患者血压升高是机体针对颅内高压，为保证脑组织血供的血管自动调节反应，随着颅内压的下降血压也会下降，因此降低血压应首先以进行脱水降颅内压治疗为基础。调控血压时应考虑患者的年龄、有无高血压史、有无颅内高压、出血原因及发病时间等因素。

一般来说，当收缩压＞200mmHg 或平均动脉压＞150mmHg 时，要用持续静脉降压药物积极降低血压；当收缩压＞180mmHg 或平均动脉压＞130mmHg 时，如果同时有疑似颅内压增高的证据，要考虑监测颅内压，可用间断或持续静脉降压药物来降低血压，但要保证脑灌注压＞60mmHg；如果没有颅内压增高的证据，降压目标则为 160/90mmHg 或平均动脉压 110mmHg。降血压不能过快，要加强监测，防止因血压下降过快引起脑低灌注。脑出血恢复期应积极控制高血压，尽量将血压控制在正常范围内。

4. 止血治疗

止血药物（如 6– 氨基己酸、氨甲苯酸、血凝酶等）对高血压性脑出血的作用不大。如果有凝血功能障碍，可针对性给予止血药物治疗，例如肝素治疗中并发的脑出血可用鱼精蛋白中和、华法林治疗中并发的脑出血可用维生素 K_1 拮抗。

5. 亚低温治疗

亚低温治疗是脑出血的辅助治疗方法，可能有一定效果，可在临床中试用。

6. 防治并发症

（1）中枢性低血钠血症：包括抗利尿激素分泌异常综合征（又称稀释性低钠血症）和脑耗盐综合征。前者应限制水摄入量在 800 ～ 1000mL/d，补钠 9 ～ 12g/d。脑耗盐综合征应输液补钠。低钠血症宜缓慢纠正，否则可导致脑桥中央髓鞘溶解症。

（2）感染：详见本章第二节。

（3）应激性：可用 H_2 受体拮抗剂预防，早期可行胃肠减压。

（4）中枢性高热：大多采用物理降温。

（5）下肢深静脉血栓形成的高危患者：一般在脑出血停止、病情稳定和血压控制良好的情况下，可给予小剂量的低分子肝素进行预防性抗凝治疗。

（二）外科治疗

严重脑出血可危及患者生命，外科治疗则有可能挽救生命；但如果患者预期幸存，通常会增加严重残疾风险。主要手术方法包括去骨瓣减压术、小骨窗开颅血肿清除术、钻孔血肿抽吸术和脑室穿刺引流术等。

外科手术适应证主要应根据出血部位、病因、出血量及患者年龄、意识形态、全身状况决定。一般认为手术宜在早期（发病后 6 ～ 24 小时内）进行。

通常下列情况需要考虑手术治疗：

（1）基底节中等量以上出血（壳核出血≥30mL，丘脑出血≥15mL）。

（2）小脑出血≥10mL 或直径≥3cm，或合并明显脑积水。

（3）重症脑室出血（脑室铸型）。

（4）合并脑血管畸形、动脉瘤等血管病变。

【康复治疗】

脑出血后，只要患者的生命体征平稳、病情不再进展，宜尽早进行康复治疗。

（一）康复治疗的目标

脑出血康复治疗的目标是通过以运动疗法为主的综合措施，达到防治并发症，减少后遗症，促进神经功能的恢复，充分发挥残余功能，调整心理状态，学习使用辅助器具，指导家庭生活，以争取患者达到生活自理，回归社会。

（二）康复治疗分期

一般病后 1 ～ 3 周，生命体征稳定。

1. 急性期的康复治疗：预防发生并发症，如压疮、呼吸道感染和泌尿系感染等。预防关节挛缩、变形可采取按摩、被动运动、体位治疗等。

2. 恢复期康复治疗：运动训练大体按运动发育的顺序和不同姿势反射水平进行，包括床上训练、坐起训练、从坐到站起训练、站立及平衡训练、步行训练、上肢及手功能训练、作业治疗训练等。

3. 后遗症期的康复治疗：此期从开始，一直到一年后仍可继续进行康复训练，最好在专业医务人员指导下继续进行维持进行。

（三）其他康复治疗

1. 传统康复治疗：包括针灸、耳针、电针、按摩、推拿、气功疗法等。

2. 物理疗法：碘离子直流电导入法、超声波疗法、生物反馈疗法、中频电疗法、热水溶疗法等。

3. 心理康复治疗：根据患者情绪，及时疏导、解释、对讲，提高其康复信心，配合治疗。

【预后】

脑出血总体预后较差。脑水肿、颅内压增高和脑疝形成是致死的主要原因。预后与出血量、出血部位、意识状态及有无并发症有关。脑干、丘脑和大量脑室出血预后较差。

【预防与调护】

1. 积极控制高血压是预防脑出血的关键，应坚持口服降压药物，将血压控制在较理想的水平。

2. 患有高血压的中老年人，要注意劳逸结合，不宜过劳，生活要有规律，避免过度情绪波动。

3. 有高血压的中老年患者，应低脂、低盐、低糖饮食，戒烟戒酒，忌食肥甘厚味和刺激性的食物。

4. 适度锻炼，从事各种锻炼均要适度进行，不要采取过急、过快、过猛的运动方式。

脑出血的预防还要采取三级预防的新概念。

【医案精选】

（一）邓铁涛医案——脑出血肝风内动，痰瘀阻塞清窍

陈某，男，62岁，中医师。

初诊：1984年5月9日。患者于1984年5月8日晚洗头时突觉右侧上下肢活动无力，继而出现失语，右侧上下肢体偏瘫，神志昏迷。即请当地卫生所值班医师检查，体温37.8℃，血压21.3/14.7kPa，神志昏迷，被动体位，体肥，面赤身热，双瞳孔等圆等大，右鼻唇沟变浅，口角左歪，颈软，肺气肿征，双肺底可闻及小湿啰音，心率104次/分，律不整，右侧上下肢体弛缓，巴宾斯基征阳性。既往史：有高血压病史10多年，平素嗜烟酒。起病后曾请附近医院神经外科医师会诊，拟为“脑出血与脑血栓相鉴别，建议暂不宜搬动，应原地治疗，待病情稳定后再送医院做CT进一步确诊”。因所在地为工厂卫生所，鉴于设备及医疗条件所限，治疗上颇感棘手，遂请余会诊。

症状：症如上述，烦躁，间有抽筋，气粗口臭，喉间痰声辘辘，大小便闭，口唇红而干，舌红绛，苔黄厚干焦，脉弦滑数。

中医诊断：中风（直中脏腑）。证属肝风内动，痰瘀阻塞清窍。

治法：平肝息风，豁痰化瘀开窍。

方药：①安宫牛黄丸每天一粒半，其中一粒内服，余半粒用冷开水10mL调匀，用棉棒频频点舌；②针泻太冲（双）；③中药汤剂：羚羊角骨30g（先煎），竹茹12g，天竺黄5g，草决明20g，胆南星、地龙、三七片（先煎）橘红各10g，连翘12g，陈皮5g，丹参18g，每天1剂，连服4天，第2天由于患者合并肺部感染较明显，故加强抗感染，肌内注射青霉素80万IU、链霉素1g，每天2次连用1周。

二诊（5月13日）：患者神志转清，喉间痰鸣消失，呼吸平顺，口臭略减，失语及右侧上下肢偏瘫如前，大便自起病后闭结，舌红，苔黄厚干，脉弦滑。血压18.7/12kPa。

处方：①安宫牛黄丸用法同前；②大黄30g，煎水200mL低位保留灌肠（灌肠后约1小时排便3次，量约1000g）；③汤药：石决明30g（先煎），竹茹12g，白芍15g，枳实、石菖蒲、胆南星、法半夏、三七片（先煎）、橘络、丹参各10g，太子参20g，每天1剂，连服4天。

三诊（5月17日）：外出到某医院做颅脑CT检查示大脑左半球底部和内囊部位血肿（大小约5.5cm×3.6cm×6cm）。因病情稳定，经家属要求于5月17日转某中医院住院。住院期间，中药用安宫牛黄丸、温胆汤、醒脑静，西药用能量合剂等。

四诊（6月6日）：神清，体倦神疲，语言不利，右侧肢体偏瘫二便自调，舌质淡，苔薄白，脉细。证属气血两虚，脉络瘀阻。改用益气养血，祛瘀通络之法。拟方用补阳还五汤加味。

处方：黄芪100g，赤芍、川芎、归尾、桃仁、红花各6g，地龙、石菖蒲各10g，五爪龙、鸡血藤各30g，每天1剂。另加猴枣散早晚各1支，以上方为基本方加减作善后调治近1年。

1985年6月6日颅脑CT复查意见为大脑左半球血肿吸收后空洞形成。现患者仍健在，生活基本能自理。

按语：本例起病急，病情重，属西医急危重症，死亡率高，治疗上颇为棘手，且病发于基层，搬动对病者不利，遂请医就地治疗。我认为，脑出血可按中医中风病辨证论治，而此类患者临床上往往有昏迷不醒、牙关紧闭等现象。给治疗用药带来一定的困难，我用安宫牛黄丸点舌法，通过舌头吸收药物，开辟了抢救昏迷患者的给药新途径，经临床观察，点舌后昏迷患者痰涎分泌物明显减少，对促进患者复苏，争取治疗时间起着重要的作用，为抢救昏迷患者的一种简便有效的方法。中医治法素有内外治疗多种手段，尤适合于急重症之抢救治疗。如本例初起肝风内动明显，即针泻太冲以助药效。后见腑实便闭，运用釜底抽薪法，用大黄保留灌肠，使大便通畅，下通上清，诸症遂减。

（二）许振亚医案——出血性中风，中腑，风火上扰，痰热腑实

王某，女，48岁。1992年3月8日急诊入院。患者8小时前突然昏倒，意识不清，遂之左侧上下肢瘫痪，口眼歪斜，口角流涎，舌强语謇，面色潮红，腹满呕恶，便干溲闭，舌红，苔腻，脉滑有力。检查：神志不清，双侧瞳孔等大，颈有抵抗感，左上下肢肌力0度，患侧病理反射亢进，腰穿脑脊液呈血性。

中医诊断：中风，中腑，风火上扰，痰热腑实。

西医诊断：出血性脑卒中。

治法：釜底抽薪，导热下行，佐以平肝息风。

方药：星蒌承气汤加减。瓜蒌20g，胆南星12g，大黄12g（后下），芒硝10g（冲），天麻15g，钩藤15g，生白芍20g，代赭石20g，天竺黄10g。

二诊（3月10日）：上方服用2剂，大便4次，腑气通畅，痰热瘀滞速下，风火之势得降，神志渐清，呕吐不作，腹部柔软，左侧下肢稍能屈曲，脉象转缓，又拟温胆汤合桃红四物汤加地龙、水蛭、牛膝、丹参。

三诊（3月17日）：上方服至1周，诸症悉减。

四诊（4月17日）：上方服至1个月，患者已能自行走动，左上下肢肌力达4度，语言流利，予以出院。

按语：出血性中风，其病机多属本虚标实。本虚者究其所因多为肝肾阴亏，气血不足；标实者多为风火痰瘀，相因而为患，一旦发病来势凶险，气血逆乱，风火交煽，升降失调，痰瘀壅滞腑气不通，实邪肆虐更甚，骤间出现大壅大塞之象。此时予以平肝、潜阳、降逆、下引诸法皆缓不济急，唯有通腑清下为最宜。腑气通畅，一者可使脾胃气机升降复常，气血逆乱得以改善；二者可使痰热积滞得以降泄，神昏烦躁自除，病情得以缓解；三者可引亢盛之火下行，急下存阴以防劫阴于内发生变证。腑气得以通降后，痰瘀速下，风火上升之势得降，诸证自除，所谓“陈腐去而肠胃洁，肠胃洁而营卫畅”（《儒门事亲》）。现代有关资料表明，通腑法可改善血液循环促进新陈代谢，并能降低颅内压，使脑水肿得以纠正。故脑出血在急重期，通腑是当务之急。但是通腑泻下，不可一味下之，又要据脉按证选用化痰通腑、开窍通腑、化瘀通腑、平肝通腑等诸法。

二、蛛网膜下腔出血

【病因病机】

（一）中医

同脑出血。

（二）西医

1. 病因

（1）颅内动脉瘤：是常见的病因（占50%～80%）。其中先天性粟粒样动脉瘤约占75%，亦可见高血压、动脉粥样硬化所致梭形动脉瘤及夹层动脉瘤，感染所致的真菌性动脉瘤等。

（2）血管畸形：约占10%，其中动静脉畸形最常见。

（3）烟雾病、颅内肿瘤、垂体卒中、血液系统疾病等可发生蛛网膜下腔出血。

2. 发病机制

先天颅内动脉瘤多发生于脑底动脉分叉处，由于该处动脉中层发育缺陷，管壁薄弱，经血流冲而渐扩张，形成囊状或带蒂囊状的动脉瘤。颅内脑外段动脉粥样硬化，局部管壁变性扩张可形成梭状动脉瘤。位于大脑凸面浅表部的动静脉畸形，管壁发育菲薄。这些血管病损日渐发展，在管壁极其薄弱处，血液可以渗漏，在血压突然增高时，更易破裂出血。

【临床表现】

（一）发病

任何年龄均可发病，动脉瘤破裂好发于中青年，女性多于男性；血管畸形多见于青少年，无性别差异。诱因有剧烈运动、过劳、激动、用力、排便、咳嗽、饮酒等。

（二）典型临床表现

1. 头痛：突发异常剧烈全头痛，常主诉为“一生中经历的最严重的头痛”，多伴恶心呕吐和一过性意识障碍。

2. 脑膜刺激征：颈强、Kernig 征和 Brudzinski 征阳性等，老年、衰弱或小量出血者，可无明显脑膜刺激征。

3. 眼部症状：部分患者可见玻璃体下片状出血，眼球活动障碍（可提示动脉瘤位置）。

4. 其他症状：约 25%的患者可出现精神症状，部分患者有脑心综合征、消化道出血、急性肺水肿和局限性神经功能缺损症状等。

5. 常见并发症

（1）再出血：病死率为 50%左右，是 SAH 的主要死亡原因之一。出血后 24 小时内再出血危险性最大，发病率约 40%；发病 1 个月内再出血者较高，发病率约为 30%，以后则逐渐减少。

（2）脑血管痉挛：是 SAH 致死致残的重要原因，痉挛严重程度与出血量相关。有早发性和迟发性脑血管痉挛。

（3）脑积水：有急性脑积水和亚急性脑积水。

【辅助检查】

同脑出血。

【诊断】

突然发生的持续性剧烈头痛、呕吐、脑膜刺激征阳性，伴或不伴意识障碍，检查无局灶性神经系统体征，应高怀疑SAH。同时CT证实脑池和蛛网膜下腔高密度影或腰穿检查压力增高和有出血性脑脊液（CSF）等可临床确诊。

【鉴别诊断】

同脑出血。

【治疗原则】

同脑出血。

【辨证论治】

蛛网膜下腔出血可由多种原因引起，但临床表现为急骤起病，出现剧烈性头痛、呕吐、意识障碍，脑膜刺激征和血性脑脊液，应属中医学的“中风”和“头痛”“头风”范畴。其病机由肝阳上亢，血溢脑络，痰浊上蒙，血虚阴亏，风、火、痰诸因，致使阴阳气血逆乱，上逆脑络，脑络破溢所致。正如《素问·调经论》曰：“血之与气并走于上，则为大厥。”《素问·生气通天论》曰：“大怒则形气绝，而血菀于上。”

（一）辨证分型

1. 肝阳上亢型

主症：劳累暴怒，急发剧烈全头痛，颈背强直，头晕目眩，恶心呕吐，夜寐不宁，心烦喜静，口苦舌红，苔薄黄，脉弦细。

治法：平肝潜阳。

方药：天麻钩藤饮加减。天麻10g，钩藤20g，杜仲10g，黑栀子10g，黄芩10g，川牛膝20g，石决明20g，桑寄生12g，益母草10g，茯神20g，夜交藤20g，花蕊石6g（研末冲），芦荟4g，旱莲草10g。

2. 肾虚阴亏型

主症：突发头痛头昏，时发眩晕，视物不清，伴腰膝酸软，神疲乏力，耳鸣脑鸣，夜寐不安，时有谵妄，舌红少苔，脉细无力。

治法：滋阴补肾。

方药：大补元煎加减。人参10g，山药15g，熟地黄20g，枸杞子15g，当归10g，山茱萸10g，杜仲10g，三七粉4g（冲），川牛膝20g，蒲黄10g，甘草6g，茜草12g。

3. 痰浊上犯型

主症：头痛昏晕，恶心呕吐，一过性昏蒙，颈项强直，胸脘痞闷，少食纳差，舌苔白腻，脉滑或弦滑。

治法：化痰降逆。

方药：半夏白术天麻汤加味。天麻 12g，半夏 15g，白术 10g，陈皮 15g，茯苓 20g，竹茹 6g，枳实 15g，胆南星 10g，石菖蒲 10g，甘草 6g，仙鹤草 10g。

（二）中成药、中药制剂

中成药：牛黄清心丸、安宫牛黄丸、云南白药、三七粉、血府逐瘀口服液、安脑丸、新雪丹、苏合香丸、清开灵口服液等。

中药制剂：醒脑静注射液、清开灵注射液、复方丹参注射液、灯盏花素注射液、仙鹤草注射液等。

（三）针灸

主穴：风府、风池、百会、列缺、合谷、头维、三阴交等。

配穴：上星、足三里、阳陵泉、内关、人中等。

【西医治疗】

急性期治疗目的是防止再出血，降低颅内压，防治继发性脑血管痉挛，减少并发症，寻找出血原因、治疗原发病和预防复发。SAH 应从急诊收入院诊治，并尽早查明病因，决定是否进行外科治疗。

（一）一般处理

1. 保持生命体征稳定：有条件时应收入重症监护室，密切监测生命体征和神经系统体征的变化；保持气道通畅，维持稳定的呼吸、循环系统功能。

2. 降低高颅压：主要使用脱水剂，如甘露醇、呋塞米、甘油果糖或甘油氯化钠，也可以酌情选用白蛋白。

3. 避免用力和情绪波动，保持大便通畅：烦躁者予以镇静药，头痛予以镇痛药。注意慎用阿司匹林等可能影响凝血功能的非甾体消炎镇痛药物或吗啡、哌替啶等可能影响呼吸功能的药物。

4. 其他对症支持治疗：包括维持水、电解质平衡，给予高纤维、高能量饮食，加强护理，注意预防尿路感染和吸入性肺炎等。

（二）预防再出血

1. 绝对卧床休息：4 ～ 6 周。

2. 调整血压：防止血压过高导致再出血，同时注意维持脑灌注压。如果平均动脉压＞125mmHg 或收缩＞180mmHg，可在血压监测下静脉持续注入短效安全的降压药。

最好用尼卡地平、拉贝洛尔和艾司洛尔等降压药。一般应将收缩压控制在 160mmHg 以下。

3. 抗纤溶药物：可应用 6– 氨基己酸、氨甲苯酸和酚磺乙胺等抗纤溶止血药物。抗纤溶药物虽然可以减少再出血，但增加了 SAH 患者缺血性卒中的发生率。新近的证据提示，早期（<72 小时）短程应用抗纤溶药结合早期治疗动脉瘤，随后停用抗纤溶药，并预防低血容量和血管痉挛（同时使用尼莫地平），是较好的治疗策略。

4. 破裂动脉瘤的外科和血管内治疗：动脉瘤夹闭术或血管内治疗是预防 SAH 再出血最有效的治疗方法。Hunt 和 Hess 分级≤Ⅲ级时，推荐发病早期（3 天内）尽早进行治疗。Ⅳ、Ⅴ级患者手术治疗或内科治疗的预后均差，是否需进行血管内治疗或手术治疗仍有较大争议，但经内科治疗病情好转后可行延迟性（10 ～ 14 天）血管内治疗或手术治疗。

（三）脑血管痉挛防治

1. 尼莫地平：早期、全程、足量、安全使用尼莫地平可改善 SAH 的预后。静脉泵入用药优于口服。

2. 维持正常循环血容量：应避免低血容量。在血压偏低、出现迟发性脑缺血时，首先要去除诱因，并在破裂动脉瘤已经得到处理后，予以胶体溶液（白蛋白、血浆等）扩容升压，必要时可使用升压药（如多巴胺）诱导高血压治疗，需根据患者的基础血压调整目标血压。

3. 血管内治疗：球囊血管扩张成形术和动脉内血管扩张药物直接灌注，二者可单独或联合使用。

（四）脑积水处理

SAH 急性期合并症状性脑积水应进行脑脊液分流术治疗。对 SAH 后合并慢性症状性脑积水患者，推荐进行永久的脑脊液分流术。

（五）癫痫的防治

可在 SAH 出血后的早期，对患者预防性应用抗惊厥药。不推荐对患者长期使用抗惊厥药，但若患者有以下危险因素，如有癫痫发作史、脑实质血肿、脑梗死或大脑中动脉动脉瘤时，可考虑使用。

（六）低钠血症及低血容量的处理

应密切监测血容量变化，避免给予大剂量低张液和过度使用利尿药。可用等张液来纠正低血容量，使用醋酸氟氢化可的松和高张盐水来纠正低钠血症。

（七）放脑脊液疗法

每次释放 CSF10 ～ 20mL，每周 2 次，可以促进血液吸收和缓解头痛，也可能减少脑血管痉挛和脑积水发生。但应警惕脑疝、颅内感染和再出血的危险。

【康复治疗】

同脑出血。

【预后】

SAH 总体预后较差，其病死率高达 45%。SAH 预后与病因、出血部位、出血量、有无并发症及是否得到适当治疗有关。动脉瘤性 SAH 死亡率高，颅内 AVM 破裂患者预后相对良好，再出血风险较小。

【预防与调护】

1. 控制危险因素，包括高血压、吸烟、酗酒、吸毒等。

2. 筛查和处理高危人群尚未破裂的动脉瘤，对此类患者进行远期的影像学随访，若在动脉瘤破裂前就对其进行干预，则有可能避免发生 SAH。但预防性处理未破裂动脉瘤目前仍有争议，应充分评估其获益和风险。

3. 患有高血压的中老年人，要注意劳逸结合，不宜过劳，生活要有规律，避免过度情绪波动。

4. 适度锻炼，从事各种锻炼均要适度进行，不要采取过急、过快、过猛的运动方式。

第三节　脑血管疾病的中医传承创新研究及展望

理论为实践提供行动依据并指明前进方向，是实践的指南和灯塔，实践又丰富了理论。理论上的创新与突破往往导致实践活动的剧烈变革和进步，中医学理论也不例外。在当今世界经济竞争日趋激烈、科学技术飞速发展的形势下，中医药的创新发展比任何时候都显得更为紧迫和重要。所以《国务院关于印发中医药发展战略规划纲要（2016—2030 年）的通知》中，明确提出了中医发展的目标："坚持继承创新、突出特色。把继承创新贯穿中医发展一切工作，正确把握好继承和创新的关系，坚持和发扬中医药特色优势，坚持中医药原创思维，充分利用现代科学技术和方法，推动中医药理论与实践不断发展，推动中医药现代化，在创新中不断形成新特色、新优势，永葆中医药薪火相传。"这为我们中医药人员指明了方向。

一、中医传承创新研究

回顾中医学中风的传承创新发展，早在《黄帝内经》就有明确的记载。如《灵枢・刺节真邪》曰："虚邪偏客于身半，其入深，内居营卫，营卫稍衰，则真气去，邪气独留，发为偏枯。"《素问・生气通天论》曰："阳气者，大怒则形气绝，而血菀于上，使人薄厥。"《素问・调经论》曰："血之与气，并走于上，则为大厥，厥则暴死，气复返则生，不返则死。"此外，还认识到本病的发生与体质、饮食、精神刺激、烦劳过度等因素有着密切的关系，如《素问・通评虚实论》曾明确指出："……仆击、偏枯……肥贵人则膏粱之疾也。"《素问・调经论》有气血并逆之说，《素问・玉机真脏论》曰春脉如弦……其气来实而强，此谓太过……太过则令人善忘，忽忽眩冒而巅疾也。到了汉代，张仲景在《金匮要略》中认为，除有"夫风之为病，当半身不遂"的主症外，还首先提出络脉空虚，风邪乘虚而入中，并以邪中浅深，病情轻重而分为中络中经、中腑中脏。治疗上多采用疏风祛邪、扶助正气的方药。

由于后世医家所处历史条件以及个人经验的不同，对中风的病因病机及其治法，意见颇不一致，其发展大体可分为两个阶段。在唐宋以前主要以"外风"学说为主，多以"内虚邪中"立论。唐宋以后，特别是金元时期，突出以"内风"立论。可谓中风病因学说上的一大创新。其中刘河间力主"心火暴甚"；李东垣认为"正气自虚"；朱丹溪主张"湿痰生热"之说。由于历代医家在中风病因学说上所言不一，各持己见，易于造成混乱。王履从病因学角度归类，提出"真中""类中"。张景岳又倡导"非风"之说，提出了"内伤积损"的论点。《景岳全书・非风》中指出："凡病此者，多以素不能慎，或七情内伤，或酒色过度，先伤五脏之真阴……阴亏于前而阳损于后，阴陷于下而阳乏于上，以致阴阳相失，精气不交，所以忽尔昏愦，卒然仆倒。"该书《厥逆》篇还引《素问》"大厥"之说，指出："正时人所谓卒倒暴仆之中风，亦即痰火上壅之中风。"同代医家李中梓又将中风明确分为闭、脱二证。叶天士又进一步阐明了"精血衰耗，水不涵木……肝阳偏亢，内风时起"(《临证指南医案・中风》)的发病机理。同时在治疗上提出："水不涵木，内风时起者，治宜滋阴息风，补阴潜阳；阴阳并损者，治宜温柔濡润；后遗症，治宜益气血、清痰火，通经络以及闭证开窍以至宝；脱证回阳以参附，使治法益趋完善。"而王清任又专以气虚立说，爰立补阳还五汤治疗偏瘫，至今仍为临床常用方剂之一。清末医家张伯龙、张山雷、张寿甫总结前人经验，开始结合西医学知识，进一步探讨发病机理，认识到本病发生主要在于肝阳化风，气血并逆，直冲犯脑。

近代张伯臾主编的《中医内科学》(上海科学技术出版社，1985年版)载："中风又名卒中。因本病起病急骤、症见多端、变化迅速，与风性善行数变的特征相似，故以中风名之。本病是以卒然昏仆、不省人事，伴口眼㖞斜，半身不遂，语言不利，或不经昏仆而仅以㖞僻不遂为主症的一疾病。”“中风的发生，主要因素在于患者平素气血亏虚，与心肝肾三脏阴阳失调，加之忧思恼怒，或饮酒饱食，或房室劳累，或外邪侵袭等诱因，以致气血运行受阻，肌肤筋脉失于濡养；或阴亏于下，肝阳暴张，阳化风动，血随气逆，夹痰夹火，横窜经隧，蒙蔽清窍，而形成上实下虚，阴阳互不维系的危急证候。”使中风病在中医学理论上趋于完善。

王永炎主编的《中医内科学》（上海科学技术出版社，1997 年版）说：“中风病是由于气血逆乱，产生风、火、痰、瘀，导致脑脉痹阻或血溢脑脉之外。临床上以突然昏仆、半身不遂、口舌歪斜、言语謇涩或不语、偏身麻木为主症。依据脑髓神机受损程度的不同，有中经络、中脏腑之分。”提出中风分为“脑脉痹阻与血溢脑脉之外”两大类，与西医学中的缺血性卒中与出血性卒中基本一致。使中医学中风的理论又有所创新发展。加之，1990 年 3 月国家中医药管理局医政司印发的《中医内科急症诊疗规范》的前言中指出“中风病限定脑血管病”，《中医中风病急症诊疗规范》“急症病名”中亦指出“脑血管病急性期，可参考本篇进行诊疗”。后按病性分为出血性中风和缺血性中风。这就表明中医中风病属于西医学急性脑血管病范畴。

有鉴于此，2011 年，中华中医药学会脑病分会承担的国家科技支撑计划“缺血性中风诊疗标准（行业）标准研究”，对混乱的病名进行了统一整理和规范，无论前循环的梗死，还是后循环的梗死，其病因病机、发展演变、预后、辨证论治、理法方药完全一致，没有必要分开对待，使缺血性中风更趋于完善。得到了行业内各级专家的认可。

嗣后临床医家对出血性中风亦有突破性的理论创新，如许振亚在《出血性中风的证治经验》一文中提出了出血性中风证治的三种创新治疗方法：①活血化瘀，以除脑府之瘀：出血性中风是指脑出血或蛛网膜下腔出血，稽其所因，皆隶属离经之血，瘀于脑府，致使脑髓壅滞，元神被困，五脏失统，六腑气闭，肢体失和，病机虽其复杂，但总不离瘀血之一端，或兼有风火之证，或兼见痰浊之患，或见有肝阳暴涨，阳升风动气血上逆，夹痰上蒙清窍，或风痰夹湿，上蔽清府，内闭经络，或阳浮于上，阴竭于下，阴阳离决，正气欲脱。是以此证治疗应以活血化瘀为第一要义，或潜阳化瘀以直取，或涤痰化瘀以旁攻，或固脱化瘀并驾齐驱。其中，三七粉、花蕊石、丹参、丹皮、茜草、蒲黄、桃仁、红花、赤芍等可随症加入。②釜底抽薪，泄热以醒脑神：出血性中风，其病机多属本虚标实。本虚者究其所因多为肝肾阴亏，气血不足；标实者多为风火痰瘀，相因而为患。一旦发病来势凶险，气血逆乱，风火交煽，升降失调；痰瘀壅滞，腑气不通，实邪肆虐更甚，骤然出现大壅大塞之象。此时予以平肝、潜阳、降逆、下引诸法皆缓不济急，唯有通腑清下为最宜。腑气通畅，一者可使脾胃气机升降复常，气血逆乱得以改善；二者可使痰热积滞得以降泄，神昏烦躁自除，病情得以缓解；三者可引亢盛之火下行，急下存阴，以防劫阴于内发生变证。腑气得以通降后，痰瘀速下，风火上升之势得降，诸证自除，所谓“陈腐去而肠胃洁，肠胃洁而营卫畅”（《儒门事亲》）。现代有关资料表明，通腑法可改善血液循环，促进新陈代谢，并能降低颅内压，使脑水肿得以纠正。故脑出血在急重期，通腑是当务之急。但是通腑泻下，不可一味下之，还要据脉按证选用化痰通腑、开窍通腑、化瘀通腑、平肝通腑等诸法。③化痰逐水，以导浊水下行：出血性中风，大部分患者有不同程度的脑压增高，中医虽无此说，但从病机上已认识到本病的发生是由脏腑失调，阴阳偏胜，阳化风动，气血逆乱，清浊相干，夹痰、夹火、夹瘀流窜经络，蒙蔽清窍而造成本病。并提出了“血化为水”“痰化为水”“浊邪害清”之说，所以在临床上遇到出血性中风脑压升高者，可采取化浊逐水法，此法有利于降低颅内压减轻脑水肿，促进脑血液循环，改善脑细胞缺血缺氧现象，从而在抢救中能起重要作用。体质壮实者可给予十枣汤、控涎丹、舟车丸灌肠，体虚气弱者可给予疏凿饮子、猪苓汤、五苓散、龙胆泻肝汤口服或鼻饲给药。

许振亚提出了中风病的辨治八法：①益气活血，逐瘀通络法；②平肝泻火，息风化瘀法；③化痰通腑，泄热醒神法；④育阴息风，活血化瘀法；⑤息风降火，导浊水下行法；⑥清肝息风，化痰醒神开窍法；⑦豁痰息风，醒神开窍法；⑧益气回阳，救阴固脱法。在病因病机上提出了中风病二虚四实［即气虚，阴虚（阳亢）、风、火、痰、瘀］的病理机制。

任继学提出必须辨明是瘀塞经络证，还是络破血溢证。证情则察其虚实，以别深浅，辨其轻重缓急，判明病机，定出标本，急则治标，缓则治本，针对病情选用十种治法：①开窍法；②固脱法；③豁痰法；④潜阳法；⑤化瘀法；⑥理气法；⑦填精法；⑧止血法；⑨渗利；⑩温阳。

王永炎等运用化痰通腑饮，治疗缺血性中风痰热腑证 158 例，总有效率 85.4%。便干便秘、舌苔黄腻、脉弦滑为应用通腑法的三大指征。

张伯礼等在前期研究基础上，开展了通治、辨治、针灸方案与西医治疗方案的多中心、随机对照研究，建立了以辨证论治为特点的综合治疗方案，并进行了验证和评价，共观察了 522 例中风病急性期患者。结果缺血性中风综合治疗方案临床疗效优于西医组。通治方案、辨治方案和针灸方案在不同时间点对患者的神经功能、日常生活能力和认知功能都有不同程度的改善作用。结论：以辨证论治为核心的综合治疗方案有其自身的优势与特点，对中风病具有积极的综合治疗作用，贴近临床实际，便于推广应用，各种评价量表在中风病不同时点具有不同的评价作用。

近几十年来中医对中风的病因病机研究，指明了中风病二虚四实［即气虚、阴虚（阳亢）、风、火、痰、瘀］的辨证量化标准，得到行业同道的共识；导致中风病临床两大类型、脑脉痹阻和血溢脑脉之外，这与西医学的缺血性卒中和出血性卒中基本一致，已属于脑血管病的范畴。给治疗上提供了依据。

二、展望

中风是中医四大难证之一，起病急骤，变化迅速，其转归预后常在一瞬间发生变化。中经络患者如失治误治，或虽经治疗病情未能控制向中脏腑转化，预后较差；中脏腑患者向中经络转变，预后多较好。中脏腑者若出现呃逆频频，呕血，壮热，喘促，瞳仁大小不一，或出现脱证证候者，病情危笃，预后不良。多次中风者预后亦较差。无论中经络或中脏腑，虽经救治，均终因脑髓受损，致病程迁延而造成中风后遗症。总之，中风患者的预后转归不尽相同，主要取决于体质的强弱、正气的盛衰、邪气的浅深、病情的轻重、诊治及时正确与否及调养是否得当等多种因素。

彩超、头颅 CT、颅脑 MRI 等检查的结果可作为溶栓治疗效果的新标志。溶栓治疗有可能拓宽脑梗死 3 小时的治疗时间窗，但是，有条件接受溶栓治疗的患者很少。因此，大部分脑梗死患者可以接受中医药治疗。中风病的研究已经从一方一药的研究发展到综合治疗方案的研究；其研究模式和研究成果与临床实际结合得更加紧密。多项研究结果表明，中医药在治疗中风病上具有一定优势，尤其是制剂的改革、中药制剂的成功，拓宽了中风病治疗范围。如出血性中风应用大剂量醒脑静、清开灵，对患者降低颅内压、减轻脑水肿都有较好的效果；对缺血性中风，应用银杏达莫注射液、川芎嗪注射、灯盏花素注射液、红花注射液、葛根素注射液等均有很好疗效。中西医结合的优势主要体现在降低病死率、减轻病残程度、提高患者生活质量等方面。但临床中在中风病程的某些时段采用单一中医药治疗仍然存在一定的困难，主要问题如下。

1. 气道管理问题，当患者因为假性球麻痹痰液不能自行咳出，出现肺内感染，甚至因痰液阻塞气道引起呼吸骤停，因为没有条件进行气管插管、气管切开等针对气道的治疗时，这些患者往往会有生命危险。

2. 中风患者出现严重并发症时，如脑水肿、肺部感染、泌尿系感染、消化道出血、癫痫持续状态、肺水肿等需要采取中西医结合的治疗方法。

3. 由于缺乏具有循证医学证据的中医药防治中风的研究成果，目前根据 2015 年中国脑血管病一级预防指南使用阿司匹林等抗血小板药物进行一级预防。在此基础上服用中成药的患者居多，而这种治疗方案的效果尚缺乏科学的评价。

4. 针对中风造成的偏瘫、言语障碍、吞咽障碍，采用单一的中药治疗难以达到理想效果，而采用康复训练与中药、针灸结合的方法，可以明显提高疗效。

三、解决思路

（一）运用中医药方法积极预防卒中

临床上应在中医整体观念、辨证论治原则指导下，合理使用中药，开展脑卒中一级、二级预防方案，开展中药益气化痰、逐瘀方法防治颈动脉粥样硬化斑块等疾病的研究。对已发现的高危人群，采用中医药进行干预，如对慢性脑供血不足、高脂血症、颈动脉硬化斑块的患者，选用中药辨证治疗，以减轻症状，预防斑块增大、脱落而逆转病程，达到“治未病”的目的。并建立一种科学评价体系，以使结果具有循证医学证据。

（二）优化中医诊疗方案

对于重症中风患者出现气道阻塞及并发症者，应高度重视中西医结合，重视中医药的早期介入及中医非药物疗法的早期介入，重视中西医结合治疗，不断优化诊疗方案和中西结合方案。需要外科手术、溶栓、动脉取栓、球囊扩张、支架成形时，一定先进行手术和上述治疗方法，然后再进行中医辨证施治。手术中风患者大多兼夹肝阳上亢（相当于西医的高血压病）可予以静脉滴注天麻注射液 0.6g 配以 0.9%氯化钠注射液 100mL 或 5%葡萄糖注射液 200mL，临床效果不错；对于中风病急性期中经络或中脏腑各证均可视情况选用一种具有清热解毒、凉血活血、开窍醒脑功效的中药注射液，如清开灵注射液，重症患者静脉滴注，一日 20 ～ 40mL，以 5% 葡萄糖注射液 250mL 或氯化钠注射液 100mL 稀释后使用；对于恢复期可选用具有活血化瘀功效的中药注射液：如丹红注射液 20mL 加入 5% 葡萄糖注射液 200mL 中静点，或川芎嗪、银杏叶制剂、三七皂苷等。在综合治疗方案的基础上，针对不同的中风患者或群体，进一步深化辨证论治，采用个体化的诊疗方案，制定每个患者个体化的药物、针灸、推拿康复方案。

第二章

阿尔茨海默病及其他类型痴呆

第一节　阿尔茨海默病

阿尔茨海默病（Alzheimer's disease，AD）是老年人中常见的神经系统变性病，是老年期的最常见类型，随着年龄增长，其发病率逐渐上升。起病隐袭，通常为散发，约10%有明确家族史。病程通常为5～10年。中医学称为“痴呆”“呆病”“健忘”等。

【病因病机】

（一）中医

阿尔茨海默病，亦称老年痴呆，中医学认为其病位在脑，与心、肝、脾、肾功能失调密切相关。年高正气亏虚及七情所伤、情志失调是本病的重要病因，主要病机为精、气、血亏损不足，使髓海失充、脑失所养及风、火、痰、瘀诸邪内阻，上扰清窍，清窍受蒙，终致神明失用，痴呆遂生。其病理性质是本虚标实，临床多见虚实夹杂证。

1. 积损正伤，髓海不足

《医林改错》云：“年高无记忆者，脑髓渐空。”人至老年，脏腑功能减退。年高阴气自半，肝肾阴虚，或精血不足，髓海失充，脑失所养，则神明失用；肝肾阴虚，水不涵木，阴不制阳，使肝阳上亢，化风内动，风阳上扰清窍，则清窍不明；年高心脾渐虚，心虚失其主血之能，行血功能不足，脾虚气血生化乏源，气血亏虚，均可致脑失所养，神明失用，发为痴呆。或因久病、多病，积损正伤，致肾、心、肝、脾之气及阴、阳、精、血亏损，脑失所养，神明失用而发痴呆。

2. 肝郁化火，上扰清空

情志所伤，恼怒伤肝，肝失疏泄，久则肝郁化火或阳亢化风，肝火、肝阳上扰清空。久思积虑，耗伤心脾，心阴、心血暗耗，脾虚气血生化无源，气血不足，致使脑失所养，神明失用；或脾虚运化失司，痰湿内生，清窍受蒙。惊恐伤肾，肾虚精亏，髓海失充，脑失所养。皆可导致神明失用、神情失常，发生痴呆。

3. 痰湿内阻，上蒙清窍

《石室秘录》云："痰势最盛，呆气最深。"因肝郁克脾，或思虑伤脾，或饮食不节，脾胃受损，运化失司，痰湿内生；或脾肾虚弱，气化失司，津液不归正化，痰湿内生；或久嗜烟酒肥厚，酿湿生痰。痰湿内阻，上蒙清窍，使神明失用，神情失常，发生痴呆。

4. 瘀阻脑络，清窍失灵

《类证治裁》云："若血瘀于内，而善忘如狂。"因外伤，瘀阻脑络，或年高气血运行迟缓，血脉凝滞，阻于脑络；或痰湿壅盛，阻滞气血，瘀阻于脑，或情志所伤，气机不畅，瘀阻血脉，或中风后血留经脉，血瘀于内，脑络不通，清窍失灵，发为本病。

5. 内生浊毒，毒损脑脉

脏腑功能和气血运行失常使体内的生理或病理产物不能及时排出，蕴积体内过多。痰瘀交阻，化生浊毒，浊毒一旦形成，又重新瘀阻络脉，加重络脉的瘀滞，形成恶性循环，络脉功能逐渐失常，浊邪害清而渐成痴呆。

（二）西医

1. 病因

该病可能是一组异质性疾病，在多种因素（包括生物和社会心理因素）的作用下才发病。从目前研究来看，该病发生的可能因素和假说多达 30 余种，如家族史、头部外伤、低教育水平、甲状腺病、母育龄过高或过低、病毒感染等。下列因素与该病发病有关。

（1）家族史：绝大部分的流行病学研究都提示，家族史是该病的危险因素。某些患者的家属成员中有患同样疾病者其发病率高于一般人群，此外还发现先天愚型患者患病概率增加。进一步的遗传学研究证实，该病可能是常染色体显性基因异常导致。据最新医学报道，通过基因定位研究，发现脑内淀粉样蛋白的病理基因位于第 21 对染色体，可见痴呆与遗传有关是比较肯定的。

先天愚型（DS）有该病类似病理改变，DS 患者如活到成人发生该病概率约为 100%，已知 DS 致病基因位于 21 号染色体，引起人们对该病遗传学研究极大兴趣。但该病遗传学研究难度大，多数研究者发现患者家庭成员患该病概率比一般人群高 3 ～ 4 倍。St.George–Hyslop 等（1989）复习了该病家系研究资料，发现家庭成员患该病的概率，父母为 14.4%；同胞为 3.8% ～ 13.9%。用寿命统计分析，FAD 一级亲属患该病的概率高达 50%，而对照组仅 10%，这些资料支持部分发病早的 FAD，是一组与年龄相关的显性常染色体显性遗传。文献中有一篇仅女性患病的家系，因甚罕见可排除 X 连锁遗传，而多数散发病例可能是遗传易感性和环境因素相互作用的结果。

与 AD 有关的遗传学位点，目前已知的至少有以下 4 个：早发型 AD 基因座分别位于 21、14、1 号染色体。相应的可能致病基因为 APP、S182 和 STM–2 基因。迟发型 AD 基因座位于 19 号染色体，可能致病基因为载脂蛋白 E（APOE）基因。

（2）某些躯体疾病：如甲状腺疾病、免疫系统疾病、癫痫等，曾被作为该病的危险因素研究。有甲状腺功能减退史者，患该病的相对概率高。该病发病前有癫痫发作史。偏头痛或严重头痛史与该病发作无关。不少研究发现抑郁症史，特别是老年期抑郁症史是该病的危险因素。最近的一项病例对照研究认为，除抑郁症外，其他功能性精神障碍如精神分裂症和偏执型精神病也有关。曾经作为该病危险因素研究的化学物质有重金属盐、有机溶剂、杀虫剂、药品等。铝的作用一直令人关注，因为动物实验显示铝盐对学习和记忆有影响；流行病学研究提示痴呆的患病率与饮水中铝的含量有关。可能与铝或硅等神经毒素在体内的蓄积，加速了衰老过程有关。

（3）头部外伤：头部外伤指伴有意识障碍的头部外伤，脑外伤作为该病危险因素已有较多报道。临床和流行病学研究提示严重脑外伤可能是该病的病因之一。

（4）其他：免疫系统的进行性衰竭、机体解毒功能削弱及慢发病毒感染等，以及丧偶、独居、经济困难、生活颠簸等社会心理因素可成为发病诱因。

目前 AD 的发病机制有多种学说，主要的有 β– 淀粉样蛋白（AB）沉积学说、Tau 蛋白理论学说，还有神经血管、细胞周期调节蛋白障碍、氧化应激、炎性机制、线粒体功能障碍等多种假说。

2. 病理

AD 的病理表现为脑的体积缩小和重量减轻，脑沟加深、变宽，脑回萎缩，颞叶特别是海马区萎缩。组织病理学上以神经炎性斑（嗜银神经轴索突起包绕 β– 淀粉样变性而形成）、神经原纤维缠结（由过度磷酸化的微管 tau 蛋白于神经元内高度螺旋化形成）、神经元缺失和胶质增生为其主要组织病理学特征。

【临床表现】

该病起病缓慢或隐匿，患者及家人常说不清何时起病。多见于 70 岁以上（男性平均 73 岁，女性为 75 岁）老人，少数患者在躯体疾病、骨折或精神受到刺激后症状迅速明朗化。女性较男性多（女：男 =3：1）。主要表现为认知功能下降、精神症状和行为障碍、日常生活能力的逐渐下降。根据认知能力和身体机能的恶化程度分成三个时期。

（一）第一阶段（1 ~ 3 年）

本期为轻度痴呆期。表现为记忆减退，对近事遗忘突出；判断能力下降，患者不能对事件进行分析、思考、判断，难以处理复杂的问题；工作或家务劳动时漫不经心，不能独立进行购物、经济事务等，社交困难；尽管仍能做些已熟悉的日常工作，但对新的事物却表现出茫然难解，情感淡漠，偶尔易激惹，常有多疑；出现时间定向障碍，对所处的场所和人物能做出定向，对所处地理位置定向困难，复杂结构的视空间能力差；言语词汇少，命名困难。

（二）第二阶段（2 ~ 10 年）

本期为中度痴呆期。表现为远近记忆严重受损，简单结构的视空间能力下降，时间、地点定向障碍；在处理问题、辨别事物的相似点和差异点方面有严重损害；不能独立进行室外活动，在穿衣、个人卫生以及保持个人仪表方面需要帮助；计算不能；出现各种神经症状，可见失语、失用和失认；情感由淡漠变为急躁不安，常走动不停，可见尿失禁。

（三）第三阶段（8 ~ 12 年）

本期为重度痴呆期。患者已经完全依赖照护者，严重记忆力丧失，仅存片段的记忆；日常生活不能自理，大小便失禁，呈现缄默、肢体僵直，查体可见锥体束征阳性，有强握、摸索和吸吮等原始反射。最终昏迷，一般死于感染等并发症。

【辅助检查】

（一）神经心理学测验

1. 简易精神量表（MMSE）

简易精神量表内容简练，测定时间短，易被老人接受，是目前临床上测查本病智能损害程度最常见的量表。该量表总分值数与文化教育程度有关，若文盲≤17 分，小学程度≤20 分，中学程度≤22 分，大学程度≤23 分，则说明存在认知功能损害。应进一步进行详细神经心理学测验，包括记忆力、执行功能、语言、运用和视空间能力等各项认知功能的评估。AD 评定量表认知部分（ADAS–cog）是一个包含 11 个项目的认知能力成套测验，专门用于检测 AD 严重程度的变化，但主要用于临床试验。

2. 日常生活能力评估

日常生活能力评估（ADL）量表可用于评定患者日常生活功能损害程度。该量表内容有两部分：一是躯体生活自理能力量表，即测定病患者照顾自己生活的能力（如穿衣、脱衣、梳头和刷牙等）；二是工具使用能力量表，即测定患者使用日常生活工具的能力（如打电话、乘公共汽车、自己做饭等）。后者更易受疾病早期认知功能下降的影响。

3. 行为和精神症状（BPSD）的评估

本评估常用阿尔茨海默病行为病理评定量表（BEHAVE–AD）、神经精神症状问卷

（NPI）和 Cohen-Mansfield 激越问卷（CMAI）等，常需要根据知情者提供的信息基线评测，不仅能发现症状的有无，还能够评价症状频率、严重程度、对照料者造成的负担，重复评估还能监测治疗效果。Cornell 痴呆抑郁量表（CSDD）侧重评价痴呆的激越和抑郁表现，15 项老年抑郁量表可用于 AD 抑郁症状评价。而 CSDD 灵敏度和特异性更高，但与痴呆的严重程度无关。

（二）血液学检查

血液学检查主要用于发现存在的伴随疾病或并发症，发现潜在的危险因素，排除其他病因所致痴呆。检查项目包括血常规、血糖、血电解质包括血钙、肾功能和肝功能、维生素 B_{12}、叶酸水平、甲状腺素等指标。对于高危人群或提示有临床症状的人群应进行梅毒、人体免疫缺陷病毒、伯氏疏螺旋体血清学检查。

（三）神经影像学检查

1. 结构影像学

结构影像学用于排除其他潜在疾病和发现 AD 的特异性影像学表现。

头 CT（薄层扫描）和 MRI（冠状位）检查，可显示脑皮质萎缩明显，特别是海马及内侧颞叶，支持 AD 的临床诊断。与 CT 相比，MRI 对检测皮质下血管改变（例如关键部位梗死）和提示有特殊疾病（如多发性硬化、进行性核上性麻痹、多系统萎缩、皮质基底节变性、朊蛋白病、额颞叶痴呆等）的改变更敏感。

2. 功能性神经影像

功能性神经影像如正电子扫描（PET）和单光子发射计算机断层扫描（SPECT）可提高痴呆诊断可信度。

（四）脑电图（EEG）

AD 的 EEG 表现为 α 波减少、θ 波增高、平均频率降低的特征。但 14% 的患者在疾病早期 EEG 正常。EEG 用于 AD 的鉴别诊断，可提供朊蛋白病的早期证据，或提示可能存在中毒－代谢异常、暂时性癫痫性失忆或其他癫痫疾病。

（五）脑脊液检测

1. 脑脊液细胞计数、蛋白质、葡萄糖和蛋白电泳分析

血管炎、感染或脱髓鞘疾病疑似者应进行检测。快速进展的痴呆患者应行 14-3-3 蛋白检查，有助于朊蛋白病的诊断。

2. 脑脊液 β 淀粉样蛋白、Tau 蛋白检测

AD 患者的脑脊液中 β 淀粉样蛋白（Aβ42）水平下降，总 Tau 蛋白或磷酸化 Tau 蛋白升高。研究显示，Aβ42 诊断的灵敏度为 86%，特异性为 90%；总 Tau 蛋白诊断的灵敏度为 81%。

（六）基因检测

基因检测可为诊断提供参考。淀粉样蛋白前体蛋白基因（APP），早老素1、2基因（PS1、PS2）突变在家族性早发型AD中占50%。载脂蛋白APOE4基因检测可作为散发性AD的参考依据。

【诊断】

美国国立神经疾病语言障碍卒中研究所AD及相关疾病协会（NINCDS-ADRDA）规定了AD的诊断标准：A加上一个或多个支持性特征B、C、D或E。

（一）核心诊断标准

A. 出现早期和显著的情景记忆障碍，包括以下特征：

1. 患者或知情者诉有超过6个月的缓慢进行性记忆减退。

2. 测试发现有严重的情景记忆损害的客观证据：主要为回忆受损，通过暗示或再认测试不能显著改善或恢复正常。

3. 在AD发病或AD进展时，情景记忆损害可与其他认知功能改变独立或相关。

B. 颞中回萎缩

使用视觉评分进行定性评定（参照特定人群的年龄常模），或对感兴趣区进行定量体积测定（参照特定人群的年龄常模），磁共振显示海马、内嗅皮质、杏仁核体积缩小。

C. 异常的脑脊液生物标记

β淀粉样蛋白1-42（Aβ1-42）浓度降低，总Tau蛋白浓度升高，或磷酸化Tau蛋白浓度升高，或此三者的组合。

D. PET功能神经影像的特异性成像：双侧颞、顶叶葡萄糖代谢率减低。

其他经验证的配体，包括匹兹堡复合物B或1-{6-［（2-18F-氟乙基）-甲氨基］-2-萘基}-亚乙基丙二氰（18F-FDDNP）。

E. 直系亲属中有明确的AD相关的常染色体显性突变。

（二）排除标准

病史：突然发病；早期出现下列症状：步态障碍，癫痫发作，行为改变。

临床表现：局灶性神经表现，包括轻偏瘫、感觉缺失、视野缺损；早期锥体外系症状。

其他内科疾病，严重到足以引起记忆障碍和相关症状：非AD痴呆、严重抑郁、脑血管病、中毒和代谢异常，这些还需要特殊检查。与感染性或血管性损伤相一致的颞中回MRI的FLAIR或T2信号异常。

（三）确诊AD的标准

如果有以下表现，即可确诊AD：既有临床又有组织病理（脑活检或尸检）的证据，与 NIA-Reagan 要求的 AD 尸检确诊标准一致。两方面的标准必须同时满足。既有临床又有遗传学（1 号、14 号或 21 号染色体的突变）的 AD 诊断证据，两方面的标准必须同时满足。

【治疗原则】

阿尔茨海默病目前仍是一种难治性疾病，尚无特效治疗方法。但近 10 年来采用中西医两法治疗，在改善脑循环和脑细胞代谢，促进智能恢复方面有一定的疗效。

【辨证论治】

根据发病特点本病属本虚标实之证，临床上虚实夹杂者多见。因而辨证当以虚实或脏腑失调为纲领，分清虚实，辨明主次。在治疗上虚者补之，实者泻之。解郁散结、补虚益损是其大法。

（一）辨证分型

1. 瘀阻脑络，清窍失灵型

主症：神情呆滞，智力减退，妄思离奇，语言謇涩，情绪躁扰，多言易怒，行为古怪，颜面晦暗，心悸肢麻，胸胁胀闷，易醒多梦，舌紫苔薄，脉弦涩。

治法：活血化瘀，以通脑络。

方药：通窍活血汤加减。当归 10g，桃仁 10g，红花 12g，赤芍 12g，枳壳 12g，川芎 10g，川牛膝 20g，丹参 25g，鸡血藤 30g，水蛭 6g，麝香 0.1g（研冲），甘草 6g，菖蒲 10g，郁金 10g。或银杏达莫 40mL 加入盐酸培他司汀注射液 500mL 静脉滴注，每天 1 次。

2. 积损正伤，脑髓失养型

主症：头晕耳鸣，智能下降，表情呆滞，行动迟缓，记忆锐减，言语迟钝，说话颠三倒四，行为幼稚，喜自独居，情绪低沉，时哭时笑，头摇肢颤，舌质暗淡，舌苔薄白，脉弦细。

治法：填精益髓，开窍醒神。

方药：七福饮加减。熟地黄 15g，枸杞子 15g，鹿角胶 10g（烊化），龟甲胶 10g（烊化），阿胶 10g（烊化），紫河车粉 4g（冲），肉苁蓉 12g，远志 8g，巴戟天 10g，小茴香 10g，杜仲 10g，怀牛膝 15g，楮实子 15g，茯苓 15g，山药 15g，五味子 10g，三七粉（冲）4g，石菖蒲 10g。或用三七皂苷 0.45g（3 支）加氯化钠注射液 250mL 静脉滴注。

3. 痰浊上犯，蒙蔽清窍型

主症：表情迟钝，神明不清，反应缓慢，头重脑胀，徘徊不眠，不思纳谷，口多流涎，甚至生活不能自理，面色苍白，舌胖质淡，苔白腻，脉滑。

治法：化痰降浊，醒神开窍。

方药：指迷汤、洗心汤加减。人参10g，白术12g，半夏15g，神曲15g，制南星10g，陈皮15g，菖蒲10g，茯神30g，山楂20g，附子8g，酸枣仁20g，丹参20g，甘草6g。或用灯盏花素80mg加培他司汀注射液500mL静脉滴注；或经常服用银可络、脑心活血通、消栓再造丸。

4. 气血不足，元神失养型

主症：灵机呆痴，神情恍惚，懒言少语，日夜颠倒，乏力气短，面色萎黄，纳呆少食，舌淡苔白，脉细而弱。

治法：益气养血，以助化源。

方药：归脾汤加减。黄芪20g，人参10g，炒白术10g，当归10g，茯神20g，远志10g，炒酸枣仁20g，桂圆肉20g，石菖蒲10g，丹参20g，三七粉4g（冲），甘草6g。或黄芪注射液60mL加复方丹参注射液16mL加入复方氯化钠注射液500mL静脉滴注。

5. 肝郁化火，上扰清窍型

主症：健忘，心烦易怒，口苦目干，头昏头痛，筋惕肉瞤，或咽干口苦，尿赤便干，面红耳赤，口气臭秽，烦躁不安，舌质暗红，舌苔黄腻，脉弦滑。

治法：清肝泻火，镇静安神。

方药：天麻钩藤饮加减。天麻10g，钩藤20g，石决明20g，栀子10g，黄芩10g，牛膝15g，杜仲10g，茺蔚子20g，桑寄生15g，夜交藤15g，茯神20g，灵磁石20g。或用葛根素、双黄连注射液静脉滴注。

6. 内生浊毒，毒损脑络型

主症：表情呆滞，双目无神，不识事物，面色晦暗，秽浊如蒙污垢，或面红微赤，口气臭秽，口流黏涎，溲赤便干，肢体颤动，舌强寡言，言语颠倒，狂躁不宁，舌绛少苔，或舌暗有瘀斑，或苔厚腻，脉弦滑。

治法：清热解毒，通络活血。

方药：犀角地黄汤加减。水牛角30g，赤芍12g，生地黄15g，牡丹皮10g，黄连10g，丹参30g，甘草6g，郁金12g，石菖蒲10g。或用双黄连注射液、醒脑静注射液静脉滴注。

（二）中成药、中药制剂

中成药：银可络、麝香心脑乐、抗脑衰胶囊、脑心活血通、清脑颗粒、天智颗粒、益思达、石杉碱甲片、人参再造丸等。

中药制剂：黄芪注射液、金纳多、参麦注射液、复方丹参注射液、葛根素注射液、川芎嗪注射液等。

（三）针灸

主穴：百会、神庭、风池、脑户、神门、大钟、足三里、三阴交、通里、太冲、太溪等。

语言謇涩：廉泉、阳陵泉等。

半身不遂：合谷、曲池、环跳等。

流涎：地仓、足三里等。

【西医治疗】

（一）对症治疗

对症治疗目的是控制伴发的精神病理症状。

1. 抗焦虑药

如有焦虑、激越、失眠症状，可考虑用短效苯二氮䓬类药，如阿普唑仑、奥沙西泮（去甲羟安定）、劳拉西泮（罗拉）和三唑仑（海乐神）。剂量应小且不宜长期应用。警惕过度镇静、嗜睡、言语不清、共济失调和步态不稳等副作用。增加白天活动有时比服安眠药更有效。同时应及时处理其他可诱发或加剧患者焦虑和失眠的躯体病，如感染、外伤、尿潴留、便秘等。

2. 抗抑郁药

AD 患者中 20% ～ 50% 有抑郁症状。抑郁症状较轻且历时短暂者，予劝导、心理治疗、社会支持、环境改善即可缓解。必要时可加用抗抑郁药。去甲替林和地昔帕明副作用较轻，也可选用多塞平（多虑平）和马普替林。近年来我国引进了一些新型抗抑郁药，如 5- 羟色胺再摄取抑制剂（SSRI）帕罗西汀（赛乐特）、氟西汀（百优解），口服；舍曲林（左洛复），口服。这类药的抗胆碱能作用和心血管副作用一般都比三环类轻。但氟西汀半衰期长，老年人慎用。

3. 抗精神病药

这类药有助控制患者的行为紊乱、激越、有攻击性和有幻觉与妄想。但应使用小剂量，并及时停药，以防发生毒副反应。可考虑小剂量奋乃静口服。硫利达嗪的体位低血压和锥体外系副作用较氯丙嗪轻，对老年患者常见的焦虑、行为激越有帮助，是老年人常用的抗精神病药之一，但易引起心电图改变，宜监测 ECG。氟哌啶醇对镇静和直立性低血压作用较轻，缺点是容易引起锥体外系反应。

近年临床常用一些非典型抗精神病药如利培酮、奥氮平等，疗效较好。心血管及锥体外系副作用较少，适合老年患者。

（二）益智药或改善认知功能的药

目的在于改善认知功能，延缓疾病进展。这类药物的研制和开发方兴未艾，新药层出不穷，对认知功能和行为都有一定改善，认知功能评分也有所提高。按益智药的药理作用可分为作用于神经递质的药物、脑血管扩张剂、促脑代谢药等类，各类药物之间的作用又互有交叉。

1. 作用于神经递质的药物

胆碱能系统阻滞能引起记忆、学习的减退，与正常老年的健忘症相似。如果加强中枢胆碱能活动，则可以改善老年人的学习记忆能力。因此，胆碱能系统改变与AD的认知功能损害程度密切相关，即所谓的胆碱能假说。拟胆碱药治疗目的是促进和维持残存的胆碱能神经元的功能。这类药主要用于AD的治疗。

2. 脑代谢赋活药物

此类药物的作用较多而复杂，主要是扩张脑血管，增加脑皮质细胞对氧、葡萄糖、氨基酸和磷脂的利用，促进脑细胞的恢复，改善功能脑细胞，从而达到提高记忆力的目的。

【康复治疗】

（一）饮食调理

饮食调理对预防老年痴呆的发生具有重要意义。平时饮食应做到定时、定量、定质；高蛋白、高维生素、高不饱和脂肪酸、低脂、低热量、低盐饮食；戒烟戒酒。少食肥肉、猪油、牛油、奶油、动物内脏等，多食清淡食物，如新鲜蔬菜和水果以及木耳、菌菇类食物，多吃些药膳类，如健脑粥、三七山楂粥等。保持二便通畅，这对痴呆的防治有益处。可应用一些食疗方法防治痴呆病的发生和发展。

（二）精心护理

家属、医护人员要以耐心、和蔼可亲的态度去精心调护患者，对于轻症患者，要进行耐心细致的训练和教育，合理安排生活，督促患者尽量自己料理日常生活，开展各种文体活动，使之逐渐掌握一定的生活和工作技能，从而使智能得到发展。对于重症基本上失去生活自理的患者，要注意生活各方面的照顾，防止因大小便自遗及长期卧床引起的感染、压疮形成，定时拍背和臀部按摩。要高度防止患者跌倒而发生骨折；不要让患者独自外出。

（三）脑力训练

精神抑郁、独居、兴趣缺乏、运动减少对老年痴呆的发生有较大影响，因此，平时应注意交流，多参加社会集体活动，经常读书、看报、看电视节目、听收音机，参加老年人体育运动及健康活动，培养一定的爱好，动静结合，循序渐进，同时亦采用揉足三里、涌泉、神阙、关元等穴的方法，以达到健身益智的目的。

（四）功能训练

患者争取能够进行自我料理，所以说要督促和提醒他主动完成一些日常工作，不能包办、代替，可以和患者共同进行商量，制订一些有目的、可以能够独立完成的作业，并限定他完成，给予一定的鼓励和奖励。从简单到复杂，逐步完善他的自主生活能力。

到了疾病中期，除了让患者完成家庭作业以外，还要锻炼他丧失的那一部分生活能力，能够独立完成的，给他充分的时间让他完成，不要催促，多鼓励和支持，比如洗脸、刷牙、收拾房间、进食、整理自己的床铺或者是做好个人卫生等，尽量让他参加一些力所能及的活动，包括读书、看报、听音乐、看电视等，对于失去日常生活能力者要多次提醒，反复地教，反复地练，直到学会为止，在这个时候，家庭人员及医护人员一定要有耐心地指导其进行调护训练。

到了晚期，患者的日常生活能力已经严重受损，训练难度很大，那么我们可以帮助他、协助他实现一些基本的生活能力比如吃饭、穿衣、洗脸、刷牙、走路、如厕等，必要的时候我们应做好一些相应的护理工作。

【预后】

由于发病因素涉及很多方面，绝不能单纯地只使用药物治疗。临床细致科学的护理对患者行为矫正、记忆恢复有着至关重要的作用。对长期卧床者，要注意定时大小便，定时翻身擦背，防止压疮发生。对兴奋不安患者，应有家属陪护，以免发生意外。注意患者的饮食起居，对不能进食或进食困难者给予协助或鼻饲。加强对患者的生活能力及记忆力的训练。

【预防与调护】

本病治疗较难，故预防与调护显得较为重要。

1. 预防和及时治疗可损害脑的各种疾病，避免有害因素，如中老年人应积极防治动脉粥样硬化、高血压、中风等疾病，防止头部外伤及有害气体中毒等。

2. 家属、医护人员要以耐心、和蔼的态度去维护患者的自尊，与患者保持亲密的关系，争取与患者合作，鼓励患者参加社会各种活动。

3. 对病情较轻患者，要进行耐心细致的训练和教育，合理安排生活，督促患者尽量料理自己的日常生活，开展各种文体活动，从而使智能得到发展。

4. 对于重症患者基本上失去生活自理能力的，要注意生活照顾，并派专人细心照顾，防止伤害事故的发生。

5. 生活调护：注意要生活有规律，保证足够睡眠，保持清洁卫生和大便通畅；督促患者自己料理生活和参加各种社会活动，鼓励多读书、看报、听音乐、看电视节目。培养一定爱好。参加力所能及的健身活动和体育锻炼。

6. 饮食调养：平时饮食应做到定时、定量、定质；高蛋白质、高维生素、低脂、低盐、低热量饮食，戒烟戒酒，多食新鲜蔬菜及水果。

【医案精选】

（一）许振亚医案——心脾两虚，气血不足，元神失荣证

黄某，男，76岁，教师。1999年8月19日初诊。

患脑萎缩住院治疗后，四肢活动自如，但出现善忘，性情孤僻，表情淡漠，言语啰唆易重复，固执易于激动，有书写阅读障碍，计算和识别能力减退，懒言少语，少气胸闷，舌淡苔白，脉沉细小弦。血压140/70mmHg，总胆固醇7.6mmol/L，甘油三酯6.5mmol/L。心电图示冠状动脉供血不足。

辨证：心脾两虚，气血不足，元神失荣。

治法：益心健脾，以助神明。

方药：归脾汤加减。黄芪25g，人参10g，炒白术15g，当归12g，茯神25g，远志10g，酸枣仁20g，桂圆肉20g，丹参30g，石菖蒲10g，三七粉4g（冲），何首乌25g，甘草6g。每日1剂，分2次服，另外静脉滴注黄芪注射液60mL，复方丹参16mL加入培他司汀500mL，每日1次，10天为1个疗程。

患者按上法治疗3个月，情绪稳定，少气胸闷消除，书写阅读能力有明显改进，善忘已有改善。以后按上方碾成粉末，每日2次，每次10g，连用3年，病情稳定。

按语：《济生方·健忘论治》云："夫健忘者，常常善忘是也，盖脾主意与思；心亦主思。思虑过度，意舍不清，神官不职，使人健忘，治之之法，当理心脾，使神意清宁，思则得之矣。"倘若忧思劳倦或者饮食失节，损伤脾胃；或年老阳气虚衰，而致心脾亏损，气血不足，髓海不得后天之助，元神失养，则出现清窍蒙钝，灵机呆痴，懒言少语，日夜颠倒，乏力气短，舌淡苔薄，脉细而弱，或见沉细。治当调理心脾，养血活血以益中气，归脾汤加活血之品而用之。

（二）姚培发医案——心肾不交证

龚某，女，62岁。1989年4月16日初诊。

诉健忘2年，注意力不集中，胆怯善惊，心烦不安，夜寐不酣，神志时清时糊，目光焦虑，答非所问，计算力丧失，口渴引饮，大便闭结，头晕腰酸，形体消瘦，舌质红，苔少，脉细。

辨证：肾精亏损，髓海空虚，心火上炎，神不内守，水火不济。

治法：滋肾填精，清心安神，交通心肾。

方药：黄连阿胶汤加减。生地黄、益智仁、黄芩各 10g，白芍、制首乌各 15g，黄连、远志各 6g，茯神 20g，丹参 15g，炙甘草 4.5g。另珠黄散 0.3g 吞服，每天 2 次，牛黄清心片每天 3 次，每次 2 片。

嗣后，以此方加减调治 3 个月，至 7 月 24 日来诊，神志清晰，神定寐安，能回答简单问题，头晕腰酸已减，口渴已除，两便如常，恢复个位数计算力，唯行动仍嫌呆笨，健忘如故。舌质淡红，苔薄白，脉细。前法取效，君火已泻，肾精来复，然髓海空虚不充，续以补肾填精充髓，养心安神定志之法治之。

生地黄、制首乌各 15g，枸杞子、益智仁各 10g，女贞子、旱莲草各 12g，远志 4.5g，黄连 3g。另珠黄散 0.3g 吞服，每日 1 次。

此方加减续治半年，1990 年 2 月 1 日来诊，神志较前更清，精神好转，面色转润，眠食俱佳，问答切题，生活自理，健忘之症略减。再予左归丸缓以图治，以滋阴填精固本。

按语：患者年逾六旬，肾水不足，君火亢盛，心肾不交，水火不济。姚老取黄连阿胶汤之意，滋阴降火，交通心肾。方中黄连、黄芩牛黄清心片、珠黄散以清心降火，生地黄、益智仁滋肾填精，白芍、制何首乌、丹参补精血且防苦寒之弊，茯神、远志、炙甘草宁心安神定志。诸药相合，心肾相交，水火既济，泻中寓补，使火降而不伤阴，滋阴以助火降，待心火伏降，神明渐清时，减其清心伏火之势，壮其滋肾填精之力，使肾精来复，髓海渐充，神机转灵。

第二节　血管性痴呆

血管性痴呆（vascular dementia，VD）是由脑血管疾病引起的脑损害所致的以认知功能障碍为主的一组临床综合征。是仅次于阿尔茨海默病的第二类常见痴呆。

【病因病机】

（一）中医

脑位于颅内，由精髓汇聚而成，其性纯正无邪，有气血滋养，精髓充实，才能发挥“元神之府”的功效，人至老年气虚、气郁均可引起血流不畅而导致血瘀。若脑络血瘀，与精髓错杂，致使清窍受蒙，灵机呆钝，则出现神识不清，表情痴呆，日夜颠倒，癫狂时作等症。同时由于瘀血内阻，脑气与脏气不接，气血无法上注于头，脑失所养，日久则精髓逐渐枯萎，故病情呈进行性加剧。

气血相连，五脏相通，人老气血先衰，肝肾亏虚，精血不足，髓海空虚，神明失用，即发本病。

1. 气滞血瘀，脑脉痹阻

气血条达，血脉流畅，五脏安和。倘若忧思恼怒，心肝之气郁滞，血脉失于流畅，气血不能充养于脑；或因血瘀脑络，脑髓失荣，元神失用则发为本病。

2. 痰浊上犯，上凌清空

张介宾云："上焦不治则水泛高原，中焦不治则水留中脘，下焦不治则水乱二便。"倘若年老病久，肺脾肾三脏虚衰，三焦失司，水湿留着而为痰饮，痰浊上犯，蒙蔽清灵发为本病。

3. 肝肾亏虚，脑髓失养

人老年迈，或思虑过度，耗伤营阴，或嗜酒过度，伤及肝肾，均能使精髓之海不足，元神之府亏虚，发为此病。

4. 心脾两虚，神明失用

《济生方·健忘论治》云："夫健忘者，常常善忘是也，盖脾主意与思；心亦主思，思虑过度，意舍不清，神官不职，使人健忘。"倘若忧思劳倦或者饮食失节，损伤脾胃；或年老阳虚，心脾亏损，气血不足，髓海不得后天之助，元神失养，发为本病。

（二）西医

1. 病因

缺血性卒中、出血性卒中、白质疏松、慢性脑缺血缺氧等均可导致血管性痴呆。

2. 危险因素

危险因素包括高血压、糖尿病、冠心病、动脉粥样硬化、吸烟、复发性卒中、高龄、受教育程度低等。

3. 发病机制

一般认为是脑血管疾病的病灶涉及额叶、颞叶及边缘系，或病灶损害了足够容量的脑组织，导致记忆、注意、执行功能和语言等高级认知功能的严重受损。

【临床表现】

多在60岁以后发病，有卒中史，可突然发生，呈阶梯式进展、波动性或慢性病程。表现为认知功能显著受损达到痴呆标准，伴有局灶性神经系统受损的症状体征。依据病灶特点和病理机制的不同，临床上将血管性痴呆分为多种类型，不同类型痴呆临床表现不同。下面介绍常见的三种类型。

（一）多梗死性痴呆（MID）

多梗死性痴呆是由多发性脑梗死累及大脑皮层或皮层下区域所引起的痴呆综合征，是血管性痴呆的常见类型。常有反复多次脑卒中病史，认知功能障碍阶梯加重，波动病程，伴局灶性神经功能缺损。

（二）关键部位梗死性痴呆（SID）

关键部位梗死性痴呆是与高级认知功能有关的特殊关键部位缺血性病变引起的梗死，包括丘脑（最常见）、角回、海马、基底核、扣带回、穹隆等。表现为记忆障碍、淡漠、执行功能障碍、构音障碍、意识障碍等。

（三）皮质下动脉硬化性脑病

本病与小血管病变有关，多发生于前额皮质下区域，呈进行性，为隐匿性痴呆，常有明显的假性延髓性麻痹、步态不稳、尿失禁、情绪波动及锥体束受损体征等，神经影像学表现有脑室周围及半卵圆中心脑白质弥漫疏松性病变，可伴皮层下多灶腔隙，皮层不受累。

【辅助检查】

（一）神经心理检查

常用简易精神状态量表（MMSE）、长谷川痴量表（HDS）、bLessed痴呆量表（BDS）、蒙特利尔认知评估量表（MoCA）、日常生活功能量表（ADL）、Hachinski缺血量表等。

（二）神经影像学检查

颅脑CT或MRI检查可见相应部位梗死灶及白质疏松，病灶周围可见局限性脑萎缩。

【诊断】

血管性痴呆诊断标准较多，目前尚无统一认识。使用较广泛的四种标准有：

DSM-Ⅳ、ADDTC、NINDS-AIREN、ICD-10。这些诊断标准的共同特点都包括三个步骤：①先确定有无痴呆；②再确定脑血管疾病尤其是卒中是否存在；③最后确定痴呆是否与脑血管疾病相关。

【鉴别诊断】

（一）血管性痴呆（vascular dementia，VD）

诊断须具备三个核心要素。

1. 认知障碍。

2. 有脑血管疾病的证据。

3. 认知障碍与血管因素有因果关系。

（二）AD 与 VD 的鉴别

AD 与 VD 的鉴别如下（表 2–1）。

表 2–1 AD 与 VD 的鉴别要点

临床特征	AD	VD
性别	女性多见	男性多见
病程	进展性，持续进行性恶化	波动性或阶梯性恶化
自觉症状	少	常见头痛、眩晕、肢体麻木等
认知功能	全面性痴呆，人格崩溃	斑片状损害，人格相对保留
伴随症状	精神行为异常	局灶性神经系统症状体征
CT/MRL	脑萎缩	脑梗死或出血灶
PET/SPECT	颞、顶对称性血流低下	局限性、非对称性血流低下
Hachinski 缺血	≤4 分	≥7 分

【治疗原则】

（一）病因治疗

防治脑血管疾病及控制危险因素是治疗血管性痴呆最根本的方法。

（二）改善认知症状

胆碱酯酶抑制剂多奈哌齐和非竞争性 NMDA 受体拮抗剂美金刚对改善血管性痴呆的认知功能可能有效。

（三）对症治疗

控制精神行为症状和睡眠障碍等，鼓励早期康复功能训练。

【辨证论治】

血管性痴呆目前仍是一种难治性疾病，尚无特效治疗。但近 10 年来采用中西医两法治疗，在改善脑循环和脑细胞代谢，促进智能恢复方面有一定的疗效。根据本病发病特点及临床表现应隶属中医学的“痴呆”“呆病”“健忘”等范畴。其病机多由脑络血瘀，脑髓失养；或痰浊上犯，清窍痹阻；或见肝肾亏虚，髓海不足；或心脾两虚，神明失用即发为本病。

（一）辨证分型

1. 气滞血瘀，脑府痹阻型

主症：表情呆滞，妄思离奇，语言謇涩，情绪躁扰，多言易怒，行为古怪，颜面晦暗，心悸肢麻，胸胁胀闷，易醒多梦，舌紫苔薄，脉弦涩。

治法：活血化瘀，以通脑络。

方药：血府逐瘀汤合通窍活血汤化裁。当归 10g，桃仁 10g，红花 12g，赤芍 12g，枳壳 12g，川芎 10g，川牛膝 20g，丹参 25g，鸡血藤 30g，水蛭 6g，麝香 0.3g（研冲），甘草 6g，菖蒲 10g，郁金 10g。或银杏达莫 40mL 加入盐酸培司汀注射液 500mL 静脉滴注，每天 1 次。

2. 精气亏虚，脑髓失养型

主症：表情呆滞，行动迟缓，记忆锐减，言语迟钝，说话颠三倒四，行为幼稚，喜自独居，情绪低沉，时哭时笑，头摇肢颤，舌质暗淡，舌苔薄白，脉弦细。

治法：滋补下元，填精益髓。

方药：还少丹加减。熟地黄 15g，枸杞子 15g，肉苁蓉 12g，远志 8g，巴戟天 10g，小茴香 10g，杜仲 10g，怀牛膝 15g，楮实子 15g，茯苓 15g，山药 15g，五味子 10g，紫河车粉 6g（冲），三七粉 4g（冲），石菖蒲 10g。或用三七皂苷 0.45g（3 支）加氯化钠注射液 250mL 静脉滴注。

3. 痰浊上犯，蒙蔽清窍型

主症：表情迟钝，神明不清，反应缓慢，头重脑胀，徘徊不眠，不思纳谷，口多流涎，甚至生活不能自理，面色苍白，舌胖质淡，苔白腻，脉滑。

治法：化痰降浊，醒神开窍。

方药：指迷汤合洗心汤加减。人参 10g，白术 12g，半夏 15g，神曲 15g，制南星 10g，陈皮 15g，菖蒲 10g，茯神 30g，山楂 20g，附子 8g，酸枣仁 20g，丹参 20g，甘草 6g。或用灯盏花素 80mg 加培他司汀注液 500mL 静脉滴注；或经常服用银可络、脑心活血通、消栓再造丸。

4. 气血不足，元神失养型

主症：灵机呆痴，神情恍惚，懒言少语，日夜颠倒，乏力气短，面色萎黄，纳呆少食，舌淡苔白，脉细而弱。

治法：益气养血，以助化源。

方药：归脾汤加减，黄芪 20g，人参 10g，炒白术 10g，当归 10g，茯神 20g，远志 10g，炒酸枣仁 20g，桂圆肉 20g，石菖蒲 10g，丹参 20g，三七粉 4g（冲），甘草 6g。或黄芪注射液 60mL 加复方丹参注射液 16mL 加入复方氯化钠注射液 500mL 静脉滴注。

（二）中成药、中药制剂

中成药：银可络、麝香心脑乐、抗脑衰胶囊、脑心活血通、人参再造丸等。

中药制剂：黄芪注射液、参麦注射液、复方丹参注射液、川芎嗪注射液等。

（三）针灸

主穴：百会、神庭、风池、脑户、神门、大钟、足三里、三阴交、通里、太冲、太溪等。

语言謇涩：廉泉、阳陵泉等。

半身不遂：合谷、曲池、环跳等。

流涎：地仓、足三里等。

【西医治疗】

（一）改善脑循环，促进记忆和智能恢复

改善脑缺血、缺氧，增加脑血流量，既能防治衰老，又利于促进记忆和智能康复。

1. 尼莫地平

每次30mg，每日3次。

2. 活脑灵

本药能改善脑血液循环，改善脑干和内耳供血。对缺血性血管痴呆有一定疗效。每次150mg，每日3次；或活脑灵200mg加5%葡萄糖生理盐水500mL，静脉滴注，连用2周。

3. 麦角溴烟酯

本品有增加脑部血流供应，加强脑细胞能量代谢，促进脑部蛋白质合成的作用。对缺血性脑血管病、中风后遗症也有效果，能促进记忆和智能恢复。口服每次10mg，每日3次，或每次4mg加5%葡萄糖生理盐水500mL，静脉滴注，连用2～3周。

（二）脑细胞代谢活化剂

1. 胞二磷胆碱

本药参与体内卵磷脂的生物合成，有改善脑细胞代谢的作用，可促进意识障碍的恢复。每次0.5～1g，加入5%葡萄糖生理盐水250～500mL，静脉滴注，每日1次，连用2～3周。吡拉西坦、阿拉西坦亦可选用。

2. 单唾液酸四己糖神经节苷脂

本药是唯一能透过血脑屏障的神经节苷脂，可促进各种原因引起的中枢神经系统损伤的功能恢复。作用机制是促进“神经重构”。每次20～40mg加生理盐水250mL，静脉滴注，每日1次，连用2～3周。

3. 哈伯因

本药是从中药蛇足石杉（一种苔藓植物）中提取的，含活性成分石杉碱甲，属于可逆性胆碱酯酶抑制剂，易通过血脑屏障，有促进记忆、增强记忆保持的作用，对老年人良性记忆障碍和脑器性疾病引起的记忆障碍和智能障碍有比较好的效果。每次口服100μg，每日2～3次。

4. 多奈哌齐（安理申）

本药为第二代乙酰胆碱酯酶抑制剂，每次 5mg，晚上睡前服用。

【康复治疗】

（一）饮食调理

饮食调理对预防血管性痴呆的发生具有重要意义。平时饮食应做到定时、定量、定质；高蛋白、高维生素、高不饱和脂肪酸；低脂、低热量、低盐；戒烟戒酒。少食肥肉、猪油、牛油、奶油、动物内脏等，多食清淡食物，如新鲜蔬菜和水果以及木耳、菌菇类食物，多吃些药膳类，如健脑粥、三七山楂粥等。保持二便通畅，这对血管性痴呆的防治有益处。可应用一些食疗方法，防治痴呆病的发生和发展。

（二）精心护理

家属、医护人员要以耐心、和蔼可亲的态度去精心调护，对于轻症患者，要进行耐心细致的训练和教育，合理安排生活，督促患者尽量料理自己的日常生活，开展各种文体活动，使之逐渐掌握一定的生活和工作技能，从而使智能得到发展。对于基本上失去生活自理能力的重症患者，要注意对其生活各方面的照顾。防止因大小便自遗及长期卧床引起的感染、压疮形成，定时拍背和臀部按摩。要高度防止患者跌倒而发生骨折；不要让患者独自外出。

（三）脑力训练

精神抑郁、独居、兴趣缺乏、运动减少对老年痴呆的发生有较大影响，因此，平时患者应多与人交流，多参加社会集体活动，经常读书、看报、看电视节目、听收音机，参加老年人体育运动及健康活动，培养一定的爱好，动静结合，循序渐进，同时亦采用揉足三里、涌泉、神阙、关元等穴的方法，以达到健身益智的目的。

（四）功能训练

患者还能够进行自我料理时，要督促和提醒他主动完成一些日常工作，不能包办、代替，可以和患者共同进行商量，制订一些有目的、可以能够独立完成的作业，并限定他完成，给予一定的鼓励和奖励。从简单到复杂，逐步提高他的独立生活能力。

到了疾病中期，除了让患者完成正常作业以外，还要针对丧失的那一部分生活能力进行重点训练。能够独立完成者，给他充分的时间让他完成，不要催促，多鼓励和支持，比如洗脸、刷牙、收拾房间、进食、整理自己的床铺或者是保持个人卫生等，尽量让他做一些力所能及的活动，包括读书、看报、听音乐、看电视等，对于失去日常生活能力者要多次提醒，反复地教，反复地练，直到学会为止，在这个时候家庭人员及医护人员一定要耐心细致地对其进行调护训练。到了晚期，患者的日常生活能力已经严重受损，训练难度很大，那么我们可以帮助他、协助他实现一些基本的生活能力比如吃饭、穿衣、洗脸、刷牙、走路、如厕等，必要的时候我们应做好一些相应的护理工作。

（五）原发病的治疗

血管性痴呆的病理基础是多发性脑梗死和脑出血病，因此，治疗脑血管病的原发病至关重要，如高血压、糖尿病、高脂血症、脑动脉粥样硬化、高黏血症、冠心病等，并避免引起脑血管病的诸多因素。

【预后】

预后与引起血管损害的基础疾病和颅内血管病灶的部位有关。平均生存时间为8年，主要死亡原因为肺部感染和心脑血管疾病。

【预防与调护】

血管性痴呆的病理基础是多发性脑梗死，因此，预防血管性痴呆的发生，可从以下几个方面着手。

1. 治疗高血压，将血压控制在最佳范围内，避免血压波动太大。
2. 积极预防和治疗糖尿病、高脂血症、高黏血症和心脏病。
3. 预防和治疗脑梗死以及引起脑梗死的诸多原因。

【医案精选】

（一）许振亚医案——气滞血瘀，脑络痹阻证

温某，男，57岁，农民。1998年5月15日初诊。

患者罹高血压17年之久，动脉硬化已有10余年，去年因患多发性脑梗死在本院住院治疗，近半年以来出现善忘善恐，性情古怪，神情淡漠，反应迟钝，躁动不安，心悸肢麻，胸胁胀闷，舌质紫暗，苔白腻，脉涩。CT示多发性脑梗死、中度脑萎缩，血流变黏度1.9mPa·s，红细胞压积0.49%，红细胞聚集指数9.7，纤维蛋白原4.8mg/dL。诊为血管性痴呆。

辨证：气滞血瘀，脑络痹阻。

治法：活血化瘀，以通脑络。

方药：血府逐瘀汤加减。当归12g，桃仁12g，红花12g，赤芍12g，枳壳12g，柴胡8g，川芎12g，川牛膝30g，水蛭6g，丹参30g，鸡血藤30g，甘草6g。静脉滴注络泰400mg，每日1次，10天为1个疗程。

治疗2个月后，症状明显改善，善忘不作，精神稳定，反应较以前敏捷，肢麻胁闷消失。以后又给银杏叶片3片，每日3次，脑心活血通（自制）3粒，每日2次，近3年病情稳定。

按语：气血条达，血脉流畅，五脏安和。倘若忧思恼怒，心肝之气郁滞，血脉失于流畅，气血不能充养于脑；或因血瘀脑络，脑髓失荣，元神失用发为本病；或风木内郁，气郁化火，脑络受灼亦可气滞血瘀，脑络痹阻，出现神情呆滞，言语謇涩，妄想离奇，性情躁扰，善忘善恐；或多言易怒，行为古怪，面色晦暗，舌质暗淡，脉涩。是以此证治之，理滞化瘀为第一要着，血府逐瘀汤合通窍活血汤加减用之，倘见气虚面瘀者，酌情加入黄芪、黄精、人参、三七益气活血之品。

（二）李清福医案——髓海不足证

李某，男，67 岁，退休干部。1984 年 4 月 24 日入院。

主要表现：失眠呆愣，生活不能自理有一年余。

患者于 1983 年正月，因请客于宴席饮酒较多，使痴呆证加重，表现为入睡困难，或合目鼾鸣，每晚只眠 2 ～ 3 小时，虽不眠亦躺着不动。白天多坐，行动艰难，吃饭不知饥饱，不懂脏净，不懂大小便，有时把上衣穿在腿上。出入需人搀扶，两腿抖颤不立，时因关节强痛而喊叫，但只听喊叫声音而听不到所言痛语，即便询问其情况，也不告知。经当地医院多次治疗，不仅无效，反而见重，故来我院治疗。

检查：表情呆板，两目呆直无神，问话不答，或不问时反自语，面色晦暗无泽，头不停摇动，两手有时无意识乱动，似撮空理线之象，但又不典型。舌质暗淡，舌苔白而不厚，脉弦细，两尺微弱不起。

辨证：肾精亏虚，髓海不足。

治法：阴阳两补，培土生髓。

方药：还少丹加减。熟地黄 20g，枸杞子 15g，山茱萸 15g，肉苁蓉 10g，巴戟天 10g，小茴香 5g，焦杜仲 10g，白茯苓 10g，山药 13g，红参 7g，五味子 5g，远志 7g，大枣 4 枚。

二诊：服上药 12 剂，精神虽见好转，但食少胸闷。上方加砂仁 10g，以去药滞。

三诊：服上药 30 剂，面色稍有光泽，目神见旺，能与人交谈，自言忘性大，脑子不由自己使用，有时不能分白天、黑夜，饮食比前增加，二便正常。仍遵原意，改汤为丸，每早晚各 10g。

四诊：服上药一月余，病去一半，带药出院。

追访：经服上药 2 年余，虽年迈身衰，但能料理一般事情，效果尚属良好。

按语：《黄帝内经》认为，丈夫八八而天癸竭，此自然衰老之理。患者身为干部，工作多年，劳脑太过，肾虚不能生髓，精衰髓乏，脑海空虚，发为痴呆之证。证属肾精亏虚，髓海不足。治当阴阳两补，培本生髓。方用还少丹加减治疗，根据病情变化，先汤后丸，坚持服药而取效。

第三节 痴呆的鉴别诊断

一、不同类型痴呆伴精神行为异常症状的识别

各种神经精神症状及对应的痴呆综合征（表 2–2）。

表 2–2 各种神经精神症状及对应的痴呆综合征

神经精神症状	痴呆综合征
抑郁	阿尔茨海默病；帕金森病；血管性痴呆；皮质基底核变性；Lewy 体痴呆
幻觉	Lewy 体痴呆；帕金森病，经多巴胺能药物治疗后；血管性痴呆，视觉中枢梗死
谵妄	Lewy 体痴呆；阿尔茨海默病；帕金森病，经多巴胺能药物治疗后
情感淡漠	进行性核上性麻痹；额颞叶痴呆；Lewy 体痴呆；阿尔茨海默病；血管性痴呆
失抑制	额颞叶痴呆
激越 / 攻击	阿尔茨海默病；Lewy 体痴呆；额颞叶痴呆
REM 期睡眠行为障碍	Lewy 体痴呆；帕金森病

二、鉴别诊断

（一）血管性痴呆（vascular dementia，VD）

诊断须具备三个核心要素：①认知障碍；②有脑血管疾病的证据；③认知障碍与血管因素有因果关系。

AD 与 VD 的鉴别见表 2–1。

（二）额颞叶痴呆（FTD）

记忆缺损的模式属于“额叶型”遗忘，非认知行为，如自知力缺乏、人际交往失范、反社会行为、淡漠、意志缺失等，是鉴别 FTD 与 AD 的重要依据（表 2–3）。

表 2–3 FTD 与 AD 的鉴别要点

	FTD	AD
自知力丧失	常见，早期即出现	常见，疾病晚期出现
摄食改变	食欲旺盛，酷爱碳水化合物类	厌食、体重减轻更多见
刻板行为	常见	罕见
言语减少	常见	疾病晚期出现

续表

	FTD	AD
失抑制	常见	可有，但程度较轻
欣快	常见	罕见
情感淡漠	常见，严重	常见，不严重
自我忽视 / 自我照料能力差	常见	较少，疾病晚期出现
记忆损害	疾病晚期才出现	早期出现，严重
执行功能障碍	早期出现，进行性加重	大部分患者晚期才出现
视空间能力	相对保留	早期受累
计算能力	相对保留	早期受累

（三）路易体痴呆（DLB）

与 AD 相比，DLB 回忆及再认功能均相对保留，而言语流畅性、视觉感知及操作任务的完成等方面损害更为严重。在认知水平相当的情况下，DLB 患者较 AD 患者功能损害更为严重，运动及神经精神障碍更重，生活自理能力更差。

（四）帕金森病痴呆（PDD）

帕金森病患者可出现认知损害或痴呆，但痴呆出现较晚。相对于其他认知领域的损害，其执行功能受损尤其严重。PDD 患者的短时记忆、长时记忆能力均有下降，但严重度比 AD 轻。视空间功能缺陷也是常见的表现，其程度较 AD 重。

PDD 与 DLB 在临床和病理表现上均有许多重叠，在认知损害领域、神经心理学表现、睡眠障碍、自主神经功能损害、帕金森病症状、神经阻断剂高敏性以及对胆碱酯酶抑制剂的疗效等诸多方面均十分相似。因此有学者指出，将两者截然分开是不科学的。DLB 与 PDD 可能是广义 Lewy 体疾病谱中的不同表现。

（五）其他

1. 正常颅压性脑积水

以进行性智能衰退、共济失调步态和尿失禁三大主征为特点。部分老年期正常颅内压脑积水可与血管性痴呆混淆，但前者起病隐匿，亦无明确卒中史。正常颅压性脑积水是可治性痴呆的常见病因，除了病史问询和详细体检外，确定脑积水的类型还需结合 CT、MRI、脑室脑池扫描等才能做出判断。

2. 亨廷顿病痴呆

亨廷顿病（Huntington’s disease，HD）为常染色体显性遗传病，多于 35 ～ 40 岁发病。最初表现为全身不自主运动或手足徐动，伴有行为异常，如易激惹、淡漠、压抑等。数年后智能逐渐衰退。早期智能损害以记忆力、视空间功能障碍和语言欠流畅为主，后期发展为全面认知衰退，运用障碍尤其显著。根据典型的家族史、运动障碍和进行性痴呆，结合影像学检查手段，诊断不难。

3. 进行性核上性麻痹（progressive supranuclear palsy，PSP）

本病为神经变性疾病，病因不明。主要特点为核上性眼肌麻痹、轴性肌强直、帕金森综合征、假性延髓麻痹和痴呆。影像学检查可见中脑顶盖部和四叠体区萎缩明显。典型患者诊断不难，但在疾病早期和症状不典型的病例需与帕金森病、小脑疾病和基底核疾病相鉴别。

4. Creutzfeldt–Jakob 病

早期可出现精神症状，随后出现痴呆和神经系统症状体征，可见肌阵挛、癫痫发作和锥体外系症状，病情进展快，脑电图呈典型三相波有助于鉴别。

5. 感染、中毒、代谢性疾病

中枢神经系统感染性疾病如 HLV、神经梅毒、脑炎等，以及维生素 B_{12} 缺乏、甲状腺功能减退、酒精中毒、接触 CO、重金属等的患者均可出现痴呆。

第四节　阿尔茨海默病及其他类型痴呆的中医传承创新研究及展望

痴呆又称“呆病”，是一种以记忆和认知功能进行性损害为特征的疾病。轻者可见近事遗忘，反应迟钝，寡言少语，但日常生活能部分自理；病重者常表现为远事也忘，时空混淆，不识亲友，言语重复或错乱，或终日不语，神情淡漠或烦躁，日常生活完全需他人帮助。随着人口老龄化，痴呆已经成为老年人的常见病和多发病，且致残率甚高。痴呆包括老年痴呆（阿尔茨海默病）、血管性痴呆、混合性痴呆、脑叶萎缩、正压性脑积水所致的痴呆等。

一、中医传承创新研究

早在《灵枢・天年》中就有“言善误”的记载，在晋代王叔和《脉经・卷四》、隋代巢元方《诸病源候论・多忘候》、唐代孙思邈《备急千金要方・三十卷》中分别记载的“健忘”“多忘”“好忘”等论述与痴呆有一定相关性。明代张介宾《景岳全书・杂证谟》首先提出了痴呆的病名：“痴呆证，凡平素无痰，而或以郁结，或善愁，或以不遂，或以思虑，或以疑惑，或以惊恐，而渐致痴呆，言辞颠倒，举动不经，或多汗，或善愁，其证则千奇万怪，无所不至。”并指出其病机为“逆气在心，或肝胆二经，气有不清而然”。认为“此证有可愈者，有不可愈者，亦在乎胃气元气之强弱，待时而变，非可急也……此当速扶正气为主，宜七福饮或大补元煎主之”。

清代李时珍《本草纲目·辛夷》提出："脑为元神之府。"清代陈士铎《辨证录》有"呆病门"专篇，对其症状描述甚详，认为本病"痰气独盛，呆气最深"。在治疗上提出"治呆无奇法，治痰即治呆也"，采用"开郁逐痰，健胃通气"之大法，立有洗心汤、转呆丹、还神至圣汤等。王清任《医林改错·脑髓说》明确指出，"灵机记性，不在心在脑""所以小儿无记性者，脑髓未满；高年无记性者，脑髓渐空"。《吴鞠通医案·卷三》首提"中风神呆"病名，指出其临床表现为"神呆不语，前能语时，自云头晕，左肢麻，口大歪。"

1984年方药中等主编的《实用中医内科学》已把痴呆病纳入其编。嗣后各版中医教科书《中医内科学》已收入其中。多种中医药学术刊物亦相继刊出"痴呆病。"

当代名家对形成痴呆的理论和治疗经验多有见解，大多数认为本病的形成主要由于"虚、痰、瘀"致神机失用，引起呆傻愚笨而发病，病位在脑，与肾、心、肝、脾密切相关。病因则为肾虚髓海不充为本，以痰浊和瘀血为标发展而成。

傅仁杰创立了傅氏老年痴呆六大病因说。按髓海不足、肝肾阴虚、脾肾两虚、心肝火盛、痰浊阻窍、气滞血瘀分为六型，此分型标准已成为今天广大学者最为认可的老年痴呆病的分型标准。

朱良春认为肾虚导致五脏亏虚，必然兼夹痰瘀，故虚中夹实是老年痴呆症之根本病机。因痰瘀壅阻脉道，势必形成血栓，阻塞微循环，使窍道不通，气血津液运行输布失常，乃至脑髓失充，元神失养，导致智能活动障碍，发为痴呆。

王永炎又提出，神经元毒的病理产物可以造成神经元退行性病变，属于"内生毒邪"范畴。内生浊毒是脏腑功能和气血运行失常使体内的生理或病理产物不能及时排出，蕴积体内过多而生成的。其最大特点就是败坏形体、耗伤脏腑经络。"气络"受损可能与神经元细胞膜的广泛损伤相对应。气络与血络的结构和功能改变，使痰瘀交阻化生浊毒。浊毒一旦形成，又重新瘀阻络脉，加重络脉的瘀滞，形成恶性循环，络脉功能逐渐失常，而渐成痴呆。

罗本华等认为三焦气化为脑神的基础，精气神及脑神赖三焦气化而各就其所，认为"三焦气化失常"是痴呆的根本机制和诸多老年病的关键病机。

王玉璧等的"关于老年痴呆病的中医病因病机探讨"一文认为，老年痴呆是老年性退行性脑病，是一种持续性高级神经功能活动障碍，即在没有意识障碍的状态下，存在记忆、思维、分析判断、视空间辨认、情绪等方面的障碍。中医学对老年痴呆的病因、病机早有认识，历代医家也各有论断。通过查阅大量文献资料，得出老年痴呆的主要病性特点为本虚标实，病因病机主要为肾虚精亏、气血不足、心肾两虚，并涉及心、肝、脾、肺四脏，以痰蒙清窍、瘀血阻络、浊毒痹阻为标，虚实夹杂的一类难治性疾病。

许振亚则提出对痴呆病综合治疗，在对老年痴呆或血管性痴呆在辨证施治的基础上以潜阳滋阴，活血化瘀，或化痰降浊为治法，用醒脑神的中药煎剂，又同时给予静脉点滴银杏达莫、口服石杉碱甲，有烦躁不安者，睡前服氯硝西泮。使患者很快得到症状上的改善。

吴佳慧等认为，老年痴呆作为老年期的一种疾病，目前没有特效疗法能够治愈。其病在脑，病机为本虚标实，本虚在脾肾两虚，且围绕脾、肾二脏的证型较为常见，如髓海不足、心脾两虚、脾肾两虚等，标实为痰瘀毒邪损及脑窍。

当代中医学者在继承历代医家学术观点基础上，结合中医现代化研究的方法，拓宽了中医对痴呆病因病机认识的研究，使其更有时代感和科学性。促进了痴呆病在中医学方面的创新和发展。

二、展望

中医学的创新发展离不了对中医临床实践的探讨，离不开采用现代高科技的各种手段对病因病机的深度研究。对临床症状的综合分析，要采用大数据、高标准、严要求的科学态度，让中医学和科学相融，只有这样才能促进中医不断向前发展。

随着人口老龄化的进展，痴呆病的发病率也明显增高，由于老年痴呆病的西医学病因不甚明确，目前尚缺乏根治性的特效药物。基于以上情况，应发挥中医药治疗老年痴呆病的优势，因为中医学对痴呆的病因病机有其独特认识，并在长期的临床实践中积累了丰富的治疗经验。一是从“虚、痰、瘀、郁、毒”五个方面入手，运用中医药治疗老年呆病不仅能明显改善近期临床症状，而且能延缓疾病的进展，为解决老年痴呆病这一世界难题，提供了一些新的思路和方法。二是多途径、多方法综合施治。中医药治疗老年痴呆病，既有传统内服汤剂，又有针灸等疗法；而且近十几年来运用现代先进工艺，又改制成功了多种既有中医特色，又有较好疗效的针剂、口服液，使用方便简洁，又可同时配合综合使用。三是各种单、复、验方的药物亟待开发。各种单、复、验方的药物均取自天然动植物和矿物，其中有些经过了现代中西医临床和基础的研究证明疗效好，且安全可靠，毒副作用小，适宜于长期服用。因此，采用中药有效方药及单味药，针对老年痴呆病的主要病理改变进行实验研究，优选出更有效的治疗药物，是当前亟待完成的任务。根据从单味药中研究有效成分的方法，已寻找开发出的治疗痴呆病的新药有银杏提取物、石杉碱甲等，经临床验证有效的药物有芹菜甲素、黄皮酰胺、人参皂苷等。这也给我们研究复方制剂提供了经验和任务。张伯礼陪同屠呦呦去瑞典领取诺贝尔奖时，诺贝尔奖评委对张伯礼讲：“你们的复方研究比单方研究更重要。”这引起我们深思，也给我们中医药研究指出了方向。

中医在老年痴呆病治疗方面的研究取得了一定进展，显示出了中医治疗的优势，但也存在不少有待改进和提高之处。具体表现在以下几方面：

首先，科研设计方案缺乏顶层设计，缺乏领军人才，缺乏研究机构，缺乏大量的临床资料和文献资料。诊治临床痴呆病患者多的医生没有进入临床研究机构；有些研究人员又缺临床病患。有些科研设计方案不严谨。临床研究仍以小样本的回顾性报道为主，缺乏大数据、大样本的前瞻性研究，多数未采用公认的阳性西药对照，采用的诊断及疗效判断标准也不统一，从而影响临床研究的科学性及重复性。其次，诊断及疗效评定标准不一。从目前的资料看，中医治疗的控制率在50%～90%，有效率在80%～100%，差异很大，究其原因主要是由于诊断及疗效评定标准的不规范，尤其中医证候诊断标准不统一。缺乏证候诊断和疗效评价的“金标准”，最终影响中医对老年痴呆病的诊断和治疗。不同的研究结果缺乏可比性，故老年痴呆病治疗方面的研究难以推广。

今后的研究方向，首先是建立顶层设计，组织研究机构，选好学术领军人物，上下级合作，搞理论研究的必须要搞临床研究，开展实验研究，积攒临床大量资料，获得大数据，建立老年痴呆病的动物模型，运用各种高新的特异的生化指标及神经电生理实验方法来阐明该病的本质及中药获效的作用机制。从实践中找出新方法、新成果、新突破，最终形成具有中医特色的新理论。以提高老年痴呆病中医治疗的临床研究水平。

第三章

头　痛

头痛（headache）是常见的临床症状，一般指局限于头颅上半部（眉弓、耳轮上缘和枕外隆突连线以上部位）的疼痛，可分为原发性和继发性两类。其发病机制复杂，主要是由颅内、外痛敏结构内的痛觉感受器受到刺激，经痛觉传导通路传导到达大脑皮层而引起。中医学亦称之“头痛”，或称之“头风”“首风”。

【病因病机】

（一）中医

头痛中医学可分两大类，外感头痛和内伤头痛。外感头痛分为风寒头痛、风热和风湿头痛；内伤头痛可分为肝郁气滞头痛、气血瘀滞头痛、肝阳上亢头痛、痰浊上犯头痛、肾精亏虚头痛、气血失荣头痛。

（二）西医

各国对头痛的分类和诊断曾使用不同的标准。2004 年，国际头痛协会（International Headache Society，IHS）推出了国际头痛疾病分类第二版（the international classification of headache disorders 2nd edition，ICHD-Ⅱ），2005 年 LHS 对其进行了第一次修改（ICHD-ⅡR1）（表 3-1）。

表 3-1　头痛疾患的国际分类

1. 原发性头痛
（1）偏头痛
（2）紧张性头痛
（3）丛集性头痛和其他三叉自主神经头痛
（4）其他原发性头痛

续表

2. 继发性头痛
（1）头颈部外伤引起的头痛
（2）头颈部血管性病变引起的头痛
（3）非血管性颅内疾病引起的头痛
（4）某一物质或某一物质戒断引起的头痛
（5）感染引起的头痛
（6）内环境紊乱引起的头痛
（7）头颅、颈、眼、耳、鼻、鼻窦、牙齿、口或其他颜面部结构病变引起的头痛或面痛
（8）精神疾病引起的头痛
3. 脑神经痛、中枢和原发性面痛和其他头痛
（1）脑神经痛和中枢性疾患所致的面痛
（2）其他类头痛、脑神经痛、中枢性或原发性面痛

详细的病史能为头痛的诊断提供第一手资料。应重点询问：①起病方式、发作频率、发作时间、持续时间，头痛的部位、性质、严重程度以及伴随症状；②是否有诱因、前驱症状、头痛加重或减轻的因素；③职业、睡眠状况、既往病史和伴随疾病、外伤史、用药史、中毒史、家族史；④全面详尽的体格检查尤其是神经系统和头颅、五官的检查，有助于发现头痛的病变所在，以区分原发性或继发性头痛；⑤恰当适时的影像或腰穿等辅助检查，能为颅内器质性疾病提供客观依据。

第一节 偏头痛

偏头痛是一种常见的原发性头痛，特征性表现为发作性、一侧或双侧中重度搏动样头痛，可伴有恶心、呕吐，声、光刺激或日常活动可加重，环境安静、休息可使缓解，一般持续 4 ～ 72 小时。

【病因病机】

（一）中医

中医学认为偏头痛多属内伤头痛。头为清阳之府，三阳经脉均循于头，厥阴肝经与督脉会于颠顶，五脏六腑之阴精、阳气皆上奉于头，故凡经络脏腑之病变皆可发生头痛；若风寒湿热之邪外袭，或痰浊、瘀血阻滞，致使经气上干于清道，不得运行，则壅遏而痛。

1. 肝郁气滞，上扰清窍

盖肝体阴而用阳，内藏相火，若见青春期或女性月经期，情志不舒，肝气郁结，气机阻滞，或气郁日久化火，循经上扰清窍，发为本病。素体肝肾阴亏，阴不制阳，以致肝阳升动太过，上扰清空，亦可致头痛发作。

2. 气血瘀滞，血运不畅

素有气机阻滞，或因于外伤，血行不畅，产生血瘀，瘀血阻络，气血不通，不通则痛，亦为本病发病的重要病因。

3. 痰浊阻络，清窍不利

中土失运，津液失布，痰浊内生，上扰清空，清窍不利，清阳遏阻，而发为本病。若中焦虚衰，气血生化乏源，上气不足，血虚不足为脑髓所用，脑脉失养，亦可致头痛。

（二）西医

西医病因尚不明确，可能与下列因素有关。

1. 内因

本病具有遗传易感性，约60%的患者有家族史。女性多于男性，多在青春期发病，月经期易发作，妊娠期或绝经后发作减少或停止，提示内分泌和代谢因素参与其发病。

2. 外因

本病与环境因素有关。偏头痛发作可由某些食物和药物所诱发。食物包括含酪胺的奶酪、含亚硝酸盐的肉类和腌制食品、含苯乙胺的巧克力、含谷氨酸钠的食品添加剂及葡萄酒等；药物包括口服避孕药和血管扩张剂（如硝酸甘油）等。另外，强光、过劳、应激、睡眠过度或过少、紧张、情绪不稳等均可能诱发本病。

3. 血管学说

血管学说认为偏头痛是原发性血管疾病，由血管舒缩功能障碍引起。颅内血管收缩引起偏头痛先兆症状，随后颅外、颅内血管扩张导致搏动性的头痛产生。

4. 神经学说

神经学说认为偏头痛是原发性神经功能紊乱性疾病。偏头痛先兆是由皮层扩展性抑制引起。

5. 三叉神经血管学说

三叉神经血管学说是目前的主流学说，认为三叉神经节损害可能是偏头痛产生的神经基础。当三叉神经节及其纤维受刺激后，可引起P物质、降钙素基因相关肽和其他神经肽释放增加，引起血管扩张而出现搏动性头痛，还可使血管通透性增加，血浆蛋白渗出，产生无菌性炎症，刺激痛觉纤维传入中枢，形成恶性循环。

6. 视网膜－丘脑－皮质机制

偏头痛是一种与感觉模式失调有关的疾病，如偏头痛患者在发作前对光、声、触觉和嗅觉敏感。

【临床表现】

本病多起病于儿童和青春期，中青年期达发病高峰，女性多见，常有遗传背景。

（一）无先兆偏头痛

本型是最常见类型，无任何先兆，头痛性质和有先兆偏头痛相似。女性多见，常与月经有明显的关系。发作频率高，易合并药物过度使用性头痛。

（二）有先兆偏头痛

本型约占 10%。发作前数小时至数日可有前驱症状（如倦怠、注意力不集中和打哈欠等），在头痛之前或头痛发生时，常以可逆的局灶性神经系统症状为先兆（如视觉、感觉、言语和运动的缺损症状或刺激症状）。最常见的为视觉先兆，如视物模糊、暗点、闪光、视物变形、黑蒙、短暂单眼盲或双眼的一侧视野盲等；其次为感觉先兆，言语和运动先兆少见。先兆症状一般在 5 ～ 20 分钟内逐渐形成，持续不超过 60 分钟；头痛在先兆同时或先兆的 60 分钟内发生，表现为一侧或双侧额颞部或眶后搏动性头痛，常伴有恶心、恶吐、畏光或畏声、面色苍白或出汗、多尿、易激惹、气味恐怖及疲劳感等。活动可使头痛加重，睡眠后可缓解。头痛可持续 4 ～ 72 小时。消退后常有疲劳、倦怠、烦躁、无力和食欲差等，1 ～ 2 日后常好转。

1. 伴典型先兆的偏头痛性头痛

本型为最常见的有先兆偏头痛类型，先兆表现为完全可逆的视觉、感觉或言语症状，无肢体无力表现。与先兆同时或先兆后 60 分钟内出现符合偏头痛特征的头痛，即为伴典型先兆的偏头痛性头痛。若与先兆同时或先兆后 60 分钟内发生的头痛表现不符合偏头痛特征，则称为伴典型先兆的非偏头痛性头痛；当先兆后 60 分钟内不出现头痛，则称为典型先兆不伴头痛。

2. 偏瘫性偏头痛

本型临床少见。先兆除必须有运动无力症状外，还应包括视觉、感觉和言语三种先兆之一，先兆症状持续 5 分钟至 24 小时，症状呈完全可逆性，在先兆同时或先兆 60 分钟内出现符合偏头痛特征的头痛。如果该类型患者的一级或二级亲属中，至少有一人具有包括运动无力的偏头痛先兆，则为家族性偏瘫型偏头痛；若无，则称为散发性偏瘫性偏头痛。

3. 基底型偏头痛

先兆症状明显源自脑干和双侧大脑半球，临床可见构音障碍、眩晕、耳鸣、听力减退、复视、双眼鼻侧及颞侧视野同时出现视觉症状、共济失调、意识障碍、双侧同时出现感觉异常，但无运动无力症状。在先兆同时或先兆60分钟内出现符合偏头痛特征的头痛，常伴恶心、呕吐。

（三）视网膜性偏头痛

本型头痛伴有反复发生的完全可逆的单眼视觉障碍，包括闪烁、暗点或失明。在偏头痛发作间期眼科检查正常。

（四）常为偏头痛前驱的儿童周期性综合征

本型可视为偏头痛等位症，可见周期性呕吐、反复发作的腹部疼痛伴恶心呕吐，即腹型偏头痛、良性儿童期发作性眩晕。发作时不伴有头痛，随着时间的推移可发生偏头痛。

（五）偏头痛并发症

1. 慢性偏头痛

偏头痛每月发作超过15天，连续3个月或3个月以上，并排除药物过量引起的头痛。

2. 偏头痛持续状态

偏头痛发作持续时间≥72小时，疼痛程度较严重，但其间可因睡眠可或药物应用，获得短暂缓解。

3. 无梗死的持续先兆

此指有先兆偏头痛患者在一次发作中出现一种先兆或多种先兆症状持续1周以上，多为双侧性；本次发作其他症状与以往发作类似；须神经影像学排除脑梗死病灶。

4. 偏头痛性脑梗死

极少数情况下在偏头痛先兆症状后出现颅内相应供血区域的缺血性梗死，此先兆症状持续60分钟以上，且缺血性梗死灶为神经影像学所证实，称为偏头痛性脑梗死。

5. 偏头痛诱发的痫样发作

极少数情况下偏头痛先兆症状可触发痫性发作，且痫性发作发生在先兆中或后1小时以内。

【诊断】

根据偏头痛发作类型、家族史和神经系统检查，通常可做出临床诊断。脑部CT、CTA、MRI、MRA检查可以排除脑血管疾病、颅内动脉瘤和占位性病变等颅内器质性疾病。下面介绍IHS（2020年）偏头痛诊断标准。

1. 无先兆偏头痛诊断标准

（1）符合（2）～（4）特征的至少5次发作。

（2）头痛发作（未经治疗或治疗无效）持续 4 ～ 72 小时。

（3）至少有下列中 2 项头痛特征：①单侧性；②搏动性；③中或重度头痛；④日常活动（如步行或上楼梯）会加重头痛，或头痛导致日常活动受限。

（4）头痛过程中至少伴有下列 1 项：①恶心和呕吐；②畏光和畏声。

（5）不能归因于其他疾病的头痛。

2. 伴典型先兆的偏头痛性头痛诊断标准

（1）符合（2）～（4）特征的至少 2 次发作。

（2）先兆至少有下列中的 1 种表现，但没有运动无力症状：①完全可逆的视觉症状，包括阳性表现（如闪光、亮点或亮线）和阴性表现（如视野缺损）；②完全可逆的感觉异常，包括阳性表现（如针刺感）和阴性表现（如麻木）；③完全可逆的言语功能障碍。

（3）至少满足以下 2 项：①同向视觉症状和单侧感觉症状；②至少 1 个先兆症状逐渐发展的过程≥5 分钟，和不同的先兆症状接连发生，过程≥5 分钟；③每个先兆症状持续 5 ～ 60 分钟。

（4）在先兆症状同时或先兆发生后 60 分钟内出现头痛，头痛符合无先兆偏头痛诊断标准中的（2）～（4）项。

（5）不能归因于其他疾病。

3. 慢性偏头痛诊断标准

（1）头痛符合无先兆偏头痛诊断标准中的（3）和（4）项，且每月发作超过 15 天，持续 3 个月以上。

（2）不能归因于其他疾病。

【鉴别诊断】

1. 丛集性头痛

本病是较少见的一侧眼眶周围发作性剧烈疼痛，持续 15 分钟至 3 小时，发作从隔天 1 次到每日 8 次。本病具有反复密集发作的特点，但始终为单侧头痛，常伴有同侧结膜充血、流泪、流涕、前额和面部出汗和 Horner 综合征等。男性多见，大多没有家族史。

2. 紧张型头痛

本病是双侧枕部或全头部紧缩性或压迫性头痛，常为持续性，很少伴有恶心、呕吐，部分病例也可表现为阵发性、搏动性头痛。多见于青、中年女性，情绪障碍或心理因素可加重头痛症状。

3. Tolosa-Hunt 综合征

本病以往称痛性眼肌麻痹，为阵发性眼球后及眶周的顽固性胀痛、刺痛或撕裂样疼痛，伴随动眼、滑车和展神经麻痹，眼肌麻痹可与疼痛同时出现或疼痛发作后两周出现，MRI 或活检可发现海绵窦、眶上裂或眼眶内有肉芽肿病变。本病持续数周后能自行缓解，但易于复发，适当的糖皮激素治疗可使疼痛和眼肌麻痹在 72 小时内缓解。

4. 症状性偏头痛

本病是缘于头颈部血管性或非血管性病变的头痛。临床上也可表现为类似偏头痛性质的头痛，但缺乏典型偏头痛发作过程，大部分病例有局灶性神经功能缺失或刺激症状，颅脑影像学检查可显示病灶。

5. 药物过度使用性头痛

本病属于继发性头痛，头痛发生与药物过度使用有关，头痛在药物停止使用后 2 个月内缓解或回到原来的头痛模式。

【治疗原则】

本病治疗包括药物治疗和非药物治疗，目的是减轻或终止头痛发作，缓解伴发症状，预防头痛复发。

【辨证论治】

偏头痛，中医学亦称“偏头风”或“脑风”，属“内伤头痛”范畴，其病因病机多为肝经郁滞，化风化火，特别是风、火、痰、瘀互为因果；其次为痰从湿生，阻滞中焦，以致清阳不升，浊阴不降，发为头痛；或肝肾阴亏，水不涵木，肝阳上亢，上攻头目发为头痛。

（一）辨证分型

1. 气滞血瘀型

主症：头痛发作频繁或日久不愈，痛有定处，如锥如刺，面色晦暗，舌质暗红或有瘀斑，脉弦紧。

治法：活血化瘀，行气止痛。

方药：通窍活血汤加味。桃仁 12g，红花 12g，川芎 20g，赤芍 12g，郁金 12g，细辛 6g，白芷 15g，全蝎 5g（研冲），土鳖虫 10g，老葱 20g，柴胡 10g，白蒺藜 12g，夏枯草 10g，僵蚕 10g，甘草 6g，麝香 0.3g（研冲）。

2. 肝阳上亢型

主症：头部胀痛，时伴眩晕，面部潮红，心烦易怒或伴肢体麻木，或畏光、畏声，舌质暗苔薄，脉弦有力。

治法：平肝潜阳，息风止痛。

方药：天麻钩藤饮加减。天麻 10g，钩藤 20g，杜仲 10g，牛膝 15g，石决明 30g，茺蔚子 20g，茯神 15g，夜交藤 15g，夏枯草 10g，蒺藜 12g，黄芩 10g，栀子 10g。

3. 风痰阻络型

主症：头痛连及目眶，沉重如裹，搏动钻痛，时发时止，缠绵不已，胸闷呕恶，舌胖苔腻，脉滑。

治法：化痰通络，祛风止痛。

方药：芎辛导痰汤加减，川芎 15g，细辛 8g，胆南星 10g，陈皮 10g，茯苓 15g，半夏 15g，枳壳 10g，白芷 20g，蔓荆子 10g，蝉蜕 6g，天麻 10g，甘草 6g。

4. 风火痹络型

主症：头痛而胀，甚则头痛如裂，面红目赤，畏光、畏声，恶风身热，舌质红，苔黄，脉滑数。

治法：疏风清热，通络止痛。

方药：芎芷石膏汤加味，川芎 20g，白芷 20g，菊花 12g，石膏 20g，羌活 12g，柴胡 10g，藁本 12g，蝉蜕 6g，僵蚕 10g，赤芍 12g，甘草 6g。

（二）中成药、中药制剂

中成药：天麻丸、头痛宁、正天丸、太极通天液、镇脑宁、复方羊角片、天菊脑安胶囊、养血清脑颗粒、头痛定糖浆等。

中药制剂：川芎嗪注射液、天麻素注射液、灯盏花细辛注射液、柴胡注射液、当归注射液等。

（三）针灸

主穴：风池、列缺、合谷、太阳、百会、内关等。

配穴：外关、太冲、太溪、足三里、关元、三阴交、阳陵泉等。

【西医治疗】

（一）药物治疗

1. 发作期治疗

为了取得最佳疗效，通常应在症状起始时立即服药。药物治疗包括非特异性止痛药如非甾体抗炎药（NSAIDs）和阿片类药物，特异性药物包括麦角类制剂和曲普坦类药物。药物选择应根据头痛的程度、伴随症状、既往用药情况等综合考虑，可采用阶梯法、分层选药，进行个体化治疗。

（1）轻－中度头痛：可单用 NSAIDs，如阿司匹林、萘普生、布洛芬等可有效，如无效再用偏头痛特异性治疗药物。阿片类制剂对偏头痛急性发作亦有效，但具有成瘾性，不推荐常规应用。

（2）中－重度头痛：严重发作可直接选用特异性治疗药物（表3–2），部分患者虽有严重头痛但以往发作对NSAIDs反应良好者，仍可选用NSAIDs。麦角胺类适用于发作持续时间长的患者。应注意麦角胺类和曲普坦类药物的不良反应，大量长期应用可引起高血压和肢体缺血坏死；严重高血压、心脏病和孕妇患者禁用。

表3–2　特异性治疗药物

药物	用法用量	日最大剂量	半衰期（小时）
麦角类制剂			
麦角胺	1～2mgIM	4mgIM	2.5
二氢麦角胺	1～3mgPO	9mgPO	
曲普坦类			
舒马曲普坦	25～100mgPO	300mgPO	
那拉曲普坦	2.5mgPO	5mgPO	5.0～6.3
利扎曲普坦	5～10mgPO	30mgPO	2.0
佐米曲普坦	2.5～5mgPO	10mgPO	3.0
阿莫曲普坦	6.25～12.5mgPO	25mgPO	3.5

注：PO：口服；SL：舌下含服；PR：经直肠给药；IM：肌内注射；SC：皮下注射。

（3）伴随症状：恶心、呕吐者可合用止吐剂，烦躁者可给予苯二氮䓬类药物。

2. 预防性治疗

预防性治疗适用于下面三种情况。

（1）频繁发作，尤其是每周发作1次以上严重影响日常生活和工作的患者。

（2）急性期治疗无效，或因副作用和禁忌证无法进行急性期治疗者。

（3）可能导致永久性神经功能缺损的特殊变异型偏头痛，如偏瘫性偏头痛、基底型偏头痛或偏头痛性梗死等。偏头痛预防的常见药物如下（表3–3）。

表3–3　偏头痛预防性治疗常用药物

药物	用法用量	不良反应	注意事项
β肾上腺素受体阻断剂			
普萘洛尔	1次10～60mg，2次/日	抑郁、低血压、不能耐受活动、阳痿等	应从小剂量开始，缓慢增加剂量，以心率不低于60次/分为限，哮喘、房室传导阻滞、心衰为禁忌证
美托洛尔	1次50～200mg，1次/日		

续表

药物	用法用量	不良反应	注意事项
钙离子拮抗剂			
氟桂利嗪	1 次 5 ～ 10mg，1 次 / 睡前	疲劳感、体重增加、抑郁、锥体外系统症状	
维拉帕米	160 ～ 320mg/d	便秘、下肢水肿、房室传导阻滞	从小剂量开始用药
抗癫痫药			
丙戊酸	1 次 400 ～ 600mg 2 次 / 日	嗜睡、体重增加、脱发、震颤、肝功能损害	
托吡酯	25 ～ 200mg/d	意识模糊、感觉异常、认识障碍、体重减轻、肾结石	
加巴抗喷丁	900 ～ 1800mg/d	疲劳感、头昏	
抑郁药			
阿米替林	25 ～ 75mg/d，睡前	嗜睡	
5-HT 受体拮抗剂			
苯噻啶	0.5 ～ 3mg/d	嗜睡、体重增加	

（二）非药物治疗

非药物治疗主要是保持健康的生活方式，寻找并避免各种偏头痛诱因，帮助患者确立科学、正确的防治观念和目标。

【预后】

偏头痛属中医内伤头痛，一般病程较长，有反复发作史，一般均无后遗症损害，有的在更年期后发作减少、减轻或自行缓解，预后好。亦有迁延数年，根治较难。有些头痛，因风火上扰，或阳亢化风，可并发中风、目盲或眩晕等病。

【预防与调护】

1. 注意生活和心理卫生，劳逸结合，避免淋雨受凉或太阳光持续暴晒，避免诱发偏头痛。

2. 避免过多食用诱发偏头痛的食物，如酒类、巧克力、奶酪、动物内脏和柠檬汁等。

3. 服用预防偏头痛的药物，如钙离子拮抗剂、β 受体阻滞剂等药物。

4. 精神调理，情绪不稳和精神紧张、焦虑是最常见的偏头痛诱发因素，这在女性患者中尤为明显。因此经常保持心情舒畅、精神愉快，保证足够的睡眠，则可减少发作，避免诱发致病。

【医案精选】

（一）王永炎医案——肝脾肾失调证

范某，女，28岁。1977年10月初诊。

平素爱生闷气，又兼操劳，3年前第一次发生左侧偏头痛。发作前眼冒白光，视物模糊，发时剧痛，坐卧不安，头胀痛、刺痛，有搏动感，痛重则恶心、呕吐，数小时后缓解，以后每月都有发作。西医诊断为血管神经性头痛，给服麦角胺制剂，先可缓解，而后渐渐失效。近一年来发作阵发性偏头痛，持续全头痛，头沉胀，重时痛如锥刺，痛处固定不移，发时仍有搏动感，兼有眩晕、目干涩、耳鸣、口苦、恶心、食少、食后腹胀，月经后延、色黑有块，性情急躁易怒，难以入睡。舌质暗红，舌边有紫色瘀斑，舌苔薄白、中心淡黄，脉沉弦。

辨证：郁怒伤肝，劳倦伤脾，肝阳夹痰浊、瘀血蒙塞清阳。

治法：平肝醒脾，息风通络。

方药：钩藤30g，菊花10g，珍珠母30g（先煎），生龙骨30g（先煎），生牡蛎30g（先煎），薏苡仁30g，省头草10g，白芷6g，赤芍15g，川芎30g，川牛膝15g，竹茹10g，荷梗10g。

服药3剂头痛减轻，原方药又进3剂痛止。一周后复发，但程度较前轻，继服汤药24剂，后改丸药，一年来未见复发。

按语：头痛一证，当分外感与内伤，外感尤以风邪为主，内伤尤以肝、脾、肾三脏失调为主，并多因七情内伤所致。本例郁怒伤肝，思虑伤脾，郁久化热，治当以平肝醒脾活络为法，选用川芎定痛饮加减。

（二）许振亚医案——气滞血瘀，久病入络

王某，女，37岁，市民。2016年12月6日就诊。

患者有头痛家族史，18岁时即出现阵发性偏头痛，痛牵连目眶，如锥如刺，每因情绪不好或月经来前即发作暴痛，痛前多有先兆，或出现黑蒙、偏盲，约10分钟即从颞眶开始搏动性钻痛，伴有恶心呕吐，面色苍白，精神萎靡，畏光、畏声，汗出如洗，喜静卧暗室，每次发作长达数小时，或十余小时，每月发作2～3次。舌质暗，苔薄白，脉弦紧。诊为偏头痛。

辨证：气滞血瘀，久病入络。

治法：活血化瘀，通络止痛。

方药：偏头痛汤（验方）。赤芍12g，红花12g，桃仁12g，川芎25g，天麻12g，全蝎5g（研冲），僵蚕10g，柴胡12g，白芷25g，菊花12g，细辛10g，白蒺藜15g，蜈蚣2条，甘草6g。每日1剂，分2次服。

二诊（12 月 13 日）：上方患者服用 1 剂后，疼痛不作。继续连服 1 周。

三诊（12 月 20 日）：患者服用 1 周，诸证皆失，如正常时。嘱其每月经来前或情志不畅时，即按上方服用 5 剂，以作预防。追访 2 年未再复发。

按语：内伤头痛，多为七情内伤、脏腑失调所致，尤其是气滞血瘀者为多。患者素有头痛家族病史，又每因情绪不畅和经前时发作，气滞血瘀明矣，治以活血化瘀，通络止痛为大法，亦适用家传偏头痛方。故服 1 剂而痛止，再服预防而治，2 年追访未见复发。

第二节 从集性头痛

从集性头痛是一种原发性神经血管性头痛，表现为一侧眼眶周围发作性剧烈痛，有反复密集发作的特点，伴有同侧眼结膜充血、流泪和霍纳综合征（Horner 综合征）。

【病因病机】

（一）中医

中医学认为丛集性头痛多为肝火旺盛、肝阳上亢、气滞血瘀所致。盖肝体阴而用阳，内藏相火，情志不畅，木郁不舒，气机阻滞，或气郁化火，上扰清窍发为本病。或肝阳暴涨，风阳上扰而致头痛。

（二）西医

西医学的病因及发病机制尚不明确，可能是下丘脑神经功能障碍引起的、三叉神经血管复合体参与的原发性神经血管性头痛。

【临床表现】

（一）发作时无先兆

头痛固定于一侧眼及眼眶周围。发作多在晚间，初起有一侧眼及眼眶周围胀感或压迫感，数分钟后迅速发展为剧烈胀痛或钻痛，并向同侧额颞部和顶枕部扩散，同时伴有疼痛侧球结膜充血、流泪、流涕、出汗、眼睑轻度水肿，少有呕吐。大部分患者发作时病侧出现 Horner 综合征。

（二）头痛时患者十分痛苦

坐卧不宁，一般持续 15 ～ 180 分钟，此后症状迅速消失，缓解后仍可从事原有活动。

（三）呈丛集性发作

丛集性发作即每天发作 1 次至数次，每天大约在相同时间发作，每次发作症状和持续时间几乎相同。

（四）丛集性发作可持续数周乃至数月后缓解

一般 1 年发作 1 ～ 2 次，有的患者发病有明显季节性，以春秋季多见。缓解期可持续数月至数年。

（五）60 岁以上患者少见

本病 60 岁以上患者少见提示其疾病有自行缓解倾向。慢性丛集性头痛极少见，占丛集性头痛不足 10%，可以由发作性丛集性头痛转为慢性，也可以自发作后不缓解，呈持续性发作。慢性丛集性头痛临床症状与发作性丛集性头痛临床症状相同，症状持续发作 1 年以上，或虽有间歇期，但不超过 14 天。

【辅助检查】

1. 颅脑 CT 或 MRI 可排除颅内、外引起头痛的器质性疾病。MRI 显示发作期同侧下丘脑灰质激活。

2. 组胺试验可诱发典型疼痛即可诊断。

【诊断】

1. 以一侧眶周和前额的突发性搏动痛或胀痛为主，可一天内发作数次，连续发作数天至数月后中止。间隔数周、数月或数年后又以原有形式复发。

2. 头痛突发突止，发作时间较恒定，1 次发作持续数 10 分钟至数小时。

3. 发作时常伴有眼部充血、流泪、鼻塞、流涕，少数可有恶心、呕吐。

4. 脑阻抗血流图呈高血容量型。

5. 可能有过敏、颅脑外伤、鼻窦炎、颈椎病变等病史及相应体征。

【鉴别诊断】

1. 偏头痛

丛集性偏头痛发作与典型偏头痛容易鉴别，但是，与非典型性偏头痛常不易鉴别。普通型偏头痛发作时，有部分患者有视觉障碍或其他血管痉挛的表现。头痛不限于一侧，也没有连续和密集发作的特点。面部偏头痛，有些患者头痛的部位虽然在面部或与丛集性头痛的部位一样，但疼痛一般较轻而持续时间较长。

2. 血管性头痛

丛集性头痛发病机制是患者头痛时有头颅外动脉扩张现象，因此传统上列为血管性偏头痛特殊类型。但本头痛与内分泌紊乱无明显关系，更年期发作不见减少，丛集性头痛发作时血浆中5-羟色胺（5-HT）并不减少而组胺升高，这是由于颈部血管对组胺的超敏反应所致。紧张、饮酒、服用硝酸甘油可以激发，亦有人认为缺氧也可以诱发。

【并发症】

本病发作时多伴有患侧鼻塞、流涕、流泪、结膜充血。由于长期头痛，患者会出现情绪抑郁、性格改变等精神症状。

【治疗原则】

丛集性头痛目前虽无法治愈，但通过药物治疗，可明显减轻急性头痛发作，抑制头痛发作。

【辨证论治】

1. 肝火上炎

主症：头痛如裂，多于一侧，牵扯目眶，面红目赤，心烦易怒，口干口苦，失眠便秘，舌红苔黄，脉弦数有力。

治法：清肝泻火，通络止痛。

方药：龙胆泻肝汤加减。龙胆草12g，黄芩12g，栀子10g，当归10g，生地黄15g，柴胡12g，蝉蜕8g，夏枯草8g，僵蚕10g，全蝎6g，车前子15g，甘草6g。

2. 肝阳上亢

主症：头痛且胀，眩晕目赤，痛扯眼眶，口苦咽干，面部烘热，小便黄，大便干，舌红苔黄，或舌红少苔，脉弦数。

治法：平肝潜阳，息风止痛。

方药：羚角钩藤汤加减。羚羊角粉3g（冲），钩藤20g，桑叶8g，刺蒺藜15g，菊花12g，石决明20g，珍珠母30g，川牛膝20g，白芍15g，茯神20g，生地黄20g，僵蚕10g，甘草6g。

3. 气血瘀阻

主症：头痛发作频繁或日久不愈，痛有定处，如锥如刺，面色晦暗，舌质紫暗或有瘀斑，脉弦或涩。

治法：活血化瘀，通窍止痛。

方药：通窍活血汤加减。桃仁12g，红花12g，川芎15g，赤芍12g，郁金12g，菖蒲10g，细辛6g，白芷15g，全蝎6g，土鳖虫10g，老葱1根，甘草6g，柴胡10g，麝香0.15g（研冲）。

【西医治疗】

（一）与偏头痛治疗基本相同

发作时可口服麦角胺，或者在每次发作前服。作为预防发作或减轻发作用药时，可连服 10 ～ 14 天。舒马普坦（舒马坦）是 5-HT 受体激动药，与 5-HT 受体结合，从而抑制 5-HT 的扩血管作用，使血管收缩达到治疗目的，可以口服、滴鼻、皮下或静脉注射，用药后如出现胸闷、胸部发紧时应立即停用。头痛丛集发作时口服泼尼松，或甲泼尼龙（甲基泼尼松龙）静脉滴注，至丛集发作停止后停药。

（二）发作时吸氧或高压氧治疗

本法对部分患者有效。钙离子拮抗剂如氟桂利嗪（氟桂嗪）、抗癫痫药物如丙戊酸钠，对部分患者有效。非甾体抗炎药，如阿司匹林、吲哚美辛（消炎痛）、双氯酚酸等可以试用。组胺脱敏治疗对部分患者有效。药物治疗无效的患者可试用神经阻滞疗法，如利多卡因蝶腭神经阻滞、眶上神经或眶下神经酒精注射、射频三叉神经节阻滞。本病预后良好，多数患者经治疗缓解或自行缓解。

【预防与调护】

1. 注意生活和心理卫生，劳逸结合，避免淋雨受凉或太阳持续暴晒，避免诱发丛集性头痛。

2. 避免过多食用诱发偏头痛的食物，如酒类、巧克力、奶酪、动物内脏和柠檬汁等。

3. 服用预防丛集头痛的药物，如钙离子拮抗剂、β 受体阻滞剂等药物。

4. 进行精神调理，情绪不稳和精神紧张、焦虑是最常见的丛集性头痛诱发因素，这在女性患者中尤为明显。因此保持心情舒畅、精神愉快、足够的睡眠，则可减少发作机会，避免诱发致病。

【医案精选】

董建华医案——气血瘀阻证

殷某，男，32 岁。3 年前开始头痛，左侧为甚，初起轻微，痛呈阵发性，近年来头痛发作较频，尤以春夏发作较剧，此次发作已 2 个月余，痛势不减，痛甚时头皮抽挛，伴恶心，饮食乏味，口苦，二便正常。检查脑神经及眼底正常，无运动感觉障碍，反射正常，无锥体束征。屡行中西药治疗，疗效不显。舌质红，苔黄腻，脉弦细。

辨证：气血瘀阻。

治法：通窍活血化瘀。

方药：通窍活血汤加减。当归、川芎、生姜各10g，桃仁、赤芍、红花、葱白各6g，麝香0.15g，黄酒250mL。

每剂煎至10酒杯。每日1剂，服3天，停3天。

上药服12剂后，头痛诸症均除。随访年余，未复发。

按语：王清任认为，凡头痛用他方久治无效者，通窍活血汤有效，用以主治头面血瘀之症，如久聋、紫癜等。本例头痛3年，虽无瘀血之外证，但宗久病入络之理，选用王清任通窍活血汤为治，药用赤芍、当归、桃仁、红花活血消瘀；生姜、葱白辛温通阳；更入麝香、黄酒辛温透窍，通络行瘀引药上行，直至颠顶。服药12剂头痛痊愈。

第三节 紧张性头痛

紧张性头痛又称为肌收缩性头痛，是一种最为常见的原发性头痛，占头痛患者的70%～80%。表现为头部的紧束、受压或钝痛感，更典型的是具有束带感。作为一过性障碍，紧张性头痛多与日常生活中的应激有关，但如持续存在，则可能是焦虑症或抑郁症的特征性症状之一。

【病因病机】

（一）中医

1. 肝郁气滞，上扰清窍

因于肝者，体阴而用阳，内藏相火，若见于青春期或女性月经期，则为情志不舒，肝气不畅，气机阻滞，或气郁日久化火，循经上扰清窍，发为本病。

2. 久病入络，气机阻滞

或因外伤，或因久病，必久痛而入络脉，气机痹阻，血行不畅发为本病。

3. 风邪伏于经络

“伤于风者，上先受之。”“巅高之上，唯风可到。”风邪外袭，上犯颠顶，伏于经络。清阳之气受阻，气血不畅，而致头痛。

（二）西医

紧张性头痛是由于头部与颈部肌肉持久的收缩所致，而引起这种收缩的原因如下。

1. 焦虑或抑郁伴随精神紧张。

2. 其他原因的头痛或身体其他部位疼痛的一种继发性症状。

3. 头、颈、肩胛带姿势不良。

【临床表现】

（一）发病特点

本病多见于青、中年，儿童也可患病，女性略多见。病初症状较轻，以后渐渐加重。

（二）临床特征

紧张性头痛的临床特征是头痛部位不定。头部呈钝痛，无搏动性，头痛位于顶、颞、额及枕部，有时上述几个部位均有疼痛，头痛程度属轻度或中度，不因体力活动而加重，常诉头顶重压发紧或头部带样箍紧感，另有枕颈部发紧僵硬，转颈时尤为明显，无畏光或畏声症状，少数患者伴有轻度烦躁或情绪低落，许多患者还伴有头昏、失眠、焦虑或抑郁等症状。

（三）查体

神经系统检查无阳性体征。颅周肌肉如颈枕部肌肉，头顶部及肩上部肌肉常有压痛，有时轻轻按揉，患者感到轻松舒适，脑部 CT 或磁共振成像（MRI）应无异常，不伴有高血压及明显的耳鼻咽喉部疾病。

【辅助检查】

1. 脑电图、肌电图检查。

2. 眼科特殊检查。

3. 放射性核素（同位素）检查、X 线检查、MRI 检查、CT 检查。

【诊断】

根据患者的临床表现，排除颅颈部疾病如颈椎病、占位性病变和炎症等疾病后，通常可以确诊本病。

【鉴别诊断】

1. 偏头痛

偏头痛属血管性头痛，常见于中青年和儿童，头痛位于单侧颞额的眶部，呈搏动性跳痛，常伴恶心及呕吐，为发作性头痛。头痛前可先有视觉障碍，如视物模糊，可出现视物有盲点或偏盲等先兆，也可无任何先兆，头痛一般历时数小时或数天而缓解，极少数患者呈偏头痛持续状态。少数患者偏头痛可能和紧张性头痛同时存在，以致两者难以区分。

2. 丛集性头痛

丛集性头痛属血管性疾病，和下丘脑功能障碍有关。头痛位于单侧颞额的眶部，重者波及整个头部，头痛发作呈密集性，剧烈且无先兆。头痛发作迅速，并可突然停止，发作时伴结膜充血、流泪、流涕及多汗。少数出现上睑下垂，每天发作数次，并可在睡眠中发作，每次发作历时数十分钟至数小时，并可连续数天至数周。但缓解期可长达数月至数年之久，经详细询问患者病史和进行发作观察，不难与紧张性头痛鉴别。

3. 三叉神经痛

三叉神经痛是面部三叉神经分布区的发作性短暂剧痛。每次疼痛仅数秒钟，每天发作数次至数十次。疼痛如刀割、烧灼或针刺样，常因洗脸、刷牙、说话、咀嚼而诱发。患者常可指出诱发疼痛的位置，称为“扳机点”。本病好发于中老年人，以三叉神经第2、第3支受累较多。

4. 颅内占位性疾病引起的头痛

此类疾病包括颅内肿瘤、颅内转移癌、脑脓肿及脑寄生虫病等。此类头痛系由于颅内压增高所致。随病程进展常伴有喷射性呕吐和眼底水肿，但早期可被误诊为紧张性头痛。对病程较短的头痛患者，除应注意眼底改变外，还应进行仔细的神经系统检查。如发现病理反射等体征出现，常提示并非紧张性头痛，而应及时采用脑 CT 或 MRI 等检查以助鉴别。

5. 颅内慢性感染引起的头痛

此类疾病包括结核性脑膜炎、真菌性脑膜炎、猪囊尾蚴病（囊虫病）性脑膜炎及梅毒性脑膜炎等。这些脑膜炎均以头痛为早期症状，一般皆伴有发热，但部分不典型患者，初期只有低热，而且脑膜刺激征阴性颇易被误诊为紧张性头痛。

6. 自身免疫性脑膜脑炎引起的头痛

此类疾病包括贝赫切特综合征、福格特－小柳－原田综合征及中枢神经系统结节病。这些疾病累及脑膜或脑实质时可引起炎性反应而出现头痛，且不一定伴有发热。故易被误诊为紧张性头痛。

7. 颅内压力异常所致的头痛

此类疾病包括颅内低压综合征、良性颅内高压症及正常颅压脑积水。此类患者均以头痛为主，酷似紧张性头痛。此类疾病可通过腰椎穿刺测量颅压及脑 CT 检查以兹鉴别。

【治疗原则】

紧张性头痛主要通过中医药治疗、西药治疗和物理治疗改善症状。

【辨证论治】

1. 肝气郁滞

主症：头痛缠绵，焦虑紧张，烦躁不安，胸闷胁痛，每因情志波动加重，舌苔薄白，脉弦。

治法：理气解郁，平肝止痛。

方药：柴胡疏肝散加减。柴胡 12g，川芎 15g，香附 12g，赤芍 12g，白芍 12g，钩藤 15g，菊花 10g，草决明 15g，白蒺藜 12g，延胡索 12g，全蝎 6g，蜈蚣 1 条，甘草 6g。

2. 邪伏经络

主症：持续性额、颞、枕部束箍样疼痛，头部发紧，有麻木感，遇风寒尤剧，舌苔薄白，脉弦。

治法：祛风散寒，通络止痛。

方药：川芎调茶调散加减。白芷 20g，川芎 20g，薄荷 10g，细辛 6g，天麻 12g，川乌 8g，刺蒺藜 12g，土鳖虫 10g，茶叶 6g，甘草 10g。

3. 久病入络

主症：头痛发作频繁或日久不愈，痛有定处，头紧如裹，面色晦暗，舌质暗红，或有瘀斑，脉弦或涩。

治法：活血化瘀，通络止痛。

方药：血府逐瘀汤加减。柴胡 10g，桔梗 10g，枳壳 12g，桃仁 10g，红花 10g，赤芍 10g，牛膝 20g，地龙 12g，僵蚕 10g，全蝎 6g，甘草 6g。

【西医治疗】

（一）药物治疗

1. 非麻醉性止痛药治疗

紧张性头痛在药物选择上多采用温和的非麻醉性止痛药，借以减轻症状，其中主要是非甾体抗炎药物（NSAIDs）。其他药物包括适量的肌松弛药和轻型的镇静药，抗抑郁药也常根据病情应用。一般多以口服方式给药，并且短期应用，以免引起药物的毒副作用。本病的许多治疗药物与偏头痛用药相同。急性发作期用对乙酰氨基酚、阿司匹林等非甾体抗炎药，麦角胺或二氢麦角胺等亦有效。对于频发性和慢性紧张性头痛，应采用预防性治疗，可选用三环类抗抑郁药如阿米替林、多塞平，或选择性 5- 羟色胺重摄取抑制剂如舍曲林或氟西汀等，或肌肉松弛剂如盐酸乙哌立松、巴氯芬等。伴失眠者可给予苯二氮䓬类药如地西泮口服。

2. 止痛药使用原则

（1）在头痛的初期足量使用。

（2）对每月发作少于 15 天的偶发性紧张性头痛和频发性紧张性头痛可在头痛发作时酌情使用止痛药物。

（3）对每月发作大于 15 天的慢性紧张性头痛不建议使用止痛药物，而是用预防性药物替代。

（二）非药物治疗

物理疗法可使紧张性头痛得到改善。有学者采用的治疗方案包括四部分。

1. 训练坐位、站立、睡眠及工作时颈部和头部的正确姿势。

2. 在家中练习改善头部位置并进行俯卧位练习，加强颈后部肌肉的动作，并在颈后部放置冰袋。

3. 在背和肩部进行中至深部按摩 2 分钟。

4. 被动伸展斜角肌、斜方肌上部、肩胛提肌和胸肌 5 分钟。

【预后】

与偏头痛类似，常可反复发作，持续多年，一般预后良好。

【预防与调护】

生活指导对本病的预防与调护极为重要。

1. 纠正职业性或习惯性不良姿势。

2. 适当安排工作、学习及生活，劳逸结合，保证足够的睡眠时间。

3. 坚持体育锻炼，增强体质。

4. 利用休息日进行有益的娱乐活动，以减轻情绪紧张。

5. 积极对头痛、抑郁症、高血压等原发病进行治疗。

【医案精选】

岳美中医案——肝郁气滞，夹热生风证

某夫人，41 岁，印度尼西亚人。1973 年 10 月 15 日初诊。

结婚已 20 年，初次妊娠为左侧宫外孕，手术治疗后，始终未能受孕，经检查诊断为手术后左侧输卵管阻塞，月经来时凌晨左侧头面头痛，两乳作痛，此症状已数年，经治不愈。平时白带不多，无其他症状，舌正常，脉弦细有力、尺脉带涩象，眼睑下晦暗。

辨证：肝郁气滞，夹热生风。

治法：疏肝解郁，清热祛风。

方药：丹栀逍遥散加减。柴胡、白芍、茯苓、当归、白术、牡丹皮、黑栀子、青皮、陈皮、半夏、香附各 9g，薄荷、甘草、生姜各 3g。每日 1 剂，水煎服。

共服 6 剂，此后经期无头痛，经血亦畅，量中等，除左脉稍滑外，无其他异常，遵照此方，于下次月经来潮前服 3 剂，以巩固疗效。

按语：本案为肝经郁热，循经上攻，致左侧头面作痛，郁热耗伤肝血，月经来潮时血海空虚，故头痛更甚，兼见两乳发胀，脉弦细，知肝郁未疏，治宜疏肝理气，以丹栀逍遥散加陈皮、半夏理气开郁，加栀子清热，用一方而月经通畅，头痛随之而愈。

第四节　低颅压性头痛

低颅压性头痛是脑脊液压力降低（$<60mmH_2O$）导致的头痛，多为体位性。患者常在直立15分钟内出现头痛或头痛明显加剧，卧位后头痛缓解或消失。

【病因病机】

（一）中医

低颅压头痛，在中医学中多认为是虚性头痛。

1. 肾精亏虚，脑失所养

肾藏精生髓，脑为髓之海，肾阴不足，水不涵木，肝木失养，虚风内动；肾精不足，则髓海空虚，脑脉不充，故发头痛。

2. 气血不足，脑脉失荣

脾胃虚弱，气血生化乏源，气血不充，脑脉失养，发为头痛；或肝血不足，心血不充，脑府空虚，亦会出现头痛。

（二）西医

低颅压力（$<60mmH_2O$）形成的头痛包括特发性和继发性两种，特发性病因不明，可能与血管舒缩障碍引起CSF分泌减少或吸收增加有关；目前认为多数与自发性脑脊液漏有关。脱水、糖尿病酮症酸中毒、尿毒症、全身严重感染、脑膜脑炎、过度换气和低于血压等使脑脊液（CSF）生成减少。由于CSF量减少、压力降低、脑组织移位下沉等使脑内容痛敏结构（如脑膜、血管，以及三叉、舌咽、迷走等脑神经）受到牵张而引起头痛。

【临床表现】

1. 本病见于各种年龄，特发性多见于体弱女性，继发性无明显性别差异。

2. 头痛以枕部或额部多见，呈轻－中度钝痛或搏动样疼痛，缓慢加重，常伴恶心、呕吐、眩晕、耳鸣、颈僵和视物模糊等。

3. 头痛与体位有明显关系，立位时出现或加重，卧位时减轻或消失，头痛多在变换体位后15分钟内出现。

4. 可伴后颈部疼痛或僵硬、恶心、呕吐、畏光或畏声、耳鸣、眩晕等。脑组织下坠压迫神经也可引起视物模糊或视野缺损、面部麻木或疼痛、面瘫或面肌痉挛。部分病例并发硬膜下出血，出现意识障碍等症状。

【辅助检查】

1. 脑脊液检查

腰椎穿刺脑脊液压力＜60mmH_2O；部分病例压力测不出，呈“干性穿刺”。少数病例 CSF 细胞数轻度增加，蛋白、糖和氯化物正常。

2. 神经影像学

颅脑 MRI 检查可表现为弥漫性硬脑膜强化、硬膜下积液、脑静脉窦扩大、垂体增大、小脑扁桃体下疝畸形等。脊髓造影和放射性核素脑池造影能准确定位脑脊液漏出的部位。大多数自发脑脊液漏发生在颈、胸椎连接水平处或在胸椎处。

【诊断】

根据体位性头痛的典型临床特点应考虑低颅压头痛，腰穿测定脑脊液压力降低（＜60mmH_2O）可以确诊。

【鉴别诊断】

应注意与产生体位性头痛的一些疾病相鉴别，如脑和脊髓肿瘤、脑室梗阻综合征、寄生虫感染、脑静脉血栓形成、亚急性硬膜下血肿和颈椎病等。

【治疗原则】

一般情况下，患者可以通过日常护理、药物治疗、手术治疗等方式来缓解不适的症状。

【辨证论治】

低颅压性头痛应属于中医学的“内伤头痛”，头为“诸阳之会”“清阳之府”，又为髓海所在，凡五脏精华之血，六腑清阳之气，皆上注于头。若肾精久亏，脑髓空虚而致头痛；若脾胃虚弱，生化不足，或失血之后，营血亏虚，不能上荣于脑髓脉络而致头痛。低颅压性头痛可分为肾虚头痛、气虚头痛及血虚头痛三型。

（一）辨证分型

1. 肾虚头痛型

主症：头痛且空，站立而重，兼有眩晕，视物模糊，腰痛酸软，神疲乏力，遗精带下，耳鸣少寐，舌淡少苔，脉细无力。

治法：补肾益髓。

方药：右归丸加减。熟地黄20g，山药15g，山茱萸10g，枸杞子15g，菟丝子15g，鹿角胶12g（烊化），杜仲12g，肉桂6g，当归12g，制附子6g，淫羊藿10g，肉苁蓉12g，甘草6g。

2. 气虚头痛型

主症：头痛站立则甚，卧位则安，倦怠乏力，少气懒言，面色萎黄，纳差脘痞，恶呕频作，舌质淡，苔白，脉细弱无力。

治法：益气补脾。

方药：补中益气汤加减。黄芪20g，党参12g，当归10g，炒白术12g，陈皮12g，升麻10g，柴胡8g，炙甘草6g，细辛4g，五味子12g。

3. 血虚头痛型

主症：头痛而晕，心悸不宁，神疲乏力，面色皖白，视物不清，口唇麻木，站甚卧轻，月经不潮或量少，舌质淡，脉细。

治法：养血益脾。

方药：归脾汤加减。黄芪20g，人参10g，白术10g，茯苓15g，当归10g，龙眼肉20g，远志8g，酸枣仁15g，五味子10g，木香6g，炙甘草6g，黄精15g，川芎6g。

（二）中成药

补中益气丸、十全大补丸、人参养荣丸、金匮肾气丸、天麻丸、头痛宁胶囊、全天麻胶囊、通天口服液、七叶神安片等。

（三）针灸

主穴：风池、完骨、天柱、肾俞、命门、太溪、三阴交、上星、血海、足三里等。

配穴：膈俞、百会、列缺、合谷、内关、太冲、阳陵泉等。

【西医治疗】

（一）病因明确者应针对病因治疗

治疗方法如控制感染、纠正脱水和糖尿病酮症酸中毒等。

（二）对症治疗

对症治疗包括卧床休息、补液（2000～3000mL/d）、穿紧身裤和束腹带，给予适量镇痛剂等。鞘内注射无菌生理盐水可使腰穿后头痛缓解。

（三）药物治疗

咖啡因可阻断腺苷受体，使颅内血管收缩，增加CSF压力和缓解头痛。可用苯甲酸钠咖啡因500mg，皮下或肌内注射，或加入500～1000mL乳化林格液缓慢静脉滴注。

（四）硬膜外血贴疗法

本法是用自体血 15 ～ 20mL 缓慢注入腰或胸段硬膜外间隙，血液从注射点上下扩展数个椎间隙，可压迫硬膜囊和阻塞脑脊液漏出口，迅速缓解头痛，适于腰穿后头痛和自发性低颅压性头痛，有效率达 97%。

【预后】

部分自发性低颅压性头痛患者能 2 周内自发缓解，部分持续数月甚至数年。

【预防与调护】

1. 多卧床休息、大量饮水，穿紧身裤和束腹带，长期服用补气养血的中药。
2. 保持良好的心态，足够的睡眠，合理膳食，摄入营养丰富的食物。

【医案精选】

许振亚医案——低颅压性头痛，气血双亏证

李某，女，54 岁，政府工作人员。2014 年 11 月 12 日就诊。

患者近 5 年以来经常出现头痛、头晕，周身乏力，神疲倦怠，每因疲劳或站立过久出现头痛，以枕、额为甚，呈缓慢加重趋势，重时以钝痛为主，头痛与体位变化有明显关系，立位加重，卧位减轻，晨醒后头痛消失，头痛变化多在体位变化后 20 分钟内出现。伴有恶心、呕吐、眩晕、耳鸣、颈僵和视物模糊。服止痛药无效。舌质淡，少苔，六脉细弱无力。血压 95/60mmHg，CT 检查颅内未发现异常。西医诊为原发性低颅压性头痛。

辨证：气血双亏，脑髓失荣。

治法：大补气血，养髓止痛。

方药：十全大补汤加味。黄芪 20g，党参 12g，炒白术 12g，茯苓 15g，炙甘草 6g，当归 12g，川芎 10g，赤芍 10g，熟地黄 15g，肉桂 16g，升麻 6g，紫河车粉 4g（碾，冲），煨葛根 10g。每日 1 剂，分 2 次空腹服用。7 剂。

二诊（11 月 19 日）：患者服药 1 周，精神倍增，头痛基本不作，如过度疲劳和站立过久，稍有发作。按上方继续服用。

三诊（11 月 26 日）：患者服药 2 周后，头痛消失，纳食增进，长时站立未再出现头痛、头晕。按上方药物碾成粉末继续再服 3 个月。1 年后追访未再复发。

按语：此例患者，中医辨属虚性头痛，西医诊为低颅压性头痛，稽其病因乃为气血双亏，脑髓失养。中药给气血双补、养脑生髓之品，气血得生，脑髓得养，诸病皆除。故数年宿疾若失。

第五节 头痛的中医传承创新研究及展望

一、中医传承创新研究

头痛首载于《黄帝内经》，称为“头痛”“首风”“脑风”。如《素向·奇病论》曰：“帝曰：人有病头痛，以数岁不已，此安得之？名曰何病？岐伯曰：当有所犯大寒，内至骨髓，髓者以脑为主，脑逆故令头痛、齿亦痛，病名曰厥逆。”《素问·五脏生成》曰：“头痛颠疾，下虚上实，过足少阴、巨阳，甚则入肾。”《灵枢·经脉》曰：“膀胱，足少阳也……是动则病冲头痛，目似脱，项如拔。”《素问·通评虚实论》曰：“头痛耳鸣，九窍不利，肠胃之所生也。”《素问·风论》又有“脑风”“首风”之名。《黄帝内经》的这些论述，奠定了头痛证治的理论基础。

汉·张仲景《伤寒论》中，论及太阳、阳明、少阳、厥阴病均有头痛之见证，诚以三阳经脉俱上头，厥阴经脉亦会于颠，是以邪客诸经，循经上逆，头痛作矣。

隋·巢元方《诸病源候论·膈痰风厥头痛候》云：“膈痰者，谓痰水在于胸膈之上，又犯大寒，使阳气下行，令痰水结聚不散，而阴气逆上，上与风痰相结，上冲于头，即令头痛，或数岁不已，久连脑痛，故云膈痰风厥头痛，若手足寒冷至节，即死。”其认识到“风痰相结，上冲于头”可致头痛。

唐·孙思邈《备急千金要方·头面风第八》载列古代用治头痛的有效方药，其中如治头风用“头风散”摩顶的外治法，对后人颇有启迪。

宋·陈无择《三因极一病证方论·头痛证治》论述了真头痛的成因，并指出治头痛“当先审其三因，三因既明，则所施无不切中”。其治伤风、寒、生冷，及气虚、痰厥，头疼如破，用芎辛汤（附子、乌头、天南星、干姜、甘草、川芎、细辛）；治头风用雄黄圆，辅以搐鼻药。立方遣药，均有较高的参考价值。严用和《济生方·头痛论治》云：“凡头痛者，血气俱虚，风、寒、暑、湿之邪伤于阳经，伏留不去者，名曰厥头痛。盖厥者逆也，逆壅而冲于头也……又有风热痰厥，气虚肾厥，新沐之后，露卧当风，皆令人头痛。”其对病因之推究，堪称允当，并盛赞“蝎附丸治气虚气攻头痛尤合”，为后世医家所取法。

金元时期，李东垣将头痛分为内伤头痛和外感头痛，他在《伤寒论》的基础上，补充了太阴头痛和少阴头痛，这一分经用药方法，对六经头痛的治疗，提纲挈领，颇有指导意义，对气虚、血虚、痰厥诸头痛的治疗，条分缕析，对辨证用药，很有参考价值，对后世影响很深。朱丹溪在《丹溪新法·头痛》中，除了沿用东垣之说，又指出“头痛多主于痰，痛甚者火多，有可吐者，可下者”，亦系经验之言。

明·王肯堂对头痛的病因病机颇多阐发。《证治准绳·头痛》云：“头象天，三阳六腑清阳之气，皆会于此；三阴五脏精华之血，亦皆注于此。于是天气所发，六淫之邪，人气所变，五贼之逆，皆能相害。或蔽覆其清明，或瘀塞其经络，因与其气相薄，郁而成热则脉满，满则痛。”张景岳在《景岳全书·头痛》中云：“凡诊头痛者，当先审久暂，次辨表里，盖暂痛者必因邪气，久病者必兼元气。以暂痛言之，则有表邪者，此风寒外袭于经也，治宜疏散，最忌清降；有里邪者，此三阳之火炽于内者，治宜清降，最忌升散；此治邪之法也。其有久病者，则或发而愈，或以表虚者微感则发；或以阳胜者，微热则发；或以水亏于下，而虚火乘之则发；或以阳虚于上，而阴寒胜之则发。”立论精当，示人以规矩。

清·叶天士对头痛的证治积累了丰富的经验，《临证指南医案·头痛》中邹时乘按：“头为诸阳之会，与厥阴肝脉会于颠，诸阴寒邪不能上逆为阳气窒塞，浊邪得以上据，厥阴风火，乃能逆上作痛。故头痛一症，皆由清阳不升，火风乘虚上入所致。观先生于头痛治法，亦不外此。如阳虚浊邪阻塞，气血瘀痹而为头痛者，用虫蚁搜逐血络，宣通阳气为主；如火风变动，与暑风邪气上郁而为头痛者，用鲜荷叶、苦丁茶、蔓荆、山栀等辛散轻清为主；如阴虚阳越而为头痛者，用仲景复脉汤、甘麦大枣汤法，加胶、芍、牡蛎，镇摄益虚、和阳息风为主；如厥阳风木上触，兼内风而为头痛者，用首乌、柏仁、穞豆、甘菊、生芍、杞子辈，息肝风、滋肾液为主。”药随证转，值得效法。

综上所述，中医学对头痛的证治，自《黄帝内经》以来，代有发展，其内容日趋丰富完善。近代中医教材《中医内科学》把头痛病分两大类，外感头病和内伤头痛，内伤头痛又分五大类型。如2016年7月第3版（薛博瑜、吴伟主编，人民卫生出版社出版）把内伤头痛分为肝阳头痛、痰浊头痛、血虚头痛、肾虚头痛、瘀血头痛五个类型。

近几十年通过大量临床实践，对头痛病因病机的研究进一步深化。多数学者认为，头痛的主要原因为风、寒、火、痰、瘀、虚；其病位在脑，涉及肝、脾、肾等多脏腑器官，提出了肝阳化风、痰瘀阻窍、气血亏虚，肝肾不足为头痛的病理机转。

章正祥等认为：“风、寒、火、痰、瘀、虚是偏头痛发病的病理基础。”

刘静等认为：“偏头痛为风热之邪上扰清窍，气血逆乱，络脉阻闭，脑脉痹阻，不通则痛。”

吴林等认为：“偏头痛病因病机复杂，症见多端，但不外外感和内伤两大类，多因风、寒、湿、痰、瘀，以及肝、肾、脾、胃等脏腑功能失调受损，复感外邪而诱使发病，导致清阳不升，浊阴不降，甚至气机逆乱，湿邪流注，痰浊内蕴，瘀血阻络，寒凝气滞，脑脉失养，气机不畅而发为头痛。”

沈庆法认为：近几十年来，许多学者以中医理论为指导，探讨辨证施治、治疗头痛规律，取得了一定效果。一是辨新久，二是辨虚实。新病属实，祛邪为主；久病属虚，扶正为主；虚中夹实，本虚标实者，则应恰当把祛邪和扶正结合起来。

崔英兰治疗血管神经性头痛84例，把辨证分为6型，气血虚弱型、肝阳上亢型、肝火上扰型、痰浊上蒙型、肾精不足型、瘀阻脑络型。研究发现，服用氟桂利嗪（对照组）患者总有效率为84.3%，口服汤药（治疗组）患者总有效率为90.5%，治疗组在总疗效方面优于对照组。

近几年来针刺合并中药治疗偏头痛的报道甚多，用针刺辨证治疗或综合治疗该病亦取得了很大进展。如杨常青运用针灸结合中医辨证治疗偏头痛45例。针灸组：取少阳经腧穴为主，基本穴为头维、悬颅、风池、太阳、百会。根据中医辨证分型：气滞血瘀，加合谷；肝胆火旺，加太冲；痰湿中阻，加丰隆；气阴不足，加艾炷灸足三里。以上各穴得气后均施予平补平泻手法，留针30分钟，病程较长可加电针，隔日1次，10次为1个疗程。中药组：以小柴胡汤加减为主，基本方为柴胡15g，黄芩12g，半夏9g，川芎12g，延胡索15g，大枣6枚，炙甘草6g。气滞血瘀，加桃仁、红花各12g，赤芍15g；肝胆火旺，加龙胆草12g，钩藤15g；痰湿中阻，加茯苓15g，枳壳12g；气阴不足，加黄芪15g，沙参12g。每日1剂，水煎取汁，分2～3次温服，连服9剂为1个疗程。针药组：针刺配合中药辨证治疗，方法同上。结果提示针药组的总有效率明显高于针灸组和中药组。

刘远琴等认为：偏头痛是一种发作性神经血管功能障碍伴体内某些生物活性物质改变的疾病，是一种常见病、多发病。在中国，偏头痛的发病率高达985.2/10万，25～29岁人群的患病率为1927.4/10万，并且由于社会因素的影响，发病率逐年增高。美国研究，收集了代表美国人群的1.5万个家庭的信息，女性偏头痛的患病率为17.6%，男性为6.0%。英格兰最近的一项研究表明：7.6%的男性和18.3%的女性在过去1年内有过有先兆型或无先兆型偏头痛发作。西医学对偏头痛的病因及发病机制至今不明，其认识多集中在对遗传因素、血管因素、血流动力学及递质类因素与神经精神因素等的阐述上。近年来，中医药从整体出发，以“整体观念”理论为指导，辨证治疗偏头痛取得了很好的疗效。

马斌等认为：头痛是临床上一种常见的疾病，头痛有很多种，其中又以偏头痛尤为常见，临床上常迁延不愈，以一侧或双侧发作性、中重度、搏动样头痛为主要表现，有些患者可能会出现一些伴随症状，如胃肠道反应及羞明等。据统计，偏头痛的发病率高达15.1%，情况严重时会影响患者的日常工作及生活，因此寻找治疗偏头痛的最佳方案对偏头痛患者尤其重要。对于偏头痛的治疗不能只是单纯地缓解头痛急性发作时的症状，还需要减少头痛的发作次数。通过分析近年来相关文献，就偏头痛的中医治疗方法进行阐述与总结，旨在指导临床实践，方便临床医者充分发挥中医治疗偏头痛的优势，为今后中医治疗偏头痛的研究提供治疗参考资料。

二、展望

头痛是临床常见病症，西医治疗方法很多，但以对症治疗为主，远期效果并不理想，而且是以运用止痛药物为主，有许多药物可引起不良反应，如肠胃道不适症状，长期反复用药严重时可影响骨髓的造血功能，使外周血白细胞减少。中医中药治疗头痛的方法非常丰富，不仅近期效果好，而且有满意的远期效果，没有明显的毒副反应。

中医治疗方法有中医药辨证论治、中成药辨病论治、中药外敷、熏蒸疗法、水针疗法、针灸疗法、按摩疗法、药膳疗法等。其大大地丰富了西医学的内容，为头痛的中西医结合治疗提供了丰富的内容和方法。中西医疗法并举，快速止痛，能迅速控制症状，解除患者痛苦，以后再整体调控，减少复发。西医学已知在间歇期用钙拮抗剂可预防偏头痛发作，发作期用之可减轻头痛程度，而中药药理研究已经显示活血化瘀药中的川芎、藁本、丹参等具有钙离子拮抗作用，因此运用中药治疗偏头痛的机制，仍然有许多值得我们进一步研究探讨的。

近年来偏头痛发病机制的研究取得了重大的进展，如133Xe技术和r–CBF检测、脑磁波描记器的应用、5–HT受体亚型的研究等，赋予了血管源和神经源学说以新的内容。此外，化学物质学说、细胞水平上的研究及免疫学理论的提出，使人们认识到单纯使用血管收缩药进行治疗是不够全面的，而且长久使用大量麦角胺甚至是有害的，可诱发心肌梗死、肾动脉狭窄、脑梗死等。针对偏头痛可能发病机制的药物研制，成为临床镇痛研究的热点。

中药对头痛的止痛作用不及西药迅速和有效，对发作较严重的需要辨病与辨证相结合，采取两法治疗。对轻、中型和缓解后者，用中医药做预防治疗，着眼于从整体和远期目标出发，以辨证与辨病相结合，可使顽固性、复发性头痛病患得以根治。现在还要普及提高中药制剂的改革，如浓缩口服液、各种针剂、外敷剂等。

目前中医对头痛的诊断与疗效评定尚停留在仅凭患者诉述症状阶段，在纳入标准和排除标准掌握上欠严格，缺乏可比性，降低了其疗效的可重复性、可信度。因此建立统一的诊断和疗效评定标准，探求特异、敏感的大数据客观指标，有利于中医药对头痛病进行更深入的研究。中医中药迫切需要进行高层次前瞻性研究和严格的科研设计，利用现代高科技和中医新思维相融合，创造新成果、新理论，突出新特色。

第四章

中枢神经系统感染性疾病

病原微生物侵犯中枢神经系统（central nervous system，CNS）的实质、被膜及血管等引起的急性或慢性炎症（或非炎性）疾病即为中枢神经系统感染性疾病。这些病原微生物包括病毒、细菌、真菌、螺旋体、寄生虫、立克次体等。临床中依据中枢神经系统感染部位的不同可分为①脑炎、脊髓炎或脑脊髓炎，主要侵犯脑和脊髓实质。②脑膜炎、脊膜炎或脑脊膜炎，主要侵犯脑和脊髓软膜。③脑膜脑炎，脑实质与脑膜合并受累。

病原微生物主要通过三种途径进入 CNS：①血行感染。②直接感染。③神经干逆行感染。中枢神经系统感染性疾病属于中医学“温病”“痉病”“热厥”“痫证”等病证范畴。

第一节 单纯疱疹病毒性脑炎

单纯疱疹病毒性脑炎（herpes simplex virus encephalitis，HSE）是由单纯疱疹病毒（herpes simplex virus，HSV）感染引起的急性 CNS 感染性疾病，又称急性坏死性脑炎，是最常见的病毒性脑炎。本病应属于中医学的“温病”“痉病”“暑温”等范畴。

【病因病机】

（一）中医

1. 邪犯卫气

温热毒邪侵袭卫表，表卫郁遏，经腧不利，则见发热，恶寒，颈项强直；邪热上扰清窍，则神倦嗜睡，头痛；邪热犯及肺胃或湿热之邪留恋三焦则口渴，恶心，呕吐，食欲不振，腹痛腹泻等。

2. 气营两燔

失治或治疗不当，邪热入于气营，或温热毒邪炽盛直接侵及气分，里热炽盛，故高热头痛，项强，热炽中焦则口渴，恶心，呕吐，热扰心神则烦躁，嗜睡或昏迷。

3. 热陷营血

邪热炽盛入于营血，营阴被灼，故壮热，入夜尤甚，口干渴；热盛邪陷心包则神昏谵语，烦躁；邪热久羁，耗伤真阴，引动肝风则惊厥，抽搐，全身强直，角弓反张；热邪迫血妄行可见衄血。

4. 痰热内扰

湿热生痰，痰热上蒙清窍，则见神昏谵语，舌强难言；热邪炽盛则高热，口渴，痰涎壅盛；热扰胸中，则胸脘满闷，喉间痰鸣痰黏难咯；痰热内阻，胃气上逆则呕吐，呃逆。

5. 气阴两伤

温病后期热邪耗伤气血津液，气阴两亏，则口干，神倦乏力；心神失养则心悸；余热未清则低热，自汗。

（二）西医

1. 病因

HSV 是一种嗜神经脱氧核糖核酸（DNA）病毒，四周包以立体对称的蛋白质衣壳，外围再包以类脂质的囊膜，病毒直径 150 ～ 200nm，在电镜下呈长方形。HSV 有两种血清型，即 HSV-1 和 HSV-2。1 型主要由口唇病灶获得，2 型可从生殖器病灶分离到。

2. 感染途径

患者和健康带毒者是主要传染源，主要通过密切接触与性接触传播，亦可通过飞沫传播。HSV-1 首先在口腔和呼吸道或生殖器引起原发性感染，HSV-2 主要通过性接触及母婴（新生儿出生时经产道感染）传播。

3. 发病机制

感染后机体迅速产生特异性免疫力而康复，但不能彻底消除病毒，病毒以潜伏状态长期存在体内，而不引起临床症状。神经节中的神经细胞是病毒潜伏的主要场所，HSV-1 主要潜伏在三叉神经节，HSV-2 潜伏在骶神经节。当人体受到各种非特异性刺激使机体免疫力下降，潜伏的病毒再度活化，经三叉神经轴突进入脑内，引起颅内感染。成人超过 2/3 的 HSV-1 脑炎是由再活化感染而引起的，其余由原发感染引起。而 HSV-2，则大多数由原发感染引起。在人类大约 90%HSE 由 HSV-1 引起，仅 10% 由 HSV-2 所致，且 HSV-2 所引起的 HSE 主要发生在新生儿，是新生儿通过产道时被 HSV-2 感染所致。

4. 病理改变

感染后病理改变主要是脑组织水肿、软化、出血、坏死，双侧大脑半球均可弥漫性受累，常呈不对称分布，以颞叶内侧、边缘系统和额叶眶面最为明显，亦可累及枕叶，其中脑实质中出血性坏死是一重要病理特征。镜下血管周围有大量淋巴细胞浸润形成袖套状，小胶质细胞增生，神经细胞弥漫性变性坏死。神经细胞和胶质细胞核内可见嗜酸性包涵体，包涵体内含有疱疹病毒的颗粒和抗原，是其最有特征性的病理改变。

【临床表现】

（一）发病

任何年龄均可患病，约 2/3 的病例发生于 40 岁以上的成人。原发性感染的潜伏期为 2 ～ 21 天，平均 6 天，前驱期可有发热、全身不适、头痛、肌痛、嗜睡、腹痛和腹泻等症状。多急性起病，约 1/4 患者有口唇疱疹史，病后体温可高达 38.4 ～ 40.0℃。病程为数日至 1 ～ 2 个月。

（二）临床特征

临床常见症状包括头痛、呕吐、轻微的意识和人格改变、记忆丧失、轻偏瘫、偏盲、失语、共济失调、多动（震颤、舞蹈样动作、肌阵挛）、脑膜刺激征等。约 1/3 的患者出现全身性或部分性癫痫发作。部分患者可因精神行为异常为首发或唯一症状而就诊于精神科，表现为注意力涣散、反应迟钝、言语减少、情感淡漠、表情呆滞、呆坐或卧床、行动懒散，甚至不能自理生活；或表现木僵、缄默；或有动作增多、行为奇特及冲动行为等。

（三）病情常在数日内快速进展

多数患者有意识障碍，表现为意识模糊或谵妄，随病情加重可出现嗜睡、昏睡、昏迷或去皮质状态，部分患者在疾病早期迅即出现昏迷。重症患者可因广泛脑实质坏死和脑水肿引起颅内压增高，甚至脑疝形成而死亡。

【诊断】

1. 临床诊断依据

（1）有口唇或生殖道疱疹史，或本次发病有皮肤、黏膜疱疹。

（2）起病急，病情重，有发热、咳嗽等上呼吸道感染的前驱症状。

（3）有明显精神行为异常、抽搐、意识障碍及早期出现的局灶性神经系统损害体征。

2. 化验及辅助检查依据

（1）血常规检查：可见白细胞轻度增高。

（2）脑电波（EEG）：常出现弥漫性高波幅慢波，以单侧或双侧颞、额区异常更明显，甚至可出现颞区的尖波与棘波。

（3）头颅 CT 检查：大约有 50% 的 HSE 患者出现局灶性异常（一侧或两侧颞叶和额叶低密度灶），若在低密度灶中有点状高密度灶，提示有出血。在 HSE 症状出现后的最初 4 ～ 5 天内，头颅 CT 检查可能是正常的，此时头颅 MRI 对早期诊断和显示病变区域帮助较大，典型表现为在颞叶内侧、额叶眶面、岛叶皮质和扣带回出现局灶性水肿，MRI T2 相上为高信号，在 FLAIR 相上更为明显。尽管 90% 的患者在 1 周内可以出现上述表现，但一周内 MRI 正常不能排除诊断。

（4）CSF 常规检查：压力正常或轻度增高，重症者可明显增高；有核细胞数增多［（50 ～ 100）$\times 10^6$/L］，可高达 1000$\times 10^6$/L，以淋巴细胞为主，可有红细胞数增多，除外腰椎穿刺损伤则提示出血性坏死性脑炎；蛋白质呈轻、中度增高，糖与氯化物正常。

（5）CSF 病原学检查：①检测 HSV 特异性 IgM、IgG 抗体。采用 Western 印迹法、间接免疫荧光测定及 ELISA 法，采用双份血清和双份脑脊液做 HSV-1 抗体的动态观察，双份脑脊液抗体有增高的趋势，滴度在 1∶80 以上，病程中 2 次及 2 次以上抗体滴度呈 4 倍以上增加，血与脑脊液的抗体比值＜40，均可确诊。②检测 CSF 中 HSV-DNA。用聚合酶链式反应（PCR）检测病毒 DNA，可早期快速诊断，标本最好在发病后 2 周内送检。

（6）脑活检：脑活检是诊断单纯疱疹病毒性脑炎的金标准。可发现非特异性的炎性改变，细胞核内出现嗜酸性包涵体，电镜下可发现细胞内病毒颗粒。

3. 确诊依据

（1）双份血清和脑脊液检查发现 HSV 特异性抗体有显著变化趋势。

（2）脑组织活检或病理发现组织细胞核内包涵体，或原位杂交发现 HSV 病毒核酸。

（3）CSF 的 PCR 检测发现该病毒 DNA。

（4）脑组织或 CSF 标本 HSV 分离、培养和鉴定。

【鉴别诊断】

1. 带状疱疹病毒性脑炎

带状疱疹病毒可以长期潜伏在脊神经后根及脑和脊髓的感觉神经节，当机体免疫力低下时，病毒被激活、复制、增殖，沿感觉神经传到相应皮肤可引起皮疹，或者沿神经上行传播，进入中枢神经系统引起脑炎或脑膜炎。本病多见于中老年人，发生脑部症状与发疹时间不尽相同，多数在疱疹出现后数天或数周，亦可在发病之前。临床表现包括发热、头痛、呕吐、意识模糊、共济失调、精神异常及局灶性神经功能缺失征。病变程度相对较轻，预后较好。患者多有胸腰部带状疱疹的病史，头颅 CT 无出血性坏死的表现，血清及 CSF 检出该病毒抗体和病毒核酸，可资鉴别。

2. 肠道病毒性脑炎

该类病毒除引起病毒性脑膜炎外，也是病毒性脑炎的常见病因之一。多见于夏秋季，呈流行性或散发性发病。表现为发热、意识障碍、平衡失调、癫痫发作及肢体瘫痪等，一般恢复较快，在发病 2 ～ 3 周后症状即自然缓解。病程初期的胃肠道症状、CSF 中 PCR 检出病毒核酸可帮助诊断。

3. 巨细胞病毒性脑炎

本病临床少见，常见于免疫缺陷如艾滋病或长期应用免疫抑制剂的患者。临床呈亚急性或慢性病程，表现为意识模糊、记忆力减退、情感障碍、头痛和局灶性脑损害的症状和体征。约 25% 患者 MRI 可见弥漫性或局灶性白质异常。CSF 正常或有单核细胞增多，蛋白增高。因患者有艾滋病或免疫抑制病史，体液检查找到典型的巨细胞，PCR 检测出 CSF 中该病毒核酸可资鉴别。

4. 急性播散性脑脊髓炎

本病多在感染或疫苗接种后急性发病，表现为脑实质、脑膜、脑干、小脑和脊髓等部位受损的症状和体征，故症状和体征表现多样，重症患者也可有意识障碍和精神症状。因病变主要在脑白质，癫痫发作少见。影像学显示皮质下区多发脑白质病灶，以脑室周围多见，分布不均，大小不一，新旧并存，免疫抑制剂治疗有效，病毒学和相关抗体检查阴性。而 HSE 为脑实质病变，精神症状突出，智能障碍较明显，少数患者可有口唇疱疹史，一般不会出现脊髓损害的体征。

【治疗原则】

早期诊断和治疗是降低本病死亡率的关键，主要包括抗病毒治疗，辅以免疫治疗和对症支持治疗。

【辨证论治】

病毒性脑炎、脑膜炎是指多种病毒引起的颅内急性炎症，属于中医“痉病”“温病”“暑温”等范畴，中医认为本病多因温热或湿热病邪外袭，逆传心营所致。中医对于本病，按卫气营血辨证治疗具有较肯定的临床效果。

（一）辨证分型

1. 卫气同病型

主症：面色红赤，突然发热，微恶风寒或但热而不恶寒，自汗出，唇红略干，头痛项强，嗜睡，口渴喜饮，恶心呕吐，四肢躁动，大便燥结，小便短赤，舌苔白黄或黄厚而干，脉浮数或洪数，指纹浮露色红或深红或青紫，透达气关。

治法：清气透热，芳化透邪。

方药：白虎汤银翘散加减。牛蒡子 15g，桔梗 12g，芦根 20g，石膏 30g，黄连 10g，黄芩 10g，黄柏 10g，知母 15g，金银花 20g，连翘 20g，薄荷 10g（后下）。水煎服，日 1 剂。

若热重者加栀子 10g（剥皮），鱼腥草 20g，以清泄肺热，凉血解毒；自汗甚者加浮小麦 15g，煅牡蛎 30g，以收敛止汗；头痛项强者或抽搐者加钩藤 20g，地龙 10g，全蝎 3g（研细末冲服），以息风止痉，通络止痛；兼湿邪者加藿香 10g，佩兰 10g，茯苓 15g，木通 6g，以芳香化湿，和胃止呕；便秘者加生大黄 10g，以攻积导滞。

中成药可选用普济回春丸，每次 1 丸（1 岁以内减半），每日 2 次；或消风丸，每次 1 丸，每日 1～2 次；或甘露消毒丹，每次 10～20g，每日 1～2 次；或时疫清瘟丸，每次两丸，每日 2 次。

2. 气营两燔型

主症：壮热多汗，躁扰不宁，头痛剧烈，谵语惊厥，频频呕吐，神志昏沉，颈项口噤，唇焦口干，四肢抽搐，目上视或直视，便干尿赤，舌红绛，苔黄而干或无苔而光，脉细数或弦数，指纹紫红。

治法：清气凉营，养阴败毒。

方药：清瘟败毒饮加减。生石膏 30g，生地黄 30g，知母 15g，玄参 20g，连翘 20g，赤芍 12g，黄连 10g，黄芩 10g，僵蚕 10g，紫花地丁 20g，郁金 12g，板蓝根 20g。水煎服。

若高热不退者重用石膏及大青叶以清热泻火，凉血；头痛甚者或抽搐者加全蝎 2g（研细末冲服），蜈蚣 1 条（研细末冲服），蝉蜕 10g，以祛风、镇痉止痛；神疲者加玉竹 15g，沙参 15g，以益气养阴；兼血瘀者加当归 12g，牡丹皮 10g，三七 6g，以活血化瘀；口臭便秘者加大承气汤以通腑泄热；兼湿者加茵陈 20g，滑石 20g，以导热利湿；目眩者加菊花 15g 以明目。

中成药可选用保赤一粒金，每次 3 ～ 24 粒（根据年龄），每日 2 次；或珠黄散，每次 1g（1 岁以内酌减），每日 2 次；或牛黄镇惊散，每次 0.3 ～ 0.6g，每日 2 次；或神犀丸，大丸每次 1 丸（打碎服用），小丸每次 6 ～ 9g，每日 1 ～ 2 次。

3. 营血两燔型

主症：面色紫暗，昏迷，颈项强直，四肢抽搐，角弓反张，烦热不退，入夜尤甚，两目上视，瞳仁无反应，牙关紧闭，四末厥冷，皮肤发斑，二便失禁，唇舌紫暗，舌绛红或紫绛，脉弦数或沉浮不起，指纹紫暗，直达命关。

治法：醒神开窍，清营凉血，镇肝息风。

方药：羚羊钩藤汤合清营汤加减。水牛角 30g（先煎），茯苓 12g，生地黄 20g，玄参 20g，钩藤 15g，甘草 6g，生石膏 30g，郁金 10g，石菖蒲 10g，赤芍 12g，麦冬 20g，羚羊角 3g（研细末冲服），天竺黄 10g。水煎服。

若昏迷者立即取西洋参 20g，急煎，取参汁送服安宫牛黄丸；热象明显者加黄芩 12g，栀子 10g（剥皮），以清热泻火，解毒凉血；心烦易怒者加白芍 15g，牡丹皮 12g，以清肝泻火；瘀血重者加桃仁 10g，红花 10g，茅根 30g，以活血祛瘀；四末厥冷者加制附子 10g，桂枝 10g，细辛 6g，以温阳散寒。

中成药可选用安宫牛黄丸，每次 1 丸，每日 1 ～ 2 次；或玉枢丹，每次 3 ～ 5g，每日 2 次；或紫雪散，每次 3 ～ 6g，每日 2 次；或雷击散，每次 5 ～ 10g（可用 0.2g 吹鼻取嚏），每日 2 次。

（二）中药制剂

清开灵注射液、醒脑静注射液、血必净注射液、双黄连注射液等。

（三）针灸

气血两燔：主穴取风池、风府、二间、内庭、足三里、气海、商阳等。

营血两燔：主穴取百会、风府、风池、合谷、大椎、行间、少府、阳陵泉、人中、十宣等。

【西医治疗】

（一）抗病毒药物治疗

1. 阿昔洛韦（无环鸟苷，acyclovir）

阿昔洛韦为一种鸟嘌呤衍生物，能抑制病毒 DNA 的合成。阿昔洛韦首先在病毒感染的细胞内，经病毒胸苷激酶作用转化为单磷酸阿昔洛韦，再经宿主细胞中激酶作用转变为三磷酸阿昔洛韦，与 DNA 合成的底物 2′– 脱氧尿苷发生竞争，阻断病毒 DNA 链的合成。常用剂量为 15 ～ 30mg/（kg · d），分 3 次静脉滴注，连用 14 ～ 21 天。若病情较重，可延长治疗时间或再重复治疗 1 个疗程。不良反应有谵妄、震颤、皮疹、血尿、血清转氨酶暂时性升高等。对临床疑似又没有条件做脑脊液病原学检查的病例可用阿昔洛韦进行诊断性治疗。近年已发现对阿昔洛韦耐药的 HSV 株，这类患者可试用膦甲酸钠和西多福韦治疗。

2. 更昔洛韦（ganciclovir）

抗 HSV 的疗效是阿昔洛韦的 25 ～ 100 倍，具有更强更广谱的抗 HSV 作用和更低的毒性。对阿昔洛韦耐药并有 DNA 聚合酶改变的 HSV 突变株对更昔洛韦亦敏感。用量是 5 ～ 10mg/（kg · d），每 12 小时一次，静脉滴注，疗程 14 ～ 21 天。主要不良反应是肾功能损害和骨髓抑制（中性粒细胞、血小板减少），并与剂量相关，停药后可恢复。

（二）免疫治疗

1. 干扰素

干扰素是细胞经病毒感染后产生的一组高活性糖蛋白，具有广谱抗病毒活性，而对宿主细胞损害极小。α- 干扰素治疗剂量为 60×10^6 U/d，连续肌内注射 30 天；亦可用 β- 干扰素全身用药与鞘内注射联合治疗。

2. 转移因子

转移因子可使正常淋巴细胞致敏而转化为免疫淋巴细胞，治疗剂量为皮下注射每次 1 支，每周 1 ～ 2 次。

（三）肾上腺皮质激素

目前对糖皮质激素治疗本病尚有争议，但肾上腺皮质激素能控制 HSE 炎症反应和减轻水肿，对病情危重、头颅 CT 见出血性坏死灶及脑脊液白细胞和红细胞明显增多者可酌情使用。地塞米松 10 ～ 15mg，静脉滴注，每日 1 次，10 ～ 14 天；或甲泼尼龙 800 ～ 1000mg，静脉滴注，每日 1 次，连用 3 ～ 5 天后改用泼尼松口服，每日 60mg，清晨顿服，以后逐渐减量。

（四）抗菌治疗

合并细菌或真菌感染时应根据药敏结果采用适当的抗生素或抗真菌治疗。

（五）对症支持治疗

对重症及昏迷的患者至关重要，注意维持营养及水电解质的平衡，保持呼吸道通畅。必要时可小量输血或给予静脉高营养；高热者给予物理降温，抗惊厥；颅内压增高者及时给予脱水降颅压治疗。需加强护理，预防压疮及呼吸道感染等并发症。恢复期可进行康复治疗。

【预后】

预后取决于疾病的严重程度和治疗是否及时。本病如未经抗病毒治疗、治疗不及时或不充分，病情严重则预后不良，死亡率可高达 60% ～ 80%。如发病前几日内及时给予足量的抗病毒药物治疗或病情较轻，多数患者可治愈。但约 10% 患者可遗留不同程度的瘫痪、智能下降等后遗症。

【预防与调护】

1. 单纯疱疹病毒性脑炎（简称“单疱病毒性脑炎”）又称“急性坏死性脑炎”，是病毒性脑炎最常见的类型，单疱病毒无所不在，已知发达国家中单疱病毒引起中枢神经系统感染最为严重，占 10%～ 20%，是病毒性脑炎最常见的病因。95%以上的单疱病毒脑炎是由单疱病毒 -1 型所致，传播途径主要为人之间的直接密切接触，空气飞沫传播，患者或病毒携带者在讲话，尤其咳嗽、打喷嚏时，可从口、鼻咽部喷出大量含病毒的飞沫，因此，在病毒流行区域应加强患者隔离。健康者特别是易感者应实施个人预防，如戴口罩、不去人群聚集的地方，以杜绝感染。

2. 培养正气。《素问·刺法论》曰："正气存内，邪不可干。"故保护和增强人体正气十分重要。可参加各种体育健身运动，注意劳逸结合，还要注意环境、饮食、个人卫生。如有可疑病患应做脑电图、CT、血清学检查，以便早发现、早治疗，减少后遗症。

3. 预防用药。药物的使用可有外用和内服两种方法。发病季节室内可用食醋熏蒸及艾叶、雄黄、苍术烟熏等，可内服金银花、板蓝根、贯众等清热解毒药物。

病毒性脑炎、脑膜炎多起病急，故积极的防护是关键，可以采用以下措施进行防护。流行期间勿去公共场所；饮食宜清淡而营养丰富，多饮水，勿食酸、辣、腥、膻之品；保持居室安静，空气流通；注意休息，避免过度劳累；保持心情愉快，加强体质锻炼，提高免疫力。

【医案精选】

刘仕昌医案——邪闭心包证

杨某，男31岁。1989年8月28日就诊。

发热40天，神志不清，反复抽搐6天，确诊为"病毒脑"，收入住院。经西医气管切开，人工呼吸机维持呼吸，抗病毒、抗感染、神经营养药治疗，仍昏迷不醒，发热不退，时时抽搐。遂于9月11日邀刘老会诊。诊时见身热不退，昏愦不语，舌謇，张口不能，痰多，汗多，舌边尖红，苔黄白厚，脉弦滑数，重按略虚。

辨证：暑温兼湿，邪闭心包。

治法：解暑清热，豁痰开窍。

方药：①安宫牛黄丸，早晚各服1丸。②生石膏30g（先煎），石菖蒲、川贝母、胆南星各10g，黄精、连翘、瓜蒌皮各12g，大青叶、太子参各20g，天花粉、板蓝根各15g。每日1剂，水3碗，煎成1碗，分次服用，不能进食可鼻饲。

经服药多天，9月21日三诊时，患者神志已清醒，对答尚可，热已退，二便调，但汗多，舌边尖稍红，苔黄白，脉数，重按稍虚。病情大有转机，治宜清涤余邪，益气生津。处方：西洋参10g（炖服），太子参、板蓝根、连翘、天花粉各15g，瓜蒌皮、白扁豆花各12g，川贝母6g，糯米根30g，甘草3g。每日1剂，水煎服。如此加减调理月余而愈。

按语：本例病情危重，以解毒清热、豁痰开窍为主，重用安宫牛黄丸，对患者苏醒、止痉有较好的作用。有谓安宫牛黄丸能兴奋大脑皮质、减轻脑水肿，促进脑细胞的功能恢复而起到苏醒、止痉作用者。

第二节　化脓性脑膜炎

化脓性脑膜炎是化脓细菌感染所致的脑脊膜炎。应属中医学的“瘟病”“痉病”“热惊风”“热厥”范畴。

【病因病机】

（一）中医

外感温热之邪入于口鼻，或热毒之邪外袭肌肤致肺卫失和，或素体肝胆火盛邪热外侵，引动肝胆之火，或脾失健运，湿热蕴积，若正气不足，不能抗御毒邪，即可发病。病位主要在卫、气、营、血。

1. 卫气同病

温邪上受，首先犯肺，卫外失常故畏寒、喷嚏、流涕、咳嗽；热毒炽盛，迅速传入气分，故发病即见高热，甚时引动肝风出现颈项强直。

2. 气血两燔

气分邪热不解，高热不退，热邪化火，入于营血，故发斑发疹，神昏谵语。

3. 热邪化风

热毒内陷，郁蒸于上，故头痛欲裂；热盛于里，消灼肝肾之阴，扇动肝风，故项强、角弓反张、惊厥。

4. 阴竭阳脱

正气溃败，虚而欲脱，故四肢厥冷，唇甲青紫，肤凉汗出，脉微欲绝。

（二）西医

化脓性脑膜炎最常见的致病菌为肺炎球菌、脑膜炎双球菌及流感嗜血杆菌B型，其次为金黄色葡萄球菌、链球菌、大肠杆菌、变形杆菌、厌氧杆菌、沙门菌及铜绿假单胞菌等。

1. 感染来源

本病可因心、肺及其他脏器感染波及脑室和蛛网膜下腔系统，或由颅骨、椎骨或脑实质感染病灶直接蔓延引起，部分也可以通过颅骨、鼻窦或乳突骨折或神经外科手术侵入蛛网膜下腔引起感染，由腰椎穿刺引起者罕见。

不同病原菌引起化脓性脑膜炎的病理改变基本相同。致病细菌经血液循环侵入蛛网膜下腔后，由于脑脊液缺乏有效的免疫防御，细菌大量繁殖，菌壁抗原成分及某些介导炎性反应的细胞因子刺激血管内皮细胞，促使中性粒细胞进入中枢神经系统。

2. 诱发一系列软脑膜的炎性病理改变

（1）软脑膜及大脑浅表血管扩张充血，蛛网膜下腔大量脓性渗出物覆盖脑表面，并沉积于脑沟及脑基底池。

（2）脓性渗出物的颜色与病原菌的种类有关，脑膜炎双球菌及金黄色葡萄球菌呈灰黄色，肺炎链球菌为淡绿色，流感嗜血杆菌呈灰色，绿脓杆菌为草绿色。

（3）脓性渗出物阻塞蛛网膜颗粒或脑池，影响脑脊液的吸收和循环时，引起交通性或梗阻性脑积水。

（4）镜下可见蛛网膜下腔大量多形核粒细胞及纤维蛋白渗出物，革兰染色后细胞内外均可找到病原菌。邻近软脑膜的脑皮质轻度水肿，重者并发动脉炎、静脉炎，或血栓形成。

【临床表现】

本病潜伏期 1 ～ 7 日，一般 2 ～ 3 日，临床上按病情及表现分为 3 型。

（一）普通型

占病例的 90%。急性起病，有上呼吸道感染症状，如咽痛、流涕，进入败血期后出现高热、畏寒、寒战。70% 的病例皮肤黏膜出现暗红或紫红色大小不等、分布不匀的瘀点、瘀斑。1 ～ 2 日后进入脑膜炎期，出现颅内高压，表现为头痛加剧，呕吐频繁（呈喷射状）及脑膜刺激征（即颈项强直、角弓反张、布氏征阳性），血压升高，常有怕光、狂躁，甚至呼吸衰竭等。有身痛、烦躁不安和表情呆滞等毒血症表现，严重者出现谵妄、昏迷。婴幼儿（2 岁以下）因颅骨缝及囟门未闭，脑膜炎症状常不典型，表现为高热、呕吐、拒食、哭闹不安，甚至惊厥，虽无脑膜刺激征，但前囟门饱满有助诊断。

（二）暴发型

此型多见于儿童，病情凶猛，如不及时抢救可于 24 小时内死亡。常出现高热，头痛，呕吐，严重精神萎靡，意识障碍，时有惊厥，少尿或无尿，脑实质损害可使患者迅速进入昏迷，惊厥频繁，肢体偏瘫，血压高，一侧瞳孔散大，对光反射消失，眼球固定，很快出现呼吸衰竭而死亡。此型又分为暴发休克型和暴发脑炎型。休克型除普通型症状外，其突出表现为全身中毒症状，精神极度萎靡，有面色苍白，四肢冰冷，皮肤出现花纹，尿量减少，血压下降，脑脊液多澄清，细胞数略增加或正常。血培养及淤点涂片为阳性。暴发型化脓性脑膜炎，其突出表现为剧烈头痛，烦躁不安，频繁呕吐，抽搐，迅速昏迷，最终发生脑疝，呼吸衰竭。同时具有休克型和脑炎型症状者为混合型，病死率极高。

（三）轻型

轻型仅出现皮肤黏膜出血点，涂片染色可发现病原菌，此型多见于儿童。

各种细菌感染引起的化脓性脑膜炎临床表现类似。

1. 感染症状

发热、寒战或上呼吸道感染表现等。

2. 脑膜刺激征

脑膜刺激征常表现为颈项强直，克尼格征和布鲁津斯基征阳性。但新生儿、老年人或昏迷患者脑膜刺激征常不明显。

3. 颅内压增高

颅内压增高表现为剧烈头痛、呕吐、意识障碍等。腰穿时检测颅内压明显升高，有的甚至形成脑疝。

4. 局灶症状

部分患者可出现局灶性神经功能损害的症状，如偏瘫、失语等。

5. 其他症状

部分患者有比较特殊的临床特征，如脑膜炎双球菌脑膜炎（又称流行性脑脊髓膜炎）菌血症时出现的皮疹，开始为弥散性红色斑丘疹，迅速转变成皮肤瘀点，主要见于躯干、下肢、黏膜及结膜，偶见于手掌及足底。

【诊断】

根据急性起病的发热、头痛、呕吐症状，查体有脑膜刺激征，脑脊液压力升高、白细胞明显升高，即应考虑本病。确诊须有病原学证据，包括脑脊液细菌涂片检出病原菌、血细菌培养阳性等。

1. 常规实验室检查

（1）血常规：白细胞计数及中性粒细胞明显增加。贫血常见于流感杆菌脑膜炎。

（2）血培养：早期、未用抗生素治疗者可得阳性结果，能帮助确定病原菌。

（3）咽拭子培养：分离出致病菌有参考价值。

（4）淤点涂片：流脑患儿皮肤淤点涂片查见细菌阳性率可达 50% 以上。

2. 脑脊液检查

（1）常规检查：可见典型化脓性改变。脑脊液外观混浊或稀米汤样，压力增高。镜检白细胞甚多，可达数亿 / 升。

（2）生化检查：糖定量检查不但可协助鉴别细菌或病毒感染，还能反映治疗效果。蛋白定性试验多为强阳性，定量在 1g/L 以上。

（3）细菌学检查：将脑脊液离心沉淀，做涂片染色，常能查见病原菌，可作为早期选用抗生素治疗的依据。

3. 影像学检查

影像学检查的诊断和鉴别诊断意义有限。部分患者表现为后脑膜和脑皮层增强信号，但无增强表现亦不能排除本病诊断。影像学检查的真正意义在于了解脑膜炎的中枢神经系统并发症，如脑脓肿、脑梗死、脑积水，硬膜下积脓和静脉窦血栓形成等。

【鉴别诊断】

1. 病毒性脑膜炎

本病脑脊液白细胞计数通常低于 1000×10^6/L，糖及氯化物一般正常或稍低，细菌涂片或细菌培养结果阴性。

2. 结核性脑膜炎

本病通常亚急性起病，脑神经损害常见，脑脊液检查白细胞计数升高往往不如化脓性脑膜炎明显，病原学检查有助于进一步鉴别。

3. 隐球菌性脑膜炎

本病通常隐匿起病，病程迁延，脑神经尤其是视神经受累常见，脑脊液白细胞通常低于 500×10^6/L，以淋巴细胞为主，墨汁染色可见新型隐球菌，乳胶凝集试验可检测出隐球菌抗原。

【治疗原则】

化脓性脑膜炎治疗原则是中医药治疗及使用抗生素治疗，常在确定病原菌之前使用广谱抗生素，若明确病原菌则应选用敏感抗生素。其他，如应用激素及对症支持治疗等。

【辨证论治】

化脓性脑膜炎又称急性细菌性脑膜炎，化脓性脑膜炎应属中医“温病”“惊风”“痉病”范畴。病因病机：外因为四时温毒疫邪，内因为正气虚弱，或肌肤薄弱，脏腑嫩小。风温合至，或疫疠毒邪，多由口鼻而入，侵袭肺卫，毒邪凶猛，常致逆传心包，而致神明失主；热入营血，气血两燔而神昏、谵语、斑疹隐露；心肝郁热而项强，四肢抽搐；热耗肝肾阴血，筋脉失养于上，则耳目失灵，达于四末而肢体不用。

（一）辨证分型

1. 邪在卫气型

主症：在原有上呼吸道感染、肺炎、中耳炎等疾病的同时，出现发热，头痛项强，恶心呕吐。舌质红，舌苔薄黄，脉数。

治法：辛凉解表，清气泄热。

方药：银翘散合白虎汤加减。金银花 20g，连翘 20g，竹叶 6g，荆芥 10g，牛蒡子 15g，豆豉 10g，薄荷 10g，桔梗 10g，甘草 6g，芦根 20g，石膏 20g，知母 15g。水煎服。

呕吐明显，加黄芩、半夏降逆止呕；里热炽盛，重用石膏，加黄芩、野菊花清热解毒；若头痛剧烈，加菊花 10g、钩藤 15g、蔓荆子 10g。水煎服。

2. 气营两燔型

主症：高热持续，头痛剧烈，项强，反复呕吐，口渴唇干，或烦躁谵妄，前囟凸起，四肢抽搐，大便干结，小便黄赤，脉弦数。

治法：清热凉营，泻火解毒。

方药：清瘟败毒饮加减。石膏 30g，生地黄 20g，水牛角 30g，黄连 10g，栀子 12g，桔梗 10g，黄芩 10g，知母 15g，赤芍 12g，玄参 20g，连翘 20g，甘草 6g，牡丹皮 10g，竹叶 6g。

若抽搐频作，加钩藤、石决明；若热甚，加犀角（水牛角代）或安宫牛黄丸。

3. 脓毒积脑型

主症：高热不退，或稍降复升，头痛不休，昏迷惊厥，颈项强直，囟门凸起，或有失明、耳聋、面瘫、肢体瘫痪等，舌紫绛，苔黄糙，脉滑数或脉微欲绝。

治法：泻火解毒，祛瘀开窍。

方药：清瘟败毒饮合通窍活血汤加减送服安宫牛黄丸。石膏 30g，生地黄 30g，水牛角 30g，黄连 10g，栀子 10g，桔梗 10g，黄芩 10g，知母 15g，赤芍 12g，玄参 20g，连翘 20g，甘草 6g，牡丹皮 10g，竹叶 6g。煎剂送服安宫牛黄丸 1 丸，每日 2 次。

头痛剧烈，囟门凸起，加龙胆草、车前子、牛膝；项强呕吐明显，加葛根、半夏、竹茹；视力减退者，加青葙子、决明子、蔓荆子；有运动障碍者，加桑枝、赤芍、地龙等。

4. 正虚邪恋型

主症：低热绵延，或体温时高时低，或不发热，神萎嗜睡，面白，气短乏力，四肢欠温，口渴，自汗或盗汗，舌质红，苔薄白或少苔，脉细无力。

治法：益气养阴，托脓解毒。

方药：托里透脓汤加减。沙参 20g，白术 10g，穿山甲（现用代用品）10g，白芷 10g，升麻 6g，甘草 6g，当归 12g，生黄芪 20g，皂角刺 10g。

若血虚亏耗，合四物汤加减；阴伤虚热，加青蒿鳖甲汤；阳气虚衰，加肉桂、补骨脂、菟丝子。

（二）中成药、中药制剂

中成药：清瘟败毒丸、牛黄解毒丸、安宫牛黄丸、紫雪丹、黄连上清丸等。

中药制剂：鱼腥草注射液、双黄连注射液、清开灵注射液、醒脑静注射液等。

（三）针灸

呕吐时：针刺内关、气海、足三里。

高热时：针刺大椎、曲池、合谷。

烦躁抽搐时：针刺内关、大椎、神门、十宣。

呼吸衰竭时：针刺人中、会阴或膻中；昏迷刺人中、涌泉、十宣、太冲。

【西医治疗】

（一）抗菌治疗

应掌握的原则是及早使用抗生素，通常在确定病原菌之前使用广谱抗生素，若明确病原菌则应选用敏感抗生素。

1. 未确定病原菌

三代头孢的头孢曲松或头孢噻肟常作为化脓性脑膜炎首选用药，对脑膜炎双球菌、肺炎球菌、流感嗜血杆菌及 B 型链球菌引起的化脓性脑膜炎疗效比较肯定。

2. 确定病原菌

应根据病原菌选择敏感的抗生素。

（1）肺炎球菌：对青霉素敏感者可用大剂量青霉素，成人每天 2000 万～ 2400 万 U，儿童每天 40 万 U/kg，分次静脉滴注。对青霉素耐药者，可考虑用头孢曲松，必要时联合万古霉素治疗。2 周为 1 个疗程，通常开始抗生素治疗后 24 ～ 36 小时内复查脑脊液，以评价治疗效果。

（2）脑膜炎球菌：首选青霉素，耐药者选用头孢噻肟或头孢曲松，可与氨苄青霉素或氯霉素联用。对青霉素或 β- 内酰胺类抗生素过敏者可用氯霉素。

（3）革兰阴性杆菌：对铜绿假单胞菌引起的脑膜炎可使用头孢他啶，其他革兰阴性杆菌脑膜炎可用头孢曲松、头孢噻肟或头孢他啶，疗程常为 3 周。

（二）激素治疗

激素可以抑制炎性细胞因子的释放，稳定血脑屏障。对病情较重且没有明显激素禁忌证的患者可考虑应用。通常给予地塞米松 10mg 静脉滴注，连用 3 ～ 5 天。

（三）对症支持治疗

颅压高者可脱水降颅压。高热者使用物理降温或使用退热剂。癫痫发作者给予抗癫痫药物以终止发作。

【预后】

病死率及致残率较高。预后与病原菌、机体情况和是否及早有效应用抗生素治疗密切相关。少数患者可遗留智力障碍、癫痫、脑积水等后遗症。

【预防与调护】

1. 及时治疗及防护。有其他部位感染时积极采取抗感染防止细菌蔓延，有颅脑外伤时注意有无鼻漏、裂缝，应及时修复，行穿刺造影时严格消毒，无菌操作。

2. 增强抵抗能力。保护和增强人体正常正气十分重要。患者可参加各种体育健身运动，如跑步、气功、太极拳等，注意劳逸结合，还应注意环境和个人卫生。

3. 身心调养。合理膳食，良好心态，足够睡眠，以保证个人身心健康。

【医案精选】

许振亚医案——热入营血，气血两燔

赵某，男，49 岁。粮局干部。1996 年 6 月 8 日就诊。

患者 1 周前曾有上感病史，随之出现主高热不退，寒战，伴有头痛呕吐，神昏谵语，颈项强直，舌质红绛，苔黄燥，脉滑数有力。检查：有脑膜刺激征，布氏征阳性，颈部有抵抗感。白细胞 19.5×10^9/L。CT 示大脑两半球分布大小不等的 8 个脓肿灶，小的 2cm×2cm×3cm，大的 2cm×3cm×4cm。诊为多发性脑脓肿。

辨证：热入营血，气血两燔，热闭心包。

治法：清热败毒，凉血透营，加以开窍醒神。

方药：清瘟败毒汤合清营汤加安宫牛黄丸同时并进。水牛角 30g，生地黄 30，玄参 30g，竹叶 10g，金银花 30g，连翘 25g，黄连 10g，麦冬 25g，石膏 30g，栀子 15g，知母 15g，牡丹皮 15g，赤芍 12g，大黄 12g，大青叶 15g，甘草 6g。每日 1 剂，频频服下，另服安宫牛黄丸 1 丸，早晚各 1 次。西药：静脉滴注头孢唑林 3g，每 6 小时 1 次，20%甘露醇 250mL，每日 2 次。其他：对症疗法。

二诊（6 月 11 日）：经治疗 3 天，体温开始下降。诸证均有好转。

三诊（6 月 15 日）：治疗 1 周后，体温降至正常，神志清醒，头痛不作。停安宫牛黄丸，上中药方减量再服。共治疗 4 周，基本痊愈，予以出院。

第三节　结核性脑膜炎

结核性脑膜炎（tuberculous meningitis，TBM）是由结核杆菌引起的脑膜和脊膜的非化脓性炎症性疾病。应属于中医的“脑痨”“痉病”“头风”等范畴。

【病因病机】

（一）中医

1. 阴虚内热

素体阴虚，或汗、吐太过，耗伤阴液，虚热内生，见潮热盗汗，五心烦热。

2. 气血两虚

劳损耗气，久病失养，气血亏虚，运行不畅，不能上荣脑髓脉络，而致头晕耳鸣，不能濡养筋脉而易成痉。

3. 热甚发痉

邪热内甚，煎灼阴液，经脉失养而致痉，或温病伤阴，邪热内传营血，热盛而动风。

4. 体虚气弱，诸痨所传

素已患肺痨或肠痨、骨痨，或其他痨病，体虚气弱，痨虫转入脑府而成脑痨。

（二）西医

结核杆菌经血播散后在软脑膜下种植，形成结核结节，结节破溃后大量结核菌进入蛛网膜下腔引起 TBM。

1. 病原学

结核病的病原菌为结核分枝杆菌，结核分枝杆菌在分类上属于放线菌目、分枝杆菌科、分枝杆菌属，包括人型、牛型、非洲型和鼠型四类。人感染结核的致病菌 90% 以上为人型结核分枝杆菌，少数为牛型和非洲型分枝杆菌。结核分枝杆菌具有多形性、抗酸性、生长缓慢、抵抗力强、菌体结构复杂等生物学特性。

2. 发病机制及病理生理

疾病早期由于脑膜、脉络丛和室管膜炎性反应，脑脊液生成增多，蛛网膜颗粒吸收下降，形成交通性脑积水，颅内压轻、中度增高。晚期蛛网膜、脉络丛粘连，呈完全或不完全性梗阻性脑积水，引起颅内压明显增高。

脑底处破裂的结核结节周围结核性渗出物在蛛网膜下腔中扩散，至基底池和外侧裂。光镜下渗出物由纤维蛋白网络中带有不同数量细菌的多形核白细胞、巨噬细胞、淋巴细胞和红细胞组成。随着疾病的进展，淋巴细胞和结缔组织占优势。渗出物经过的小动脉和中动脉，以及其他一些血管（毛细血管和静脉）可被感染，形成结核性血管炎，导致血管堵塞，引起脑梗死。慢性感染时，结核性渗出物可使基底池、第四脑室流出通路阻塞，引起脑积水。

【临床表现】

（一）发病

本病大多起病隐匿，呈慢性病程，也可急性或亚急性起病，可缺乏结核接触史，症状往往轻重不一。

（二）结核中毒症状

低热、盗汗、食欲减退、全身倦怠无力、精神萎靡不振。

（三）脑膜刺激症状和颅内压增高

本病早期表现为发热、头痛、呕吐及脑膜刺激征。颅内压增高在早期由于脑膜、脉络丛和室管膜炎性反应，脑脊液生成增多，蛛网膜颗粒吸收下降，形成交通性脑积水，颅内压多为轻、中度增高，通常持续 1 ～ 2 周。晚期蛛网膜、脉络丛粘连，呈完全或不完全性梗阻性脑积水，颅内压多明显增高，表现为头痛、呕吐和视乳头水肿。严重时出现脑强直发作或去皮质状态。

（四）脑实质损害

如本病早期未能及时治疗，发病 4 ～ 8 周时常出现脑实质损害症状，如精神萎靡、淡漠、谵妄或妄想，部分性、全身性癫痫发作或癫痫持续状态，昏睡或意识模糊。肢体瘫痪如因结核性动脉炎所致，可呈卒中样发病，出现偏瘫、交叉瘫等；如由结核瘤或脑脊髓蛛网膜炎引起，表现为肿瘤导致的慢性瘫痪。

（五）脑神经损害

颅底炎性渗出物的刺激、粘连、压迫，可致脑神经损害，以动眼、外展、面和视神经最易受累，表现为视力减退、复视和面神经麻痹等。

（六）老年人 TBM 的特点

头痛、呕吐较轻，颅内压增高症状不明显，约半数患者脑脊液改变不典型，但在动脉硬化基础上发生结核性动脉内膜炎而引起脑梗死的较多。

【诊断】

1. 患者有其他部位结核病史，如肺结核病史。

2. 多数急性或亚急性起病。

3. 本病主要表现为发热、头痛、呕吐、全身乏力、食欲不振、精神差、脑膜刺激征阳性，病程后期可出现脑神经、脑实质受累表现，如复视、肢体瘫、昏迷、癫痫发作、脑疝等。

4. 外周血白细胞计数增高、血沉增快、皮肤结核菌素试验阳性或胸部 X 片可见活动性或陈旧性结核感染证据。

5. 脑脊液（CSF）压力增高，可达 400mmH_2O 或以上，外观无色透明或微黄，静置后可有薄膜形成；淋巴细胞显著增多，常为（50 ～ 500）×10^6/L；蛋白增高，通常为 1 ～ 2g/L，糖及氯化物下降，脑脊液涂片抗酸染色可见结核菌。

6. 头颅 CT 或 MRI 主要表现为脑膜强化，也可发现梗阻性脑积水、脑梗死、结核球等。

【鉴别诊断】

（一）隐球菌性脑膜炎

本病为亚急性或慢性脑膜炎，与 TBM 病程和 CSF 改变相似，TBM 早期临床表现不典型时不易与隐球菌性脑膜炎鉴别，应尽量寻找结核菌和新型隐球菌感染的实验室证据。

（二）化脓性脑膜炎

重症 TBM 临床表现与化脓性脑膜炎相似，CSF 细胞数＞1000×10^6/L 和中性粒细胞占优势时更难以鉴别，必要时可双向治疗。

（三）病毒性脑膜炎

轻型或早期 TBM 脑脊液改变和病毒性脑膜炎相似，可同时进行抗结核与抗病毒治疗，边观察、边寻找诊断证据。病毒感染通常有自限性，4 周左右明显好转或痊愈，而 TBM 病程迁延，不能短期治愈。

（四）结节病性脑膜炎

结节病是累及多脏器的慢性肉芽肿性疾病，肺和淋巴结多见，常累及脑膜及周围神经，尸检发现脑膜受累占 100%，但临床仅 64% 的患者有脑膜受累症状及体征。颅内压正常或增高，70% 的患者 CSF 细胞数增多，蛋白增高（达 20g/L），糖降低（0.8 ～ 2.2mmol/L）。

（五）脑膜癌病

脑膜癌病系由身体其他脏器的恶性肿瘤转移到脑膜所致，通过全面检查可发现颅外的癌性病灶。极少数患者合并脑结核瘤，表现为连续数周或数月逐渐加重的头痛，伴有痫性发作及急性局灶性脑损伤，增强 CT 显示大脑半球等部位的单发病灶，CSF 检查多为正常。

【治疗原则】

早期给药、合理选药、联合用药及系统治疗，只要患者临床症状、体征及实验室检查高度提示本病，即使抗酸染色阴性亦应立即开始抗结核治疗。

【辨证论治】

结核性脑膜炎，其临床表现为低热、头痛、呕吐、脑膜刺激征阳性，应属中医学的“痨病”“头痛”“痉证”范畴，现代中医学称之为“脑痨”。

（一）辨证分型

1. 心肝阴虚，热毒肆虐型

主症：低热，头痛，烦躁，颈强直，谵妄，盗汗，进行性消瘦，舌红少苔，或苔薄黄，脉细数。

治法：滋补心肝，清热解毒，舒筋安神。

方药：百合知母汤、清营汤、芍药甘草汤合方加减。百合 20g，知母 15g，生地黄 20g，水牛角 20g，玄参 15g，麦冬 15g，丹参 20g，胡黄连 10g，白芍 12g，地骨皮 12g，牡蛎 20g，鳖甲 20g，甘草 6g。每日 1 剂，分 2 次服。1 周为 1 个疗程，一般需要 5 ～ 7 个疗程。

2. 肝肾阴虚，热毒侵扰型

主症：头痛，抽搐，颈强直，耳鸣，盗汗，舌红少苔，或苔薄黄，脉细数。伴有或呕吐频繁（呈喷射状），或惊厥，或烦躁，或腰酸腿软，或头晕目眩，或嗜睡，或昏迷，或偏瘫，或眼睑下垂，或眼外斜，或复视及瞳孔散大，或眼肌麻痹等。

治法：滋补肝肾，清热解毒，舒筋益目。

方药：杞菊地黄丸合黄连解毒汤加减。熟地黄 24g，山药 12g，山茱萸 12g，茯苓 12g，泽泻 9g，牡丹皮 9g，枸杞子 9g，菊花 9g，黄连 12g，黄芩 12g，黄柏 12g，栀子 12g。每日 1 剂，分 3 次温服，6 剂为 1 个疗程，一般需要 5 ～ 7 个疗程。

若耳鸣者，加朱砂、磁石，以交通心肾，重镇安神定志；若烦躁者，加琥珀、朱砂、龙骨，以重镇安神；若盗汗者，加牡蛎、五味子，以敛阴止汗；若腰酸腿软者，加杜仲、牛膝，以强健筋骨；若眼肌麻痹者，加黄芪、全蝎，以益气息风止痉等。

3. 肝肾阴虚，痰瘀热扰型

主症：低热，头痛，烦躁，颈强直，耳鸣，口干咽燥，舌质暗红瘀紫，苔黄厚腻，脉细数或涩。伴有或盗汗，或肢体困重，或惊厥，或抽搐，或腰酸腿软，或头晕目眩，或嗜睡，或昏迷，或偏瘫，或眼睑下垂，或眼外斜，或复视及瞳孔散大，或眼肌麻痹等。

治法：滋补肝肾，清热化痰，活血化瘀。

方药：杞菊地黄丸、小陷胸汤、失笑散合方加减。生地黄 20g，山萸肉 10g，山药 12g，枸杞子 15g，菊花 10g，泽泻 10g，牡丹皮 10g，茯苓 12g，半夏 10g，瓜蒌 20g，蒲黄 10g，牡蛎 20g，天花粉 12g。每日 1 剂，分 2 次服，1 周为 1 个疗程，需要 5 ～ 6 个疗程。

4. 肝胃郁热生风型

主症：低热，颈强直，呕吐剧烈（呈喷射状），眼肌麻痹，口渴，因情绪异常加重，舌质红，苔薄黄，脉弦数。伴有或食欲不佳，或惊厥，或头痛，或抽搐，或嗜睡，或昏迷，或偏瘫，或眼睑下垂，或眼外斜，或复视及瞳孔散大等。

主治：清胃泻肝，镇肝息风。

方药：风引汤、紫石煎散、枳实芍药散合方加减。枳实 15g，白芍 15g，独活 10g，石膏 20g，茯苓 20g，秦艽 12g，沙参 20g，防己 10g，紫石英 20g，赤石脂 20g，寒水石 20g，牡蛎 20g，甘草 6g。每日 1 剂，分 2 次服，1 周为 1 个疗程，需要 5 ～ 6 个疗程。

5. 心脾气虚，痰湿气逆型

主症：低热，头痛，烦躁，心悸，食欲不振，倦怠乏力，肢体困重，舌质淡，苔白厚腻，脉虚弱或滑。伴有或四肢无力，或呕吐，或呆滞，或嗜睡，或睡眠不安，或形体消瘦，或便秘，或腹胀等。

治法：益心健脾，降逆和胃，安神定志。

方药：桂枝人参汤合安神定志丸加减。桂枝 12g，人参 10g，白术 10g，干姜 10g，甘草 6g，茯苓 15g，茯神 15g，远志 10g，石菖蒲 10g，龙齿 20g，朱砂 1g（研冲），陈皮 15g。每日 1 剂，分 2 次服。5 天为 1 个疗程，需 3 ～ 5 个疗程。

6. 阴阳俱虚，瘀阻筋急型

主症：低热，头痛，烦躁，颈项强，耳鸣，五心烦热，或手足不温，舌质暗红瘀紫，少苔，或舌质暗淡瘀紫，苔薄白，脉虚弱或涩。伴有或惊厥，或头痛，或抽搐，或嗜睡，或昏迷，或偏瘫，或头晕目眩，或呕吐剧烈，或眼睑下垂，或眼外斜，或复视及瞳孔散大等。

治法：滋补阴阳，活血化瘀，息风止痉。

方药：肾气丸、失笑散与牵正散加减。干地黄 24g，山药 12g，山茱萸 12g，茯苓 12g，泽泻 9g，牡丹皮 9g，附子 3g，桂枝 3g，五灵脂 12g，蒲黄 12g，全蝎 6g，白附子 6g，白僵蚕 6g。每日 1 剂，分 3 次温服，6 剂为 1 个疗程，一般需要 5 ～ 7 个疗程。

若阳虚者，加巴戟天、杜仲，以强健筋骨；若阴虚者，加麦冬、鳖甲，以滋阴强健筋骨；若瘀甚者，加水蛭、虻虫，以破血逐瘀；若筋脉挛急者，加白芍、炙甘草，以柔筋缓急等。

中医在辨证施治的基础上，可考虑加入具有抗痨作用的中药，如百部、黄芩、升麻、大蒜、玉竹、地丁、冬虫夏草、丹参、夏枯草、贝母、葎草、白及、果上叶、地骨皮、功劳叶、苦参等。

（二）中成药、中药制剂

中成药：羚翘解毒丸、紫雪丹、安宫牛黄丸、至宝丹、养阴清肺丸、头痛宁、天麻丸、正天丸等。

中药制剂：柴胡注射液、双黄连注射液、醒脑静注射液、清开灵注射液等。

（三）针灸

头痛：风池、风府、百会、大椎、列缺、合谷、阳陵泉、太溪等。

神昏：印堂、人中、中冲、太冲、照海、十宣等。

频繁呕吐：内庭、金津玉液、足三里、内关等。

耳针：心脑、肝、皮质下、神门、肾上腺素、内分泌、交感等。

【西医治疗】

（一）抗结核治疗

异烟肼（INH）、利福平（RFP）、吡嗪酰胺（PZA）或乙胺丁醇（EMB）、链霉素（SM）是治疗 TBM 最有效的联合用药方案，儿童因乙胺丁醇的视神经毒性作用、孕妇因链霉素对听神经的影响而尽量不选用。

1. 异烟肼

异烟肼可抑制结核杆菌 DNA 合成，破坏菌体内酶活性，对细胞内、外结核杆菌均有杀灭作用。无论脑膜有无炎症，均能迅速渗透到脑脊液中。单独应用易产生耐药性。主要不良反应有末梢神经炎、肝损害等。儿童每日 10 ～ 20mg/kg，成人 600mg，1 日 1 次，连用 1 ～ 2 年。

2. 利福平

利福平与细菌的 RNA 聚合酶结合，干扰 mRNA 的合成，抑制细菌的生长繁殖，导致细菌死亡。对细胞内外结核杆菌均有杀灭作用。利福平不能透过正常的脑膜，只部分通过炎性脑膜，是治疗结脑的常用药物。单独应用也易产生耐药性。主要不良反应有肝毒性、过敏反应等。儿童 10 ～ 20mg/kg，成人 450 ～ 600mg，1 日 1 次，连用 6 ～ 12 个月。

3. 吡嗪酰胺

吡嗪酰胺在酸性环境中杀菌作用较强，pH 值 5.5 时杀菌作用最强，能杀灭酸性环境中缓慢生长的吞噬细胞内的结核杆菌，对中性和碱性环境中的结核杆菌几乎无作用。吡嗪酰胺渗入吞噬细胞后进入结核杆菌体内，菌体内的酰胺酶使其脱去酰胺基，转化为吡嗪酸而发挥杀菌作用。吡嗪酰胺能够自由通过正常和炎性脑膜，是治疗结核性脑膜炎的重要抗结核药物。主要不良反应有肝损害、关节酸痛、肿胀、强直、活动受限、血尿酸增加等。儿童 20 ～ 30mg/kg，成人 1 日 1500mg，或日分 3 次。连用 2 ～ 3 个月。

4. 链霉素

链霉素为氨基糖苷类抗生素，仅对吞噬细胞外的结核菌有杀灭作用，为半效杀菌药。主要通过干扰氨酰基 -tRNA 和与核蛋白体 30S 亚单位结合，抑制 70S 复合物的形成，抑制肽链延长、蛋白质合成，致细菌死亡。链霉素能透过部分炎性的血脑屏障，是结核性脑膜炎早期治疗的重要药物之一。主要不良反应有耳毒性和肾毒性。儿童 20 ～ 30mg/kg，成人 750mg，1 日 1 次，肌内注射，连用 3 ～ 6 个月。

5. 乙胺丁醇

乙胺丁醇与二价锌离子结合，能干扰多胺和金属离子的功能，影响戊糖代谢和脱氧核糖核酸、核苷酸的合成，抑制结核杆菌的生长。对生长繁殖状态的结核杆菌有作用，对静止状态的细菌几乎无影响。主要不良反应有视神经损害、末梢神经炎、过敏反应等。儿童 15 ～ 20mg/kg，成人 750mg，1 日 1 次，连用 2 ～ 3 个月。

WHO 建议应至少选择三种药物联合治疗，常用异烟肼、利福平和吡嗪酰胺，轻症患者治疗 3 个月后可停用吡嗪酰胺，再继续用异烟肼和利福平 7 个月。耐药菌株可加用第四种药如链霉素或乙胺丁醇。利福平不耐药菌株，总疗程 9 个月已足够；利福平耐药菌株需连续治疗 18 ～ 24 个月。由于中国人多为异烟肼快速代谢型，成年患者每日剂量可加至 900 ～ 1200mg，但应注意保肝治疗，防止肝损害并同时服用维生素 B_6 以预防该药导致的周围神经疾病。

（二）皮质类固醇

皮质类固醇用于脑水肿引起的颅内压增高，伴局灶性神经体征和蛛网膜下腔阻塞的重症患者，可减轻中毒症状，抑制炎症反应及减轻脑水肿。成人常选用泼尼松 60mg 口服，3 ～ 4 周后逐渐减量，2 ～ 3 周内停药。

（三）药物鞘内注射

脑脊液蛋白定量明显增高、有早期椎管梗阻、肝功能异常，致使部分抗结核药物在停用、见效慢、易致复发或耐药的情况下，在全身药物治疗的同时可辅以鞘内注射，异烟肼 0.1g、地塞米松 5 ～ 10mg、α- 糜蛋白酶 4000U、透明质酸酶 1500U，每隔 2 ～ 3 天 1 次，注药宜缓慢；症状消失后每周 2 次，体征消失后 1 ～ 2 周 1 次，直至 CSF 检查正常。脑脊液压力较高的患者慎用此法。

（四）降颅压

颅内压增高者可选用渗透性利尿剂，如 20% 甘露醇、甘油果糖或甘油盐水等，同时需及时补充丢失的液体和电解质。

【预后】

预后与患者的年龄、病情、治疗是否及时有关，发病时昏迷是预后不良的重要指征；临床症状体征完全消失，脑脊液的细胞数、蛋白、糖和氯化物恢复正常提示预后良好。病死率与高龄、延迟诊断和治疗、用药不合理有关，与患者意识障碍、神经系统体征和脑脊液蛋白增高（＞3g/L）呈正相关。老年 TBM 患者临床表现不典型，全身情况差，合并症较多，病死率较高；HIV 感染并发 TBM 的病死率更高。TBM 死因多为器官功能衰竭、脑疝等，幸存者可能遗留后遗症，如儿童精神发育迟滞、癫痫发作、视觉障碍和眼外肌麻痹等。

【预防与调护】

1. 结核杆菌主要通过空气飞沫、尘埃传播，应经常保持室内空气流通，防止通过呼吸道感染。

2. 卡介苗接种是预防结核病的有效手段，可获得特异免疫力，尤其对结核性脑膜炎的预防作用最突出，其保护率为 80%，保护作用可持续 10 年左右。应加强锻炼，增强体质，注意合理营养，增强机体抵抗疾病的能力。

3. 主要原则是增强体质，注意预防呼吸道传染，加强对结核病患者的管理与治疗；新生儿及儿童按要求积极实施计划免疫接种；早期综合治疗减轻并发症和后遗症。

【医案精选】

李志明医案——脑痨，热闭心神证

患者，男性，14 岁，主因“间断发热、头晕、乏力 10 天，意识不清 8 天”于 2009 年 4 月 12 日入院。患者于 10 天前无明显诱因出现间断发热，体温最高达 38.0℃，伴头晕，无头痛、恶心、呕吐。于当地医院行腰椎穿刺，脑压为 340mmHg，脑脊液无色清晰，蛋白定量 0.39g/L，葡萄糖 1.53mmol/L，氯 109mmol/L。未确诊，予抗感染、抗病毒、抗结核等治疗后上述症状无明显改善，并逐渐出现昏迷、恶心、呕吐等症状。为进一步诊治，来本院治疗。既往体健，无各种急性或慢性传染病史，无明显毒物接触史或肺结核病接触史。

入院查体：体温 36.7℃，患者呈昏迷状态，呼之不应，双侧瞳孔等大等圆，对光反射迟钝，颈抵抗，颌下三指。胸片示双肺粟粒状阴影。头颅核磁共振检查示右侧脑室旁、两侧基底节片状高信号影，右侧病灶较多，强化明显，最大病灶约 3cm，两侧组织内可见多个米粒样强化结节影，基底池、脑膜明显强化，三脑室幕上脑室扩张积水。血结核抗体三项示快速 TB 卡（+）；脑脊液结核抗体三项均阴性；脑压最高为 300mmH_2O。脑脊液无色透明，细胞总数为 100×10^6/L，白细胞为 90×10^6/L，单核细胞 90%，蛋白定性试验（－），氯 112mmol/L，糖 2.62mmol/L，蛋白 0.38g/L。

入院诊断：西医诊断为结核性脑膜脑炎、血行播散性肺结核；中医诊断为脑痨，热闭心神证。

西医常规治疗：INH+RFP+PZA+EMB 四联抗痨治疗；同时合用糖皮质激素，逐渐减量；予降颅压、对症处理及鞘内注射治疗。

中医药治疗：

辨证：热入营血，阻闭心神证。

治法：清热解毒，凉血活血，开窍醒神。

方药：予醒脑静注射液 20mL 静脉滴注，1 次 / 日。

二诊（5 月 6 日）：辨证为脾肾不足，痰湿内阻证，予补益肺脾肾、清化痰湿剂：蜜炙黄芪 20g，土炒白术 20g，炒山药 26g，陈皮 6g，薏苡仁 15g，苍术 8g，醋炙香附 6g，五味子 15g，补骨脂 10g，牡丹皮 8g，厚朴 6g，熟地黄 10g，炙甘草 2g，连翘 8g。3 剂，每日 1 剂，水煎服，每次 100mL，早晚饭后分服。

三诊（5 月 9 日）：加党参 10g，鸡内金 10g，莱菔子 10g，以健脾化运，加地龙 10g，桃仁 10g，何首乌 8g，当归尾 10g，以活血通经，加用并配合针灸治疗，取穴合谷、曲池等。

经上述中西医方案综合治疗，5 月 9 日患者神志开始恢复，呼之能应，能简单回答问题，能呼人名，不流利。双侧瞳孔等大等圆，对光反射灵敏。食纳增多，肢体肌力增长，饮水、小便均多，大便球状。自 6 月 19 日开始能下地走动 100 ～ 200m，但需人搀扶，神志清楚，能正确回答问题，左侧肢体肌力较弱。

复查（6 月 23 日）：脑脊液常规、生化检查结果基本正常，脑压正常，复查头颅核磁病灶较前吸收好转，出院。

按语：中医学无“结核性脑膜炎”一词。1997 年颁布实施的《中华人民共和国国家标准・中医临床诊疗术语・疾病部分》明确提出“脑痨”的病名，定义为因痨虫侵袭于脑、损伤脑神所致。以发热、盗汗、头痛、呕吐、昏睡、抽搐为主要表现的痨病类疾病。中医学对结核病的治疗一则杀其虫，以绝其根本；一则补虚，以复其真元。对于结核性脑膜炎的治疗，“杀痨虫”主要靠西医化疗药物的早期、规律、联合、全程的治疗；中医药则着眼培补人体正气，兼顾虫、风、痰、热等标实因素。

第四节 中枢神经系统感染性疾病的中医传承创新研究及展望

一、中医传承创新研究

脑炎、脑膜炎应属于中医学的“痉病”“温病”“瘛疭”“煎厥”范畴，根据不同的阶段，出现不同的临床表现，早期一般属于“温病”者多，中期热极生风又出现“痉病”“瘛疭”等的临床表现。中医学虽然没有脑炎、脑膜炎的名称，但是在诸多文献中早有类似的记载。如《黄帝内经》继承了《五十二病方》的观点，强调风邪、湿邪易致痉病，并强调精气亏虚是致痉的主要原因。书中部分痉病分别与西医学中的脑炎及脑膜炎病变有关。如《素问·至真要大论》曰：“诸痉项强，皆属于湿。”“诸暴强直，皆属于风。”《灵枢·经筋》曰：“经筋之病，寒则反折筋急。”“足太阳之筋……其病……脊反折，项筋急。”“足少阴之筋……病在此者，主痫瘛及痉。”同时也说明了痉病主要和足太阳膀胱经、足少阴肾经的关系较为密切。

瘛疭：瘛为筋脉抽搐痉挛的疾病症状，多因筋脉失养所致。《黄帝内经》发热性疾病引发的瘛疭，类似于西医学中的高热惊厥，脑炎脑膜炎，在小儿尤为常见。无发热的瘛疭常见于代谢性疾病、各种中毒性脑病、中枢神经系统病变中。

煎厥：《黄帝内经》两处煎厥证候各异，一为精亏之人感受暑邪，阳亢阴竭而晕厥的疾病，另一处为阳气内郁不畅导致气虚善怒的情志病变。症虽不同却都是因阳气输布异常所致，故都以煎厥为名。与西医的脑膜炎的症状有相似之处。

汉·张仲景《金匮要略·痉湿暍病脉证治》中，论述痉证的有十三条，并提出了“刚痉”“柔痉”的病名。并指出痉证的临床症状是“拘急”“颈项强直”“独头动摇，卒口噤、背反张”“身体强，几几然”“气上冲胸，口噤不得语”“胸满口噤，卧不着席，脚挛急，必龂齿。”说明了当时对痉病的认识，更进一步。并提出用栝蒌桂枝汤、葛根汤、大承气汤作为治疗痉证的主方。其中使用大承气汤一法，实为后世温病学派治疗“热盛致痉”的先导。

隋唐时期，对痉证的观察较为细致。《诸病源候论·风痉候》认为痉证“口噤不开，背强而直，如发痫状”。《备急千金要方》也有“口噤不开，背僵而直，如发痫之状”的描述，有“摇头耳鸣，腰反折，须臾十发，气息如绝，汗出如雨，时有脱”等特征。这在《黄帝内经》和《金匮要略》的基础上，认识又有所发展。

金元时期，朱丹溪对痉证提出新的看法，他认为“气虚有火，兼痰，宜用人参、竹沥之类”。《医学原理·痉门论》则认为“是以气血不能引，津液无以养筋脉而致者；有因痰火塞窒经隧以致津液不荣者”。

明·李梴认为痉证是因感受外邪而致病，《医学入门》中明确指出“太阳病纯伤风、纯伤寒则不发病，惟有先伤风而后感寒，或先伤风而后又感湿”，才能致痉。

至清代，随着温病学说的发展，对有关痉证和温热病的认识，又有很大的创新和发展，使温热病的理论和实践趋于完善。叶天士在《临证指南医案》中，首先阐述了痉病和肝的关系，他认为“肝为风木之脏，内寄相火，体阴用阳，其性刚，主动主升……倘精液有亏，肝阴不足，血燥生热，热则风阳上升，窍络阻塞，头目不清，眩晕跌仆，甚则瘛疭痉厥矣”，在热入营血中亦云：“若咬牙龂齿者，湿热化风，痉病。”薛生白在《温热经纬·湿热病篇》中云：“湿热证，三四日即口噤，四肢牵引拘急，甚则角弓反张，此湿热侵入经络脉隧中。”“太阴温病不可发汗。发汗而汗不出者，必发斑疹；汗出过多者，必神昏谵语……神昏谵语者，清宫汤主之，牛黄丸、紫雪丹、局方至宝丹亦主之。”足见其具有丰富的实践经验。

吴鞠通则进一步将痉证概括为虚、实、寒、热四大纲，他在《温病条辨》中说：“六淫致痉，实证也；产后亡血，病久致痉，风家误下，温病误汗，疮家发汗，虚痉也；风寒、风湿致痉者，寒痉也；风温、风热、风暑、燥火致痉者，热痉也。”似可认为是历代以来，对痉证一次较全面的概括。

综合上述内容，可见在中医学文献中痉证和温病热入营血的资料是非常丰富的，由于历代医学家所处时代的历史条件和医疗实践不同，因而认识痉证和温病卫、气、营、血的角度也不同，给我们留下了宝贵的经验，这些有待于我们更好地继承和发扬。

病毒性脑炎、脑膜炎，化脓性脑炎、结核性脑膜炎，都会出现高热、项背强直、四肢抽搐，甚至角弓反张等临床表现，属于中医温病热盛发痉，热入营血神昏谵语。中华人民共和国成立以后，全国各地医务工作者治疗温病时，主要采用以中医药为主、中西结合的方法，取得了令人满意的疗效。

近代学者对脑炎、脑膜炎的治疗论述更加详细，已把脑炎、脑膜炎按“痉病”列入著作中。如《实用中医内科学》（上海科学技术出版社，1984 年版）。并且分了七大类型进行辨证施治。嗣后中医教科书相继载入其中，如黄培新、黄燕主编的《神经科专病中医临证诊治》（人民卫生出版社，2013 年第 3 版），还有学者把病毒性脑炎分为急性期五个类型、恢复期三个类型进行辨证施治，如孙怡、杨任民主编的《实用中西医结合神经病学》（人民卫生出版社，1999 年）已把化脓性脑膜炎载入其中，并且分为四大类型辨证施治。

刘仕昌主张治分三期，以透邪护正为法。他将本病归于暑湿或伏暑范围，认为病因多与感受暑湿有关。根据不同阶段不同的表现，将本病分为三期辨治：①暑湿蕴蒸，阻滞少阳三焦；②极期最易暑湿酿痰，蒙蔽心包；③后期往往耗伤津气；④后期食复邪闭，不可不防。

严世英以清热解毒、化痰开窍为基本法。认为本病在中医学属“温毒”范围。发病由于人体正气不足，温毒之邪乘虚侵袭。初起邪在卫分或气分，出现恶寒、发热、头痛、鼻塞、汗出不解等症状。由于病邪传变迅速很快化火生痰，闭窍动风，逆传心包……出现神昏、谵语，热盛动风。治宜清热解毒，化痰开窍。拟方以银翘散、导痰汤、菖蒲郁金汤羚羊钩藤汤加减。神昏谵语以紫雪散安宫牛黄丸镇惊开窍；四肢抽搐加羚羊角、全蝎、钩藤平肝息风镇痉等。

刘志勇等研究了病毒性脑炎中医证型分布规律。探讨其证型分布及动态演变规律，有助于提高对病毒性脑炎病例的认识，准确进行辨证论治。方法：参照病毒性脑炎西医诊断标准及中医虚实、病性诊断标准，以 2010 年 7 月—2013 年 10 月河南省传染病医院、郑州市儿童医院收治的病毒性脑炎患者为观察对象，总结其证候分型。结果：病毒性脑炎中对侵袭病毒分类，柯萨奇病毒所占比例最大，约为 51.04%，其次为埃柯病毒，约占 28.12%。柯萨奇病毒所致的病毒性脑炎患者，中医证型以实证为主，而埃柯病毒患者因长期消耗，正气本虚，所致病毒性脑炎中医证型以虚证为主。结论：病毒性脑炎基本病机为邪气炽烈，易于耗气伤津，动风生痰和内陷营血。病毒性脑炎发病初期，中医证型易虚易实，中期虚实夹杂，后期以虚证和虚实夹杂证居多。

孙怡等在《实用中西医结合神经病学》的“化脓性脑膜炎”一文中明确指出：“中医治疗感染性疾病（化脓性脑炎）早已积累了丰富的经验，尤其明末清初温病学家已为后世提供了极为有效的治疗方法。”但中药大多为口服药，不能迅速达到有效血浓度，进入脑脊液的量也无详细资料，因此在本病急性期仅用中医药治疗往往不能迅速控制病情发展。化脓性脑膜炎的中西医结合治疗思路：诊断一旦明确应立即给予足量能透过血脑屏障的抗生素，根据经验用药只选一种抗生素，或加中药双黄连、清开灵、醒脑静等静脉滴注以增强清热解毒抗菌的作用，待培养、药敏结果出来后，立即换用敏感抗生素。对于年老体弱的患者需要根据中医扶正祛邪的治则辨证施治，提高机体自身免疫力。对于恢复期患者，由于抗生素需用较长时间而产生各种副反应，也可加用中药以减轻其副反应，甚或减少抗生素的用量。总之，中西医结合疗法可以提高疗效，而避免抗生素使用不当引起的各种弊病。

江颖认为化脓性脑膜炎是由化脓性细菌引起的急性炎症反应，致残率和病死率均较高，严重影响着患者的脑功能，清热解毒法是通过以寒凉解毒作用药物作为主药对热毒病证进行治疗的一种方法，能够起到清热解毒、凉血泄热的功效，本文分析了化脓性脑膜炎的特点、清热解毒法对化脓性脑膜炎的治疗效果和研究进展，旨在提高化脓性脑膜炎的疗效，改善患者预后，减少患者死亡率。

赵庆新等以活血化瘀法配合抗结核疗法治疗小儿结核脑膜炎，获得良效。患儿因发热、昏迷、项强、抽搐就医，经脑脊液及头颅 CT 检查阳性，拟诊为“结核性脑膜炎”，经抗结核、高压氧及对症处理后效果欠佳。中医会诊后认为此症系邪毒入脑、阻塞清窍、化热生风所致，当以活血通络、清热息风为治。处方：水蛭粉 0.5g，三七粉 0.3g，全蝎粉 0.5g，羚羊角粉 0.5g，1 日 3 次鼻饲，并续用抗结核药物治疗。5 天后患儿体温正常，神志转清，治疗 45 天后痊愈出院。赵庆新认为：活血化瘀可以改善脑内微循环，降低毛细血管通透性，有效地减轻脑水肿，促进病灶消散，使肢体功能恢复。

程元柱认为结核性脑膜炎是一种可治性疾病，其发病率近年有所回升，预后与结核药物治疗的早晚、用药方法正确与否、有否并发症等有密切关系，只有合理的病原治疗，结合多方面的综合治疗，才不至于导致病情迁延或恶化。本研究中运用综合治疗方案治疗结核性脑膜炎取得较好效果。

李志明等提出：中医学对结核病的治疗，一则杀其虫，以绝其根本；一则补虚，以复其真元。对于结核性脑膜炎的治疗，“杀痨虫”主要靠西医化疗药物早期、规律、联合、全程治疗；中医药则着眼于培补人体正气，兼顾虫、风、痰、热等标实因素。

二、展望

（一）病毒性脑炎

病毒性脑炎是病毒损害脑组织引起脑实质病变甚至波及脑膜的中枢神经系统疾病，发病率很高，而且近年来有明显增高的趋势。病原有多种，其中柯萨奇病毒和疱疹病毒是公认的最常见的病毒感染类型。病毒通过各种途径侵犯脑实质，病变以额叶、顶叶、基底节和丘脑多见。

对于病毒性脑炎，除早期用抗病毒药物治疗之外，无特效疗法，因此对于危重患者，西医治疗以支持治疗为主，中医则可充分运用温病辨证思路详审病因，立足病机，运用温病卫气营血传变规律，把住气分关，防传杜变。在卫气营血辨证基础上应结合辨证与辨病相结合的方法，用“截断疗法”进行治疗。在卫气阶段就可早用重用清热解毒、通腑泄热之品，在营血阶段即用大剂量凉血开窍药物，以求在早期阶段“先安未受邪之地”，截断病邪传变，扭转病势，缩短病程，提高临床疗效。一旦出现壮热难退、神昏谵语则应当机立断使用安宫牛黄丸、至宝丹、紫雪丹、静脉滴注清开灵、醒脑静。利用各种给药途径、采用各种治疗手段，降低死亡率，改善伤残率。运用中西医结合的方法，为治疗病毒性脑炎、脑膜炎开辟了新的有效途径。除了按卫气营血辨证施治外，还要选择具有抗病毒与有免疫调节作用的中药，如白头翁、板蓝根、贯众、紫花地丁、赤芍、虎杖、紫草、金银花、石斛等；另与调节机体免疫力的中药黄芪、灵芝、西洋参等配伍应用，可取得更好的治疗效果。

（二）化脓性脑膜炎

化脓性脑炎发病急、变化快，有较高的病死率。故发现后即应早期使用大剂量抗生素，要用足剂量。西医学已有各种有效抗生素可供选用，尤其是头孢类疗效更为显著，但在临床上应尽早地找出致病菌及敏感的抗生素药物。中药对于化脓性脑炎脑膜炎不如西药疗效迅速和显著。但是中医在长期的医疗实践中，对化脓的防治积累了丰富的经验，并取得了良好的治疗效果。综观近年来诊治本病的临床报道，亦证实了中西医结合治疗本病绝大多数有效率均在90%以上。近期报道，经研究中药中的黄连、生大蒜、黄柏、黄芩、蒲公英、鱼腥草、紫花地丁、连翘等均有抑制细菌的作用，故在按卫气营血辨证的基础上再加上述药物，可加强疗效提高效果。或给够足量的能透过血脑屏障的抗生素，加上静脉滴注双黄连、清开灵、醒脑静以增强清热解毒抗菌的作用。

（三）结核性脑膜炎

中医学无“结核性脑膜炎”一词。1997年颁布实施的《中华人民共和国国家标准·中医临床诊疗术语·疾病部分》明确提出“脑痨”的病名，定义为因痨虫侵袭于脑、损伤脑神所致，以发热、盗汗、头痛、呕吐、昏睡、抽搐为主要表现的痨病类疾病。

随着近年来抗痨药物不断更新，治疗本病的疗效有所提高，但是抗痨药物的耐药性及常见的副作用亦很严重。理想的治疗原则应该是选用有效的抗痨药物，配合中药减轻药物的副作用，提高免疫力。近年来已发现抗痨的中药有黄芩、升麻、大蒜、玉竹、地丁、百部、白及等；能提高免疫力的有冬虫夏草、灵芝、黄芪、沙参、西洋参，以及百合固金汤、养阴清肺汤、补肺阿胶汤等。

对于本病晚期常见的听力、视力、智力减退、偏瘫、截瘫、四肢瘫等，采用中医治疗多手段，如针灸、推拿、按摩、气功等方法，均可改善结核性脑膜炎的预后及提高临床疗效。

中西医两者在诊治脑炎脑膜炎方面各有优势，如何有效地进行中西医结合，以求在治疗方面达到更好的效果值得进一步探讨，必须采用辨病与辨证相结合的治疗方法以求提高疗效。就目前来看，中医对各种病毒性脑炎、脑膜炎基本上遵循温病的卫气营血辨证进行施治，疗效甚佳。对于结核性脑膜炎和化脓性脑炎中药没有很好的杀菌药的应以西药为主，但是中药亦能协助改善症状、缩短病程。

以后如何运用现代药理对中药抗病毒、杀菌、杀痨虫，值得进一步研究探讨。

（四）存在的问题

目前对病毒性脑炎、化脓性脑炎、结核性脑膜炎的中医、中西医结合治疗临床报道不少，的确也积累了不少经验。但综合分析还存在很多问题。

1. 大多数临床观察中病例诊断不明确，很少根据病原学的先进诊断方法如PCR等进行病因确诊。

2. 病例中病种繁杂，证型不规范，且辨证分型涣散不一，分类太多，中药应用不规范，与对照组无可比性。

3. 许多研究甚至没有设对照组，因此对中药的真实疗效不能做出正确的评价，甚至夸大中药疗效，隐去西药参与治疗的事实，使置信度太低，经不起重复性操作，没有科学性。

4. 对于病毒性脑炎、化脓性脑炎、脑膜炎的中医命名目前仍停留在“温病”卫气营血的范畴，亦有据其伴随症状定名为“头痛”“痉病”“痫”“惊风”者，至今尚无一个统一的规范的确切病名。如像结核性脑膜炎一样，定名为“脑痨”，应在明确诊断的前提下，统一病名。应开展科学、严密、合理的临床观察和系统研究以及疗效评价，对清热解毒类中药有待今后在分子水平上做进一步研究，在此基础上研制出系列药物，推而广之。

第五章

癫　痫

癫痫（epilepsy）是多种原因导致的脑部神经元高度同步化异常放电所致的临床综合征。临床上每次发作，或每种发作的过程称为痫性发作（seizure），一个患者可有一种或多种形式的痫性发作。癫痫综合征是指一组具有相似症状和体征特性所组成的特定癫痫现象。中医学称为“痫病”“颠疾”“癫痫”。

【病因病机】

（一）中医

中医学认为本病的发生与多种因素有关。既有先天禀赋之因，又有后天失养所致。先天之因多为遗传或妊娠失调，胎儿禀赋不足或失养；后天因素则包括六淫邪毒、情志因素、饮食失调、外伤、脑内虫证等，也有患中风、脑疾后诱发而致者。

本病病机错综复杂，一般而言，肝、肾、脾亏虚是本病主要病理基础，由此而产生之风阳、痰火、血瘀是导致本病的重要因素。可根据癫痫的病程阶段，从发作、休止与恢复三个时期分析病机。

1. 发作期病机

正如《普济方·婴儿一切痫门》中记载：“其脏坚固不受邪。若风热蕴积乘于心，则令恍惚不安，精神离散，营卫气乱，阴阳相病，故发为癫痫也。”唐代孙思邈也曾说：“少小所以有痫病及怪病者，皆由脏气不平故也。”（《备急千金要方·少小婴孺方上》）清代陈梦雷在《古今图书集成医部全录·小儿惊痫门》中说得更明确：“癫疾者，逆气之所生也，故因气上逆而发为癫疾。”根据历代诸贤所云，癫痫发作期的病机主要是“脏气不平”“营卫逆乱”“逆气犯脑，迷闭脑窍，引动肝风之所生也”。

2. 休止期病机

所谓癫痫休止期是指癫痫停止发作阶段，因病情轻重而异。轻者休止期数月甚至逾年，重者休止期数日甚至按时计算。休止期仅仅是逆气暂消，但诸因（痰、热、积、瘀、虫、惊等）未除，而脏腑、经络、气血的功能未恢复，随时有再次发作之虞。

3. 恢复期病机

恢复期亦称缓解期，此期指癫痫停止发作三年以上者。此期将会出现三种情况：一种情况是致病因素已除，逆气已平，营卫气血得以恢复，癫痫得以痊愈。另一种情况是致病因素已除，脏腑、经络、气血功能尚处于恢复之中，此时若无特殊原因，一般不会再犯病；若突受惊恐或其他精神刺激，感染时疫瘟毒，颅脑受伤，饮食不节，劳累过度，或经期郁滞等诸因，引动逆气上犯于脑，使其再度复发。第三种情况是病因虽除，脏腑、营卫气机不能恢复，脑神受累，亦可发作。

（二）西医

1. 发病原因

（1）遗传因素及脑部疾病

遗传因素：遗传因素是导致癫痫尤其是特发性癫痫的重要原因。分子遗传学研究发现，一部分遗传性癫痫的分子机制为离子通道或相关分子的结构或功能改变。

脑部疾病：先天性脑发育异常如大脑灰质异位症、脑穿通畸形、结节性硬化、脑面血管瘤病等。

颅脑肿瘤：原发性或转移性肿瘤。

颅内感染：各种脑炎、脑膜炎、脑脓肿、脑囊虫病、脑弓形虫病等。

颅脑外伤：产伤、颅内血肿、脑挫裂伤及各种颅脑复合伤等。

脑血管病：脑出血、蛛网膜下腔出血、脑梗死和脑动脉瘤、脑动静脉畸形等。

变性疾病：阿尔茨海默病、多发性硬化、皮克病等。

（2）全身或系统性疾病

缺氧：窒息、一氧化碳中毒、心肺复苏后等。

代谢性疾病：低血糖、低血钙、苯丙酮尿症、尿毒症等。

内分泌疾病：甲状旁腺功能减退、胰岛素瘤等。

心血管疾病：阿 – 斯综合征、高血压脑病等。

中毒性疾病：有机磷中毒、某些重金属中毒等。

其他：如血液系统疾病、风湿性疾病、子痫等。

（3）年龄与发病

癫痫病因与年龄的关系较为密切，不同的年龄组往往有不同的病因范围（表 5–1）。

表 5-1　不同年龄组的常见病因

新生儿及婴儿期	先天以及围产期因素（缺氧、窒息、头颅产伤）、遗传代谢性疾病、皮质发育异常所致的畸形等
儿童以及青春期	特发性（与遗传因素有关）、先天以及围产期因素（缺氧、窒息、头颅产伤）、中枢神经系统感染、脑发育异常等
成人期	头颅外伤、脑肿瘤、中枢神经系统感染性因素等

2. 发病机制

癫痫的发病机制非常复杂。中枢神经系统兴奋与抑制间的不平衡导致癫痫发作，其主要与离子通道神经递质及神经胶质细胞的改变有关。

（1）离子通道功能异常：离子通道是体内可兴奋性组织兴奋性调节的基础，其编码基因突变可影响离子通道功能，从而导致某些遗传性疾病的发生。目前认为很多人类特发性癫痫是离子通道病，即有缺陷的基因编码有缺陷的离子通道蛋白而发病，其中钠离子、钾离子、钙离子通道与癫痫相关性的研究较为明确。

（2）神经递质异常：癫痫性放电与神经递质关系极为密切，正常情况下兴奋性与抑制性神经递质保持平衡状态，神经元膜稳定。当兴奋性神经递质过多或抑制性神经递质过少，都能使兴奋与抑制间失衡，使膜不稳定并产生癫痫性放电。

（3）神经胶质细胞异常：神经元微环境的电解质平衡是维持神经元正常兴奋性的基础。神经胶质细胞对维持神经元的生存环境起着重要的作用。当星形胶质细胞对谷氨酸或 γ-氨基丁酸的摄取能力发生改变时可导致癫痫发作。

3. 病理生理

癫痫病理改变多有多种，一般常分为两类：引起癫痫发作的病理改变（即癫痫发作的病因）和癫痫发作引起的病理改变（即癫痫发作的后果）。关于癫痫的病理研究多来自难治性癫痫患者手术切除的病变组织，在此类患者中，海马硬化比较有代表性。

特发性癫痫这类患者的脑部并无可以解释症状的结构变化或代谢异常，其发病与遗传因素有较密切的关系。症状性癫痫因有各种脑部病损和代谢障碍，其脑内存在致痫灶。该致痫灶神经元突然高频重复异常放电，可向周围皮层连续传播，直至抑制作用使发作终止，导致癫痫发作突发突止。

第一节　癫痫的分类及临床表现

癫痫的分类非常复杂，目前应用最广泛的是国际抗癫痫联盟（LLAE）1981 年的癫痫发作分类和 1989 年的癫痫综合征分类（表 5-2、表 5-3）。

表 5-2 国家抗癫痫联盟（LLAE，1981）提出的癫痫发作分类

1. 部分性发作
（1）单纯部分性发作
运动性发作：局限性运动性、旋转性、Jackson、姿势性、发音性
感觉性发作：特殊感觉（味觉、视觉、嗅觉、听觉）
躯体感觉（痛、温、触、运动、位置觉）
眩晕
自主神经性发作：心慌、烦渴、排尿感等
精神症状发作：言语障碍、记忆障碍、认知障碍、情感变化、结构性幻觉
（2）复杂部分性发作
单纯部分性发作后出现意识障碍：出现意识障碍、自动症
开始即有意识障碍：仅有意识障碍、自动症
（3）部分性发作继发性发作
单纯部分性发作继发全面发作
复杂部分性发作继发全面发作
单纯部分性发作继发复杂部分性发作再继发全面性发作
2. 全面性发作
（1）失神发作
典型失神发作：仅有意识障碍、轻度阵挛、张力丧失、肌强直、自动症
不典型失神发作：有短暂强直、阵挛或自主神经症状等一种或数种成分
（2）强直性发作
（3）阵挛性发作
（4）强直阵挛性发作
（5）肌阵挛发作
（6）失张力发作
3. 不能分类的发作

表 5-3 国际抗癫痫联盟（LLAE，1989）提出的癫痫和癫痫综合征的分类

1. 与部分相关的（局灶性、局限性和部分性）癫痫和癫痫综合征
（1）特发性癫痫（与年龄有关）
（2）症状性癫痫
颞叶癫痫
额叶癫痫
顶叶癫痫
枕叶癫痫
儿童慢性进行性部分性癫痫状态

续表

（3）隐源性癫痫
推测癫痫是症状性的，但病因尚未找到
2. 全面性癫痫和癫痫综合征
（1）特发性癫痫（与年龄有关）
良性家族性新生儿惊厥
良性新生儿惊厥
慢波睡眠中持续棘慢复合波癫痫
良性婴儿肌阵挛癫痫
儿童失神癫痫
青少年失神癫痫
青少年肌阵挛性癫痫
觉醒时全面强直阵挛发作性癫痫
其他全面性特发性癫痫
特殊活动诱发的癫痫
（2）隐源性和症状性癫痫
West 综合征
Lennox–Gastaut 综合征
肌阵挛 – 站立不能性癫痫
肌阵挛失神发作性癫痫
（3）症状性或继发性癫痫及癫痫综合征
早发性肌阵挛性脑病
伴暴发抑制的早发性婴儿癫痫性脑病（Ohtahara 综合征）
其他症状性全面性癫痫特殊综合征
特殊促发方式的癫痫综合征
其他疾病状下的特异性癫痫综合征
3. 不能确定为部分性或全面性的癫痫或癫痫综合征
（1）兼有全面性或部分性发作
新生儿发作
婴儿期严重肌阵挛癫痫
发生于慢波睡眠期有持续性棘慢波的癫痫
获得性癫痫性失语（Landau–Kleffner 综合征）
其他不能确定的癫痫
（2）未能确定为全面性或部分性癫痫
这部分包括所有临床及脑电图不能归入全身或局限型明确诊断的全面强直阵挛发作的病例，如许多睡眠大发作的病例不能明确为全身或局灶类型

续表

4. 特殊综合征
（1）热性惊厥、其他全面性特发性癫痫
（2）孤立发作或孤立性癫痫状态、特殊活动诱发的癫痫
（3）仅出现于急性代谢或中毒情况的发作

针对 1981 版癫痫发作分类存在的不足，LLAE 提出新的 2017 版癫痫发作分类。首先根据起源部分分为局灶性起源发作、全面性起源发作、未知起源发作；局灶性起源发作根据是否存在意识障碍及运动症状进一步分类；大部分全面性起源的发作伴意识障碍，不需描述意识情况（表 5–4）。

表 5–4　国际抗癫痫联盟（LLAE，2017）提出的癫痫发作分类

局灶性起源	全面性起源	未知起源
意识清楚　意识障碍	运动性发作	运动性发作
运动性发作	强直 – 阵挛发作	强直 – 阵挛发作
自动症	阵挛发作	癫疯样痉挛发作
失张力发作	强直发作	非运动性发作
阵挛发作	肌阵挛发作	行为终止
癫痫样痉挛发作	肌阵挛 – 强直 – 阵挛发作	无法分类
过度运动发作	肌阵挛 – 失张力发作	
肌阵挛发作	癫痫样痉挛发作	
强直发作	非运动性发作（失神）	
非运动性发作	典型发作	
自主神经性发作	不典型发作	
行为终止	肌阵挛发作	
认识性发作	眼睑肌阵挛发作	
情绪性发作		
感觉性发作		
局灶性进展为双侧强直 – 阵挛发作		

【癫痫发作分类】

目前普遍应用的是国际抗癫痫联盟在 1981 年提出的癫痫发作分类方案。癫痫发作分为部分性 / 局灶性发作、全面性发作、不能分类的发作。2010 年国际抗癫痫联盟提出

了最新的癫痫发作分类方案，新方案对癫痫发作进行了重新分类和补充。新方案总结了近年癫痫学研究的进展，更为全面和完整。

（一）部分性 / 局灶性发作

部分性 / 局灶性发作是指发作起始症状及脑电图改变提示“大脑半球某部分神经元首先被激活”的发作。包括单纯部分性发作、复杂部分性发作、继发全面性发作。

（二）全面性发作

全面性发作是指发作起始症状及脑电图改变提示“双侧大脑半球同时受累”的发作。包括失神、肌阵挛、强直、阵挛、强直 – 阵挛、失张力发作。

（三）不能分类的发作

由于资料不充足或不完整而不能分类，或在目前分类标准中无法归类的发作（如痉挛性发作）。

（四）近年新确认的发作类型

这部分包括肌阵挛失神、负性肌阵挛、眼睑肌阵挛、痴笑发作等。

【癫痫综合征的分类】

根据引起癫痫的病因不同，可以分为特发性癫痫综合征、症状性癫痫综合征以及可能的症状性癫痫综合征。2001 年国际抗癫痫联盟提出的新方案还对一些关键术语进行了定义或规范，包括反射性癫痫综合征、良性癫痫综合征、癫痫性脑病。

（一）特发性癫痫综合征

特发性癫痫综合征是除了癫痫没有大脑结构性损伤和其他神经系统症状与体征的综合征。多在青春期前起病，预后良好。

（二）症状性癫痫综合征

症状性癫痫综合征是由于各种原因造成的中枢神经系统病变或者异常，包括脑结构异常或者影响脑功能的各种因素。随着医学的进步和检查手段的不断发展和丰富，能够寻找到病因的癫痫病例越来越多。

（三）可能的症状性癫痫综合征或隐源性癫痫

这部分被认为是症状性癫痫综合征，但目前病因未明。

（四）反射性癫痫综合征

反射性癫痫综合征指几乎所有的发作均由特定的感觉或者复杂认知活动诱发的癫痫综合征，如阅读性癫痫、惊吓性癫痫、视觉反射性癫痫、热浴性癫痫、纸牌性癫痫等。去除诱发因素，发作即消失。

（五）良性癫痫综合征

良性癫痫综合征指易于治疗或不需要治疗也能完全缓解，不留后遗症的癫痫综合征。

（六）癫痫性脑病

癫痫性脑病指癫痫性异常本身造成的进行性脑功能障碍。其原因主要或者全部是由于癫痫发作或者发作间歇期频繁的癫痫放电引起。大多为新生儿、婴幼儿以及儿童期发病。脑电图明显异常，药物治疗效果差。包括 West 综合征、LGS、LKS 以及大田原综合征、Dravet 综合征等。

【临床表现】

癫痫可见于各个年龄段。儿童癫痫发病率较成人高，随着年龄的增长，癫痫发病率有所降低。进入老年期（65 岁以后）由于脑血管病、老年痴呆和神经系统退行性病变增多，癫痫发病率又见上升。

由于异常放电的起始部位和传递方式的不同，癫痫发作的临床表现复杂多样。

（一）全面强直－阵挛性发作

全面强直－阵挛性发作以突发意识丧失和全身强直和抽搐为特征，典型的发作过程可分为强直期、阵挛期和发作后期。一次发作持续时间一般小于 5 分钟，常伴有舌咬伤、尿失禁等，并容易造成窒息等伤害。强直－阵挛性发作可见于任何类型的癫痫和癫痫综合征中。

（二）失神发作

典型失神发作表现为突然发生，动作中止，凝视，叫之不应，可有眨眼，但基本不伴有或伴有轻微的运动症状，结束也突然。通常持续 5 ～ 20 秒，罕见超过 1 分钟者。主要见于儿童失神癫痫。

（三）强直发作

强直发作表现为发作性全身或者双侧肌肉的强烈持续收缩，肌肉僵直，使肢体和躯体固定在一定的紧张姿势，如轴性的躯体伸展背屈或者前屈。常持续数秒至数十秒，但是一般不超过 1 分钟。强直发作多见于有弥漫性器质性脑损害的癫痫患者，一般为病情严重的标志，主要为儿童，如 Lennox-Gastaut 综合征。

（四）肌阵挛发作

肌阵挛发作是肌肉突发快速短促的收缩，表现为类似于躯体或者肢体电击样抖动，有时可连续数次，多出现于觉醒后。可为全身动作，也可以为局部的动作。肌阵挛临床常见，但并不是所有的肌阵挛都是癫痫发作。既存在生理性肌阵挛，又存在病理性肌阵挛。同时伴 EEG 多棘慢波综合的肌阵挛属于癫痫发作，但有时脑电图的棘慢波可能记录不到。肌阵挛发作既可见于一些预后较好的特发性癫痫（如婴儿良性肌阵挛性癫痫、少年肌阵挛性癫痫），也可见于一些预后较差的、有弥漫性脑损害的癫痫综合征（如早期肌阵挛性脑病、婴儿重症肌阵挛性癫痫、Lennox-Gastaut 综合征等）患者中。

（五）痉挛

此痉挛指婴儿痉挛，表现为突然、短暂的躯干肌和双侧肢体的强直性屈性或者伸性收缩，多表现为发作性点头，偶有发作性后仰。其肌肉收缩的整个过程有 1 ～ 3 秒，常成簇发作。常见于 West 综合征，其他婴儿综合征有时也可见到。

（六）失张力发作

失张力发作是由于双侧部分或者全身肌肉张力突然丧失，导致不能维持原有的姿势，出现猝倒、肢体下坠等表现，发作时间相对短，持续数秒至十余秒，发作持续时间短者多不伴有明显的意识障碍。失张力发作多与强直发作、非典型失神发作交替出现于有弥漫性脑损害的癫痫中，如 Lennox–Gastaut 综合征、Doose 综合征（肌阵挛 – 站立不能性癫痫）、亚急性硬化性全脑炎早期等。但也有某些患者仅有失张力发作，其病因不明。

（七）单纯部分性发作

此型发作时意识清楚，持续时间数秒至 20 余秒，很少超过 1 分钟。根据放电起源和累及的部位不同，单纯部分性发作可表现为运动性、感觉性、自主神经性和精神性，后两者较少单独出现，常发展为复杂部分性发作。

（八）复杂部分性发作

此型发作时伴有不同程度的意识障碍。表现为突然动作停止，两眼发直，叫之不应，不跌倒，面色无改变。有些患者可出现自动症，为一些不自主、无意识的动作，如舔唇、咂嘴、咀嚼、吞咽、摸索、擦脸、拍手、无目的走动、自言自语等，发作过后不能回忆。其大多起源于颞叶内侧或者边缘系统，但也可起源于额叶。

（九）继发全面性发作

简单或复杂部分性发作均可继发全面性发作，最常见继发全面性强直阵挛发作。部分性发作继发全面性发作仍属于部分性发作的范畴，其与全面性发作在病因、治疗方法及预后等方面明显不同，故两者的鉴别在临床上尤为重要。

【疾病危害】

癫痫病作为一种慢性疾病，虽然短期内对患者没有多大的影响，但是长期频繁的发作可对患者的身心、智力产生严重影响。

（一）生命的危害

癫痫患者经常会在任何时间、地点、环境下不能自我控制地突然发作，容易出现摔伤、烫伤、溺水、交通事故等。

（二）精神上的危害

癫痫患者经常被社会所歧视，在就业、婚姻、家庭生活等方面均遇到困难，患者精神压抑，身心健康受到很大影响。

（三）认知障碍

认知障碍主要表现为患者记忆障碍、智力下降、性格改变等，最后逐渐丧失工作能力甚至生活能力。

第二节　癫痫的诊断与鉴别诊断

【诊断】

癫痫诊断需遵循三步原则：首先明确发作性症状是否为癫痫发作；其次是哪种类型的癫痫或癫痫综合征；最后明确癫痫的原因。

（一）确定是否为癫痫

详细询问患者本人及其亲属或同事等目击者，尽可能获取详细而完整的发作史，这是准确诊断癫痫的关键。脑电图检查是诊断癫痫发作和癫痫最重要的手段，并且有助于癫痫发作和癫痫的分类。临床怀疑癫痫的病例均应进行脑电图检查。需要注意的是，一般常规脑电图的异常率很低，为 10% ～ 30%。而规范化脑电图，由于其适当延长了描图时间，保证各种诱发实验，特别是睡眠诱发，必要时加做蝶骨电极描记，因此明显提高了癫痫放电的检出率，可使阳性率提高至 80% 左右，并使癫痫诊断的准确率明显提高。

（二）癫痫发作的类型

其类型主要依据详细的病史资料、规范化的脑电图检查，必要时行录像脑电图检测等进行判断。

（三）癫痫的病因

在癫痫诊断确定之后，应设法查明病因。在病史中应询问有无家族史、出生及生长发育情况、有无脑炎、脑膜炎、脑外伤等病史。查体中有无神经系统体征、全身性疾病等。然后选择有关检查，如头颅磁共振（MRI）、CT、血糖、血钙、脑脊液检查等，以进一步查明病因。

【鉴别诊断】

临床上存在多种多样的发作性事件，既包括癫痫发作，也包括非癫痫发作。非癫痫发作在各年龄段都可以出现（表 5-5），非癫痫发作包括多种原因，其中一些是疾病状态，如晕厥、短暂性脑缺血发作（TIA）、发作性运动诱发性运动障碍、睡眠障碍、多发性抽动症、偏头痛等，另外一些是生理现象，如屏气发作、睡眠肌阵挛、夜惊等。

鉴别诊断过程中应详细询问发作史，努力寻找引起发作的原因。此外，脑电图特别是视频脑电图监测对于鉴别癫痫性发作与非癫痫性发作有非常重要的价值。

（一）非癫痫性发作

不同年龄段常见非癫痫性发作如下（表 5–5）。

表 5–5 不同年龄段常见非癫痫性发作

新生儿	周期性呼吸、非惊厥性呼吸暂停、颤动
婴幼儿	屏气发作、非癫痫性强直发作、情感性交叉擦腿动作、过度惊吓症
儿童	睡眠肌阵挛、夜惊、梦魇及梦游症、发作性睡病、多发性抽动症 发作性运动诱发性运动障碍

（二）晕厥

晕厥为脑血流灌注短暂全面下降，缺血缺氧所致意识瞬时丧失和跌倒。多有明显的诱因，如久站、剧痛、情绪激动等。常有恶心、头晕、无力、眼前发黑等先兆，其意识丧失极少超过 15 秒，以意识迅速恢复并完全清醒为特点，不伴发作后意识模糊。

（三）假性癫痫发作

假性癫痫发作又称癔症样发作，是由心理障碍引起的一种非癫痫性的发作性疾病，可表现为运动、感觉和意识模糊等类似癫痫发作的症状。发作时 EEG 上无相应的痫性放电和抗癫痫治疗无效是鉴别的关键（表 5–6）。

表 5–6 癫痫发作与假性癫痫发作的鉴别

特点	癫痫发作	假性癫痫发作
发作场合	任何情况下	有精神诱因及有人在场
发作特点	突然刻板发作	发作形式多样，有强烈自我表现
		如闭眼、哭叫、手足抽动和过度换气等
眼位	上睑抬起、眼球上窜	眼睑紧闭、眼球乱动或向一侧偏转
面色和黏膜	发绀	苍白或发红
瞳孔	散大、对光反射消失	正常、对光反射存在
对抗被动运动	不能	可以
摔伤、舌咬伤、尿失禁	可有	无
持续时间及终止方式	1～2 分钟，自行停止	可长达数小时、需安慰及暗示
锥体束征	Babinski 征常（+）	（–）

（四）发作性睡病

发作性睡病可引起意识丧失和猝倒。根据突然发作的不可抑制的睡眠、睡眠瘫痪、入睡前幻觉及猝倒征四联征不难与其他类似疾病进行鉴别。

（五）TIA

TIA 多见于老年人，常伴有血管病危险因素，临床症状多为缺失症状，常持续 15 分钟到数小时，EEG 无明显痫性放电，可资鉴别。

（六）低血糖

血糖水平低于 2mmol/L 时可产生癫痫局部抽动或四肢强直发作，伴意识丧失，病史和血糖检测有助于诊断。

（七）基底动脉型偏头痛

偏头痛为双侧，常伴有眩晕、共济失调、视物模糊或眼球运动障碍，EEG 可见枕区棘波。

第三节　癫痫的治疗与防护

目前癫痫治疗仍以药物治疗为主，药物治疗应达到三个目的：①控制发作或最大限度地减少发作次数；②经长期治疗无明显不良反应；③使患者保持或恢复其原有的生理、心理和社会功能状态。

【急救措施】

有先兆发作的患者应及时告知家属或周围人，有条件及时间可将患者扶至床上，来不及者可顺势使其躺倒，防止意识突然丧失而跌伤，迅速移开周围硬物、锐器，减少发作时对身体的伤害。迅速松开患者衣领，使其头转向一侧，以利于分泌物及呕吐物从口腔排出，防止流入气管引起呛咳窒息。不要向患者口中塞任何东西，不要灌药，防止窒息。不要去掐患者的人中，这样对患者毫无益处。不要在患者抽搐期间强制性按压患者四肢，过分用力可造成骨折和肌肉拉伤，增加患者的痛苦。癫痫发作一般在 5 分钟之内都可以自行缓解。如果连续发作或频繁发作时应按癫痫持续状态处理。

【治疗原则】

目前癫痫的治疗包括药物治疗、手术治疗、神经调控治疗等。

（一）药物治疗

目前国内外对于癫痫的治疗主要以药物治疗为主。经过正规的抗癫痫药物治疗，约

70% 的癫痫患者其发作是可以得到控制的，其中 50% ～ 60% 的患者经过 2 ～ 5 年的治疗是可以痊愈的，患者可以和正常人一样工作和生活。因此，合理、正规的抗癫痫药物治疗是关键。

1. 抗癫痫药物使用指征

癫痫的诊断一旦确立，应及时应用抗癫痫药物控制发作。但是对首次发作、发作有诱发因素或发作稀少者，可酌情考虑应用抗癫痫药物控制发作。

2. 选择抗癫痫药物的总原则

对癫痫发作及癫痫综合征进行正确分类是合理选药的基础。此外还要考虑患者的年龄（儿童、成人、老年人）、性别、伴随疾病以及抗癫痫药物潜在的副作用可能对患者未来生活质量的影响等因素。如婴幼儿患者不会吞服药片，应用糖浆制剂既有利于患儿服用又方便控制剂量。儿童患者选药时应注意尽量选择对认知功能、记忆力、注意力无影响的药物。老年人共患病多，合并用药多，药物间相互作用多，而且老年人对抗癫痫药物更敏感，副作用更突出，因此老年癫痫患者在选用抗癫痫药物时，必须考虑药物副作用和药物间相互作用。对于育龄期女性癫痫患者应注意抗癫痫药对激素、性欲、女性特征、怀孕、生育以及致畸性等的影响。传统抗癫痫药物（如苯妥英钠、苯巴比妥）虽有一定临床疗效，但是副作用较多，如齿龈增生、毛发增多、致畸率高、多动、注意力不集中等，患者不易耐受。抗癫痫新药（如拉莫三嗪、左乙拉西坦、托吡酯、奥卡西平等）不仅临床疗效肯定，而且副作用小，患者容易耐受。

3. 抗癫痫药物治疗应该尽可能采用单药治疗直到达到有效或最大耐受量

单药治疗失败后，可联合用药。尽量将作用机制不同、很少或没有药物间相互作用的药物配伍使用。合理配伍用药应当以临床效果最好、患者经济负担最轻为最终目标。

4. 在抗癫痫药物治疗过程中并不推荐常规监测抗癫痫药物的血药浓度

只有当怀疑患者未按医嘱服药或出现药物毒性反应、合并使用影响药物代谢的其他药物以及存在特殊的临床情况（如癫痫持续状态、肝肾疾病、妊娠）等情况时，才考虑进行血药浓度监测。

5. 抗癫痫治疗需持续用药，不应轻易停药

目前认为，至少持续 3 年以上无癫痫发作时，才可考虑是否可以逐渐停药。停药过程中，每次只能减停一种药物，并且需要 1 年左右时间逐渐停用。

6. 常用抗癫痫药

（1）传统 AEDs

苯妥英（PHT）：对 GTCS 和部分性发作有效，可加重失神和肌阵挛发作。超过常规剂量应用时易中毒，小儿不易发现毒副反应，婴幼儿和儿童不宜服用，成人剂量 200mg/d，日服 1 次。

卡马西平（CBZ）：是部分性发作的首选药物，但可加重失神和肌阵挛发作。常规治疗剂量 10 ～ 20mg/（kg · d），起始剂量应为 2 ～ 3mg/（kg · d），1 周后渐增加至治疗剂量。治疗 3 ～ 4 周后，需增加剂量维持疗效。

丙戊酸（VPA）：是一种广谱 AEDs，是全面性发作，尤其是 GTCS 合并典型失神发作的首选药，也用于部分性发作，与其他 AEDs 有复杂的交互作用，常规剂量成人 600 ～ 1800mg/d，儿童 10 ～ 40mg/（kg · d）。

苯巴比妥（PB）：常作为小儿癫痫的首选药物，对 GTCS 疗效好，也用于单纯及复杂部分性发作，对发热惊厥有预防作用。可用于急性脑损伤合并癫痫或癫痫持续状态。常规剂量成人 60 ～ 90mg/d，小儿 2 ～ 5mg/（kg · d）。

扑痫酮（PMD）：可用于 GTCS，以及单纯和复杂部分性发作。

乙琥胺（ESX）：仅用于单纯失神发作。

氯硝西泮（CNZ）：作为辅助用药，小剂量可取得良好疗效，但易出现耐药使作用下降。成人试用 1mg/d，必要时逐渐加量；小儿试用 0.5mg/d。

（2）新型 AEDs

托吡酯（TPM）：为难治性部分性发作及继发 GTCS 的附加单药治疗药物，对于 Lennox-Gastaut 综合征和婴儿痉挛症等也有一定疗效。常规剂量成人 75 ～ 200mg/d，儿童 3 ～ 6mg/（kg · d），应从小剂量开始，在 3 ～ 4 周内逐渐增至治疗剂量。

拉莫三嗪（LTG）：为部分性发作及 GTCS 的附加或单药治疗药物，也用于 Lennox-Gastaut 综合征、失神发作和肌阵挛发作的治疗。成人起始剂量 25mg/d，之后缓慢加量，维持剂量 100 ～ 300mg/d；儿童起始剂量 2mg/（kg · d），维持剂量 5 ～ 15mg/（kg · d）；与丙戊酸合用剂量减半或更低，儿童起始剂量 0.2mg/（kg · d），维持剂量 2 ～ 5mg/（kg · d）。经 4 ～ 8 周逐渐增加至治疗剂量。

奥卡西平（OXC）：适应证与卡马西平相同，主要用于部分性发作及继发全面性发作的附加或单药治疗，对卡马西平有变态反应的患者 2/3 能耐受奥马西平。成人初始剂量 300mg/d，每日增加 300mg，单药治疗剂量 600 ～ 1200mg/d。

左乙拉西坦（LEV）：对部分性发作伴或又不伴继发 GTCS、肌阵挛发作等都有效。

加巴喷丁（GBP）：用于 12 岁以上及成人的部分性癫痫发作和 GTCS 的辅助治疗。起始剂量 100mg，3 次 / 天，维持剂量 900 ～ 1800mg/d，分 3 次服。

氨已烯酸（VGB）：用于部分性发作、继发性 GTCS 和 Lennox-Gastaut 综合征，对婴儿痉挛症有效。起始剂量 500mg/d，每周增加 500mg，维持剂量 2 ～ 3g/d，分 2 次服用。

噻加宾（TGB）：作为难治性复杂部分性发作的辅助治疗。开始剂量 4mg/d，一般用量 10 ～ 15mg/d。

唑尼沙胺（ZNS）：对 GTCS 和部分性发作有明显疗效，也可治疗继发全面性发作、失张力发作、West 综合征、Lennox-Gastaut 综合征、不典型失神发作及肌阵挛发作。因发现有些患者发生肾结石，故已少用。

非尔氨酯（FBM）：对部分性发作和 Lennox-Gastaut 综合征有效。起始剂量 400mg/d，维持剂量 1800 ～ 3600mg/d。

普瑞巴林：主要用于癫痫部分性发作的辅助治疗。

目前，国际抗癫痫联盟推出针对不同发作类型癫痫和部分癫痫综合征的治疗指南，可供临床参考（表 5-7）。

表 5-7 癫痫初始治疗的选药原则（根据发作类型）

发作类型和癫痫综合征	药物
成人部分性发作	A 级：卡马西平、苯妥英钠 B 级：丙戊酸钠 C 级：加巴喷丁、拉莫三嗪、奥卡西平、苯巴比妥、托比酯、氨己烯酸托比酯、氨己烯酸
儿童部分性发作	A 级：奥卡西平 B 级：无 C 级：卡马西平、苯巴比妥、苯妥英钠、托吡酯、丙戊酸钠
老年人部分性发作	A 级：加巴喷丁、拉莫三嗪 B 级：无 C 级：卡马西平
成人全面强直 - 阵挛发作	A 级：无 B 级：无 C 级：卡马西平、拉莫三嗪、奥卡西平、苯巴比妥、苯妥英钠、托吡酯、丙戊酸钠
儿童全面强直 - 阵挛发作	A 级：无 B 级：无 C 级：卡马西平、苯巴比妥、苯妥英钠、托吡酯、丙戊酸钠
儿童失神发作	A 级：无 B 级：无 C 级：乙琥胺、拉莫三嗪、丙戊酸钠
伴中央 - 颞部棘波的良性儿童癫痫	A 级：无 B 级：无 C 级：卡马西平、丙戊酸钠

注：A、B、C 级代表效能 / 作用的证据水平由高到低排列；A、B 级：该药物应考虑作为该类型的初始单药治疗；C 级：该药物可考虑作为该类型的初始单药治疗。

（二）手术治疗

经过正规抗癫痫药物治疗，仍有 20% ～ 30% 患者为药物难治性癫痫。癫痫的外科手术治疗为这一部分患者提供了一种新的治疗手段，约有 50% 的药物难治性癫痫患者可通过手术使发作得到控制或治愈，从一定程度上改善了难治性癫痫的预后。

1. 手术适应证

（1）药物难治性癫痫，影响日常工作和生活者。

（2）对于部分性癫痫，癫痫源区定位明确，病灶单一而局限。

（3）手术治疗不会引起重要功能缺失。

近年来癫痫外科实践表明，一些疾病或综合征手术治疗效果肯定，可积极争取手术。如颞叶癫痫伴海马硬化，若定位准确其有效率可达 60% ～ 90%。婴幼儿或儿童的灾难性癫痫如 Rasmussen 综合征，严重影响了大脑的发育，应积极手术，越早越好。其他如皮质发育畸形、良性低级别肿瘤、海绵状血管瘤、动静脉畸形、半身惊厥 - 偏瘫 - 癫痫综合征等均是手术治疗较好的适应证。

2. 术前定位

精确定位致痫灶和脑功能区是手术治疗成功的关键。目前国内外学者一致认为，有关致痫灶和脑功能区的术前定位应以采用综合性诊断程序为宜，最常用和较好的方法是分期综合评估，即初期（Ⅰ期）的非侵袭性检查和Ⅱ期的侵袭性检查。非侵袭性检查，包括病史收集及神经系统检查、视频头皮 EEG、头颅 MRI、CT、SPECT、PET、MRS、fMRI、脑磁图和特定的神经心理学检查等。如果通过各种非侵袭性检查仍不能精确定位，尚需侵袭性检查，包括颅内硬膜下条状或网状电极和深部电极监测及诱发电位、Wada 试验等，以进一步定位致痫灶和脑功能区。

（三）神经调控治疗

神经调控治疗是一项新的神经电生理技术，在国外神经调控治疗癫痫已经成为最有发展前景的治疗方法。目前包括重复经颅磁刺激术（rTMS）、中枢神经系统电刺激（脑深部电刺激术、癫痫灶皮层刺激术等）、周围神经刺激术（迷走神经刺激术）。

1. 重复经颅磁刺激

rTMS 是应用脉冲磁场作用于大脑皮层，从而对大脑的生物电活动、脑血流及代谢进行调谐，从而调节脑功能状态。低频磁刺激治疗通过降低大脑皮质的兴奋状态，降低癫痫发作的频率，改善脑电图异常放电，对癫痫所致的脑部损伤有修复作用，从而达到治疗癫痫的目的。

rTMS 对癫痫等多种慢性脑功能疾病均有较好疗效，不存在药物或手术治疗对人体造成的损害，对认知功能无影响，安全性高、副作用很小、治疗费用低廉、患者容易接受。多疗程 rTMS 可以明显减少癫痫发作频率和发作严重程度。因此。rTMS 有望成为一种潜力巨大的、独特的治疗癫痫的新手段。

2. 迷走神经刺激（VNS）

1997 年 7 月，美国 FDA 批准其用于难治性癫痫的治疗。迄今为止，全世界已有超过 75 个国家的 6 万多例患者接受过迷走神经刺激术治疗。迷走神经刺激器被埋藏在胸部皮肤下并通过金属丝延伸与迷走神经相连。VNS 植入后，它就会按一定的强度和频度对迷走神经进行刺激，从而阻止癫痫的发生。对于多种抗癫痫药物治疗无效，或者其他形式的手术无效者，均可以考虑使用这个方法。

【预后】

癫痫患者经过正规的抗癫痫药物治疗，约 70% 患者其发作是可以得到控制的，其中 50% ～ 60% 的患者经 2 ～ 5 年的治疗是可以痊愈的，患者可以和正常人一样地工作和生活。手术治疗和神经调控治疗可使部分药物难治性癫痫患者的发作得到控制或治愈，从一定程度上改善了难治性癫痫的预后。

【预防与调护】

预防癫痫病发生应注意以下几方面。

1. 优生优育，禁止近亲结婚。孕期头 3 个月，一定要远离辐射，避免病毒和细菌感染。规律孕检，分娩时避免胎儿缺氧、窒息、产伤等。

2. 小儿发热时应及时就诊，避免孩子发生高热惊厥，损伤脑组织。还应看护好孩子，避免其发生头外伤。

3. 青年人、中年人、老年人应注意保证健康的生活方式，以减少患脑炎、脑膜炎、脑外伤、脑血管病等疾病发生。

【护理】

预防癫痫发作复发，应主要注意以下几方面。

1. 生活规律，按时休息，保证充足睡眠，避免熬夜、疲劳等。避免长时间看电视、打游戏机等。

2. 饮食清淡，多食蔬菜水果，避免咖啡、可乐、辛辣等兴奋性饮料及食物，戒烟、戒酒。避免服用含有咖啡因、麻黄碱的药物。青霉素类或沙星类药物有时也可诱发发作。

3. 按时、规律服药，定期进行门诊随诊。

4. 禁止驾驶汽车；禁止在海边或江河里游泳；不宜高空作业、不操作机器等。

第四节 癫痫持续状态

癫痫持续状态（SE）或称癫痫状态，是指癫痫连续发作之间意识未完全恢复又频繁再发，或发作持续 30 分钟以上不自行停止的状态。临床实际中，发作持续 10 分钟或 GTCS 发作持续时间超过 5 分钟就该考虑癫痫持续状态的诊断，并须用 AEDs 紧急处理。长时间癫痫发作，若不及时治疗，可因高热、循环衰竭或神经元兴奋毒性损伤导致不可逆的脑损伤，致残率和病死率很高，因而癫痫状态是内科常见的急症。各种癫痫发作均可发生持续状态，但临床以强直－阵挛持续状态最常见。全身性发作的癫痫持续状态（SE）常伴有不同程度的意识、运动功能障碍，严重者更有脑水肿和颅压增高。

【病因】

1. 热性惊厥占小儿 SE 的 20% ～ 30%。

2. 主要发生于癫痫患儿突然撤停抗癫痫药物、不规律服药、睡眠严重缺失或间发感染时。

3. 急性疾病中惊厥发作的各种病因均可引起症状性 SE。

【临床表现】

（一）全面性发作持续状态

全面强直－阵挛发作（GTCS）持续状态是临床常见的危险的癫痫状态。强直－阵挛发作反复发生，可见意识障碍（昏迷）伴高热、代谢性酸中毒、低血糖休克、电解质紊乱（低血钾及低血钙等）和肌红蛋白尿等，可发生脑、心、肝、肺等多脏器功能衰竭，有自主神经和生命体征改变。

（二）强直性发作持续状态

本症多见于 Lennox-Gastaut 综合征患儿，表现为不同程度的意识障碍，间有强直性发作或非典型失神、失张力发作等。

（三）阵挛性发作持续状态

本症表现为阵挛性发作持续时间较长伴意识模糊甚至昏迷。

（四）肌阵挛发作持续状态

肌阵挛多为局灶或多灶性表现节律性反复肌阵挛发作肌肉呈跳动样抽动，连续数小时或数天多无意识障碍。特发性肌阵挛发作（良性）患者很少出现癫痫状态、严重器质性脑病，晚期患者如亚急性硬化性全脑炎、家族性进行性肌阵挛癫痫等较常见。

1. 单纯性肌阵挛状态

本症见于失神发作和强直－阵挛发作患儿。

2. 症状性肌阵挛状态

本症较多见，常合并退行性脑病如 Ramsay–Hunt 肌阵挛性小脑协调障碍，进行性肌阵挛性癫痫如肾性脑病、肺性脑病和中毒性脑病等。

（五）失神发作持续状态

失神发作持续状态表现为意识水平降低，甚至只表现为反应性下降，学习成绩下降，临床要注意鉴别。

（六）部分性发作持续状态

单纯部分性运动发作持续状态表现为身体某部分如颜面或口角抽动、个别手指或单侧肢体持续不停抽动达数小时或数天，无意识障碍发作终止后可遗留发作部位 Todd 麻痹，也可扩展为继发性全面性发作。

（七）边缘叶性癫痫持续状态

边缘叶性癫痫持续状态又称精神运动性癫痫状态，常表现为意识障碍（模糊）和精神症状，如活动减少、呆滞、注意力丧失、定向力差、缄默或只能发单音调，以及焦虑不安、恐惧、急躁、幻觉妄想等持续数天至数月，常见于颞叶癫痫。

（八）偏侧抽搐状态伴偏侧轻瘫

本型多发生于幼儿，表现为一侧抽搐，患者通常意识清醒，伴发作后一过性或永久性同侧肢体瘫痪。

（九）自动症持续状态

少数患者表现为自动症，意识障碍可表现为由轻度嗜睡至木僵、昏迷和尿便失禁，如不及时治疗常发生全身性发作，可持续数小时至数天，甚至半年，患者对发作不能回忆。

（十）新生儿期癫痫持续状态

本型表现多样，不典型，多为轻微抽动，肢体奇异的强直动作，常由一个肢体转至另一肢体或半身抽动，发作时呼吸暂停，意识不清。

【辅助检查】

1. 血常规检查可除外感染或血液系统疾病导致症状性持续状态。

2. 血液生化检查可排除低血糖、糖尿病酮症酸中毒、低血钠，以及慢性肝肾功能不全。

3. 常规 EEG、视频 EEG 和动态 EEG 监测可显示尖波、棘波、尖－慢波、棘－慢波等癫痫性波型，有助于癫痫发作和癫痫状态的确诊。

4. 心电图检查可排除大面积心肌梗死、各种类型心律失常导致广泛脑缺血、缺氧后发作。

5. 胸部 X 线检查可排除严重肺部感染导致的低氧血症或呼吸衰竭。

6. 必要时可行头部 CT 和 MRI 检查。

【诊断】

根据癫痫病史、临床特征、常规或视频 EEG 检查等。GTCS 持续状态发作间期有意识丧失才能诊断；部分性发作持续状态可见局部持续性运动发作长达数小时或数天，无意识障碍；边缘叶癫痫持续状态、自动症持续状态均有意识障碍，可伴精神错乱等。

【鉴别诊断】

部分性癫痫状态需与短暂性脑缺血发作（TIA）鉴别，TIA 可出现发作性半身麻木、无力等，不伴意识障碍，多见于中老年，常伴高血压、脑动脉硬化症等脑卒中危险因素；癫痫状态须注意与癔症和器质性脑病等鉴别，病史和 EEG 是重要的鉴别依据。

【西医治疗】

治疗目的是保持生命体征稳定，恢复心肺功能，终止癫痫发作，减少发作对脑部神经元的损害；寻找并尽可能根除病因及诱因；处理并发症。

（一）一般处理

1. 对症处理

保持呼吸道通畅，吸氧，必要时做气管插管或切开，进行生命体征和脑电波的监测；查找病因并治疗；有牙关紧闭者应放置牙套。

2. 建立静脉通道

3. 防治并发症

防治脑水肿，物理降温，控制感染；纠正代谢紊乱并给予营养支持治疗。

（二）常用药物

1. 癫痫常规用药

（1）地西泮（安定）：地西泮是成人或儿童各型癫痫状态的首选药。10 ～ 20mg 静脉注射，≤2mg/min，如有效，可将 60 ～ 100mg 溶于 5% 葡萄糖生理盐水中，于 12 小时内缓慢静脉滴注。

（2）地西泮加苯妥英钠：地西泮 10 ～ 20mg 静脉注射取得疗效后，再用苯妥英钠 0.3 ～ 0.6g 加入生理盐水 500mL 中静脉滴注≤50mg/min。

（3）10% 水合氯醛：10% 水合氯醛 20 ～ 30mL 加等量植物油保留灌肠。适合肝功能不全或不宜使用苯巴比妥类药物者。

（4）氯硝西泮、劳拉西泮（氯羟安定）：氯硝西泮、劳拉西泮作用较安定强 5 倍。可适用各种类型的癫痫持续状态。

2. 难治性癫痫持续状态的用药

难治性癫痫持续状态指持续的癫痫发作，对初期的一线药物地西泮、氯硝西泮、苯巴比妥、苯妥英钠等无效，连续发作 1 小时以上者。此时的首要任务是要迅速终止发作，可选用下列药物。

（1）异戊巴比妥（异戊巴比妥钠）：异戊巴比妥静脉注射，速度不超过 0.05g/ 分钟，至控制发作为止。成人 0.25 ～ 0.5g，注射用水稀释后缓慢静注，≤100mg/min。常行气管插管、机械通气来保证生命体征稳定。

（2）咪达唑仑：近年来使用咪达唑仑有成为治疗难治性癫痫状态标准疗法的趋势。常用剂量为首剂静注 0.15 ～ 0.2mg/kg，然后按 0.06 ～ 0.6mg/（kg・h）静脉滴注维持。

（3）丙泊酚：丙泊酚是一种非巴比妥类的短效静脉用麻醉剂，能明显增强 GABA 能神经递质的释放。建议剂量 1 ～ 2mg/kg 静注，继之以 2 ～ 10mg/（kg・h）持续静脉滴注维持。控制发作后逐渐减量。

（4）其他：也可选用利多卡因、氯氨酮、硫喷妥钠等进行治疗。丙戊酸钠（丙戊酸）丙戊酸钠（德巴金）可迅速终止某些癫痫持续状态，如部分性运动发作持续状态。

（四）对症处理

1. 防治脑水肿

可用 20% 甘露醇快速静脉滴注，或地塞米松 10 ～ 20mg 静脉滴注。

2. 控制感染

避免患者在发作时误吸，可酌情预防性应用抗生素，防治并发症。

3. 相关检查

检查血糖、电解质、动脉血气等，有条件可行 EEG 监测。

4. 降温、纠正代谢紊乱、保证营养

高热可物理降温纠正发作引起代谢紊乱，如低血糖、低血钠、低血钙、高渗状态和肝性脑病，纠正水、电解质及酸碱平衡失调，并给予营养支持治疗。

【预后】

癫痫持续状态在癫痫患者中的发病率为 1% ～ 5%，至今其病死率仍高达 13% ～ 20%，因而，应充分重视其诊断及处理。

【预防与调护】

癫痫病的预防非常重要。预防癫痫不仅涉及医学领域，而且与全社会的关心有关。应重视预防癫痫的发生，控制其发作，减少癫痫对患者心理的不良影响。

第五节　癫痫的中医辨证论治

癫痫是一种发作性神志异常的疾病。临床上可表现为短暂的感觉障碍，肢体抽搐，意识丧失，行为障碍或自主神经功能异常等不同症状，或兼而有之。大多数患者的癫痫（发作）是由脑内外各种疾病所引起，称为继发性癫痫，目前原因不明的称为原发性癫痫。原发性癫痫发病年龄多为5岁前后和青春期。本病的预后取决于病因，一般来说，原发性癫痫如用药及时、规则，预后较好，不影响寿命，否则，易使癫痫反复发作，顽固难治。癫痫属中医“痫证”范畴。

【病因病机】

癫痫的病因可分为先天原因和后天原因。孕妇失其调养（母体突受惊恐）和胎儿发育不全为先天原因；后天原因为七情失调，脑部外伤，以及六淫外邪侵袭，或饮食不节，劳累过度，或患其他病之后可致脏腑受损发为痫证。病机变化为母体突受惊恐，一则导致气机逆乱，一则导致精伤而肾亏，所谓“恐则精却”，使胎儿发育产生异常，出生后发生此证，此为先天因素所致。

后天因素所致痫证主要由于惊恐和饮食失节，导致脏腑功能失调。突受大惊大恐，造成气机逆乱，“恐则气下”“惊则气乱”，进而损伤脏腑，如肝肾受损，可使肝肾阴亏，生热生风，脾胃受损则健运失司，痰浊内聚，一遇诱因，风火痰热上窜脑神，蒙蔽心神清窍，而发癫痫。如果情志不舒，疲劳过度，肝气郁结，肝风夹痰上逆，闭塞心窍，壅塞经络，也可发为癫痫。

此外，由于脑部外伤之后，神志逆乱，气血瘀阻，络脉不和，也可发为癫痫。癫痫与肾、肝、脾三脏关系最为密切，病机转化与风、痰、瘀有关，尤以痰邪作祟最为重要。

【诊断】

（一）表现形式多种多样

在多数情况下，详细的病史、临床特点、仔细的体检，结合脑电图等辅助检查，可以明确诊断。

（二）大发作

大发作也称全身性发作。以意识丧失和全身抽搐为特征，可为原发性或继发性，目前认为大部分属继发性。发作可分为三期：先兆期、强直期、阵挛期。

（三）小发作

小发作多无全身阵挛发作，以意识障碍为主。单纯型仅有意识丧失，复合型则伴有简短的强直、阵挛，或自动症，以及自主神经症状。

（四）部分性发作

部分性发作包括单纯部分性发作和复杂部分性发作，前者多为大脑皮质局部病灶引起，后者又称精神运动性发作。

（五）特殊综合征

特殊综合征多发生在婴幼儿或青少年，如婴儿痉挛症，良性儿童中央区－颞叶棘波癫痫，儿童枕部放电灶癫痫等；尚有5%的癫痫患者可为诱发性癫痫。

（六）脑电图检查是常规和重要的检查方法

发作间歇期的脑电图加上各种诱发方法，对各型癫痫发作的阳性率可达80%～85%。若能在发作时做描记，则更有诊断意义。

【辨证论治】

（一）辨证分型

1. 风痰闭阻型

主症：在发作前常有眩晕、胸闷、乏力、身体局部抽动等症（亦有无明显先兆者），发则突然跌仆，神志不清，抽搐吐涎，或伴尖叫与二便失禁。也有短暂神志不清，或精神恍惚而无抽搐者。舌苔白腻，脉多弦滑。

治法：涤痰息风，开窍定痫。

方药：定痫丸加减，竹沥30g，半夏15g，石菖蒲12g，胆南星12g，川贝母9g，天麻12g，钩藤12g，全蝎粉2g（吞），僵蚕12g，远志6g，龙齿30g，朱茯神10g。

随症加减：神志不清，偏于痰盛者，加天竺黄12g，白附子9g，以豁痰开窍定痫；痰火壅实，加生大黄9g，以清热通便泻火。

2. 痰火内盛型

主症：发作时昏仆抽搐吐涎，牙关紧闭，或有吼叫，平时情绪急躁，心烦失眠，咯痰不爽，口苦而干，便秘，舌红苔黄，脉滑数。

治法：平肝泻火，化痰开窍。

方药：龙胆泻肝汤合涤痰汤加减。龙胆草10g，山栀子10g，木通6g，生地黄12g，半夏10g，枳实9g，菖蒲12g，胆南星10g，天麻12g，钩藤12g，广地龙12g，全蝎粉

2g（吞）。

随症加减：大便秘结者，加生大黄9g（后下），以泻火通便；失眠者，加酸枣仁12g，夜交藤30g，以宁心安神。

3. 脾虚痰湿型

主症：平日倦怠乏力，胸闷，眩晕。发作时面色晦滞或晄白，四肢厥冷，神识昏朦，蜷卧拘挛，或抽搐频发，呕吐涎沫，啼声低怯，舌淡胖，苔白腻，脉细滑。

治法：健脾祛湿，化痰定痫。

方药：六君子汤加减。党参10g，白术12g，茯苓12g，陈皮10g，半夏12g，胆南星10g，菖蒲12g，地龙12g，炙远志6g，蜈蚣2条，甘草6g。

随症加减：心烦不眠者，加柏子仁12g，酸枣仁12g，以养心安神；形寒肢冷，偏于阳虚者，可加附子10g，干姜6g，以温阳化湿。

4. 髓海亏虚型

主症：癫病发作日久，神思恍惚，面容憔悴晦暗，失眠，健忘，心悸，头晕目眩，腰膝酸软，神疲乏力，苔薄腻，脉细弱。

治法：滋养精血，补益肝肾。

方药：大补元煎加减。党参12g，熟地黄12g，怀山药15g，杜仲12g，枸杞子12g，山茱萸9g，当归9g，炙甘草6g，石菖蒲12g，远志6g，天麻12g，钩藤15g。

随症加减：偏于肾虚为主者，可加龟甲12g，紫河车粉6g（吞），以填精补肾；神志恍惚，恐惧，抑郁，焦虑者，可加淮小麦30g，大枣7枚，甘以缓急，养心润燥。

5. 瘀阻脑络型

主症：多有头部跌撞、脑部受伤史，癫痫日久不愈。平时可有头痛，精神抑郁，肢体麻木或头面麻木等。发作时症状较固定，抽搐或全身或局部，发作后常有头痛，舌质紫暗或有瘀点，苔薄白，脉涩或弦紧。

治法：活血化瘀，通络定痫。

方药：血府逐瘀汤加味。桃仁10g，红花10g，当归10g，川芎10g，生地黄12g，赤芍12g，白芍12g，柴胡9g，枳壳10g，桔梗6g，牛膝12g，僵蚕12g，地龙12g，甘草6g。

随症加减：头痛甚者，加天麻12g，葛根30g，以平肝活血；夜寐不安者，加夜交藤30g，龙齿30g，以镇惊安神。

（二）中成药、中药制剂

中成药：白金丸、青黛散、医痫丸、全天麻胶囊、礞石滚痰丸、蝎蜈片、七叶神安片、至宝丹，以上药每日3次，饭后服。半年不发者，每日2次，一年不发者，每日1次。

中药制剂：醒脑静注射液、全天麻注射液、参附注射液等。

中药验方：全蝎、蜈蚣、僵蚕、地鳖虫各等份，共研为末，装入空心胶囊，每次5粒，早晚各1次，功能息风定痛。

（三）针灸

发作时：可取百会、人中、后溪、风府、大椎、涌泉等穴，用泻法，强刺激。

穴位埋线：双侧丰隆、内关穴皮下埋植羊肠线，3个月埋1次，共埋3次。

体疗法：适当的体育锻炼有助于增强体质，减少发病。如太极拳、健身操等。

取嚏法：以棉花或鹅毛或消毒导尿管等，徐徐插入患者鼻腔，令其取嚏复苏。

【注意事项】

1. 癫痫患者不能骤减或停服抗病药，以免引起癫痫持续状态。
2. 克服自卑感及恐惧心理，避免疲劳、紧张诸因素刺激。
3. 加强体质锻炼，起居有规律，忌烟酒等刺激食物。
4. 严禁开车、游泳、夜间独自外出等活动，如有发作预兆，应立即卧倒，避免跌伤。

【医案精选】

（一）徐景藩医案——痰瘀阻络证

韩某，女，14岁。

痫疾发已8年，月经已潮数次，但涩少愆期，舌苔薄白，脉象细弦。观以前所用诸方，化痰息风定痫诸药服之已久，痫发未止。

辨证：痰瘀阻络。

治法：化痰祛瘀通络。

方药：半夏、陈皮、石菖蒲、郁金（矾水炒）、炒川芎、凌霄花、月季花、益母草、香附、牵牛子、熟大黄。

守上方加减续投，历4个月后，月经按时而至，色量基本正常，痫发减轻，发作间期延长，由原来一月数发逐渐减少至2～3个月一发。继予原法出入，制丸常服，治疗3年，痫发控制。随访9年，病已痊愈。

按语：此例经化痰祛瘀，调整月经而获效，且正处发育时期，药物治疗结合心理、饮食疗法（如鼓励其树立信心，情绪乐观，克服自卑感，欣赏音乐，饮食低盐，少饮水等），家长认真配合，患者按时服药，遵从医嘱，这些都是极为重要的有利因素。

（二）许振亚医案——风痰闭阻证

宋某，男，8岁。1996年6月8日就诊。

两年前因受惊吓致癫痫全身性发作，每日晚间发作，服用卡马西平0.1g（半片），每日2次，丙戊酸钠0.1g（半片），每日2次，症状稍有缓解，每周发作两次，家长怕增加西药影响儿童发育，要求用中药治疗。家长代述，开始每天入睡前即发作一次，发作时突然跌倒，尖叫一声，强直抽搐，不省人事，口吐白沫，痰声辘辘，小便失禁，5～6分钟即缓解，缓解后皆昏蒙多睡。经服西药，每周发作两次，舌质淡红，苔白腻，脉弦滑数。

辨证：风痰闭阻型。

治法：涤痰息风，开窍定痫。

方药：定痫汤化裁。陈皮6g，茯神10g，姜半夏8g，川贝母8g，胆南星6g，天麻8g，丹参15g，麦冬10g，僵蚕6g，琥珀2g（研冲），石菖蒲6g，朱砂0.5g（研冲），远志5g，灯心草3g，甘草3g，全蝎3g（研冲）。每日1剂，分2次服。

二诊（1996年7月6日）。患儿服用四周均未见发作。上药改为粉剂，每日2次，每次5g。

三诊（1997年6月9日）。连用1年后，先停西药又用半年，未再复发。每年追访，10年未曾发作。

按语：此例患者为儿童全身发作性癫痫，用西药不能控制其病，加用中药涤痰息风，开窍定痫之品后，如鼓应桴，为了防止再发，又服用中药粉剂一年半后，基本痊愈。

第六节　癫痫的中医传承创新研究及展望

一、中医传承与创新研究

癫痫是以突然仆倒，昏不知人，口吐涎沫，两目上视，肢体抽搐，或口中如作猪羊叫声等神志失常为主要表现的一种发作性的疾病。又称痫证、癫疾，俗称“羊痫风”。本病与西医所称的癫痫基本相同。

癫痫病名始见于《黄帝内经》。《素问·奇病论》曰：“人生而有病颠疾者，病名曰何，安所得之？岐伯曰：病名为胎病，此得之在母腹中时，其母有所大惊，气上而不下，精气并居，故令人发为颠疾也。”这里不仅提出了癫疾的病名，还指出了癫疾又称胎病，发病与先天因素有关。《灵枢·癫狂》曰“癫疾始作，先反僵，因而脊痛”，指癫疾在抽搐之初，先有肌肉僵直，故发作过后常有脊背痛。该篇还有“癫疾始作，而引口啼呼，喘悸者”。说明发作之初患者口中常有阵阵啼喘声。这些症状的描述，与后世医家的观察，基本一致，可谓本病最早的临床资料。

隋·巢元方《诸病源候论·癫狂候》对本病的临床特点做了较为细致的描述：“癫

者，卒发仆也，吐涎沫、口祸、目急、手足缭戾，无所觉知，良久乃苏。”已认识到本病是一种发作性神志失常的疾患。该书《五癫病候》还说：“发作时时，反目口噤，手足相引，身体皆然。”“若僵惊，起如狂。”指发作时反复不断地抽搐，也有表现为神志失常的。

唐·孙思邈《备急千金要方》首次提出癫痫的病名。此后，多数医家称本病为癫痫。《备急千金要方·候痫法》，把癫痫的证候做了比较全面的归纳，计20条，如“目瞳子卒大，黑如常是痫候”“鼻口青，时小惊是痫候”“闭目青，时小惊是痫候”“卧惕惕而惊，手足振摇是痫候”“弄舌摇头是痫候”等。可见孙氏对癫痫证候的观察之细。

宋·严用和对痫证按五脏分类。《济生方·癫痫论治》云：“夫癫痫病者……一曰马痫，作马嘶鸣，应乎心；二曰羊痫，作羊叫声，应乎脾；三曰鸡痫，作鸡叫声，应乎肝；四曰猪痫，作猪叫声，应乎肾；五曰牛痫，作牛吼声，应乎肺。此五痫应乎五畜，五畜应乎五脏者也。”

金元朱丹溪在《丹溪心法·痫》中亦指出：“痫证有五……无非痰涎壅塞，迷闷孔窍。”对痰浊与痫证的发病关系做了探讨。

明·王肯堂对痫证的主要症状、发病过程和起病突然、具有反复性等特点，都做了较详细的说明。《证治准绳·癫狂痫总论》说：“痫病发则昏不知人，眩仆倒地，不省高下，甚而瘛疭抽掣，目上视或口眼歪斜，或口作六畜之声。”在“痫”篇又说：“痫病仆时，口中作声，将醒时吐涎沫，醒后又复发，有连日发者，有一日三五发者。”

清·程国彭对癫狂痫三病进行了鉴别，并对五痫之说持反对态度，他指出：“经云重阴为癫，重阳为狂，而痫症，则痰涎聚于经络也。”又说：“痫者忽然发作，眩仆倒地，不省高下，甚则瘛疭抽掣，目斜口祸，痰涎直流，叫喊作畜声，医家听其五声，分为五脏……虽有五脏之殊，而为痰涎则一，定痫丸主之；既愈之后，则河车丸以断其根。”

李用粹结合自己的临床经验，在《证治汇补·痫病》中提出了阳痫、阴痫的分证方法，并提出了治则：“痫分阴阳；先身热掣疭，惊啼叫喊而后发，脉浮洪者为阳痫，病属六腑，易治。先身冷无惊掣啼叫而病发，脉沉者为阴痫，病在五脏，难治。阳痫痰热客于心胃，闻惊而作，若痰热甚者，虽不闻惊亦作者也，宜用寒凉。阴痫亦本乎痰热，因用寒凉太过，损伤脾胃变而成阴，法当燥湿温补祛痰。”

近代教科书：张伯臾主编的《中医内科学》（上海科学技术出版社，1985年10月），对痫证病因病机认为：本证之形成，大多由于七情失调，先天因素，脑部外伤，饮食不节，劳累过度，或患病之后，造成脏腑失调，痰浊阻滞，气机逆乱，风阳内动所致，而尤以痰邪作祟最为重要。把病因病机分为三类：①七情失调；②先天因素；③脑部外伤进行论述。临床类型亦分三类：①风痰闭阻；②痰火内盛；③心肾亏虚。使癫痫病的治疗更加系统化。

方药中等编著的《实用中医内科学》（上海科学技术出版社，1984 年 4 月），把病因病机概括为痰、火、惊、气、血和先天因素几个方面：①积痰；②郁火；③惊恐；④先天因素。在辨证论治中：发作期首先区分：①阳痫；②阴痫。休止期分为：①脾虚痰盛；②肝火痰热；③肝肾阴虚。对癫痫的病因、证候、诊断和治疗有较多深刻的论述。

王永炎等主编的《中医内科学》（人民卫生出版社，1999 年 10 月），在病因上分为：①禀赋不足；②情志内伤；③饮食失节。在病机上认为本病病位在心（脑）、肝、脾，亦可涉及肾。在病性上认为属阴证、本虚标实之证，本虚主要表现为心脾两虚，标实主要表现为气滞痰阻。在病势上认为本病初期可表现为实证，但可转为虚实夹杂证，迁延日久，反复发作，正气更伤，致心脾及肾损伤，表现以虚为主。

在分证论治上分为：①痰气郁结；②气虚痰结；③心脾两虚。按此三大类型进行辨证施治。

黄培新等主编的《神经科专病中医临床诊治》，（人民卫生出版社，2013 年 10 月第 3 版），在病因病机的论述上认为：既有先天禀赋之因，也有后天失养之因。先天因素多为遗传或妊娠失调、胎儿禀赋不足等；后天因素则包括外感六淫邪毒、情志失节、饮食失调、外伤、脑内虫证等，也有患中风后遗症而诱发者。

本病病机错综复杂，一般而言，肝、肾、脾亏虚是本病主要病理基础，由此而产生之风阳、痰火、血瘀是本病的重要病因。可根据癫痫的病程阶段，要从发作、休止与恢复三个时期分析病机。

在辨证施治上首先要辨清病情之轻重。而判别本病的轻重取决于以下两个方面：一是病发持续时间之长短，一般持续时间长则病重，短则病轻；二是发作间隔时间之久暂，即间隔时间久则病轻，短暂则病重。其次，应辨证候之虚实，痫证之风痰闭阻，痰火扰神属实，而心脾两虚，心肾亏虚属虚。把证型分为 5 个类型：①痰火扰心；②风痰闭阻；③瘀阻脑络；④心脾两虚；⑤心肾亏虚。其论述更加翔实，对病因病机的认识又深化了一步。

关于治疗方法，历代医家多主张癫痫发作时先行针刺。若频繁发作则于醒后急予汤药调治，着重治标；神志转清，抽搐停止，处于发作间期可配制丸药常服，调和气血，息风除痰，着重治本，以防痫证再发。

王兆荣认为，本病病位在脑，病机责之肝肾，肝肾损伤，脏气不平是癫痫的病理基础，瘀血、风、痰蒙蔽清窍，流窜经脉则是造成痫病发作的基本因素。

郑清莲认为，本病虽然其症各异，其型不一，但究其病机，则所差无几。病机为脏腑功能失调，阴阳升降失职，以致风、痰、火、气四者交杂为患。责之脏腑则与肝脾心肾及脑有关。病机演变为七情不遂，气机不畅而致郁，肝郁克脾，脾虚生痰，痰迷心窍则意识丧失，痰郁化热，热盛化火，火极生风而见抽搐，治宜清热化痰镇惊息风为主。

张学文认为，癫痫属中医脑病，主要是先天因素、颅脑外伤、饮食失节、惊恐气郁、痰气交夹、劳累过度等，导致脏气不平，气机逆乱，风阳内扇，夹痰蒙蔽清窍所致。癫痫之痰或由情志过极，气郁化火；或房劳伤肾，肾水不济，心火偏亢，灼液为痰；或因饮食失节，损伤脾胃，脾失健运，胃失和降，湿浊滞留为痰；或跌仆伤颅，胎颅受压，脑络损伤，气血瘀滞，脑窍不通，血不利而为水，水停为痰。脑为清灵之窍，喜静谧而恶动摇，为元神之府而贵自主用事，若卒惊恐而气机逆乱，或饮食失节而成痰浊，或劳累、房劳过度，阴血耗伤，肝肾不足，阴虚阳亢，虚风内动，触引伏痰，蒙窜脑窍，从而猝然昏仆、手足相引。

蒋改苏等将本病分为几型治疗：风痰型，治拟息风化痰，养心止痉，用定痫丸加减。痰热型，治拟清火涤痰，养阴止痉，药用竹沥达痰丸加减；心肾亏虚型，治拟平补心肾，柔肝止痉，药用杞菊地黄丸加减。治疗癫痫 61 例，痊愈 39 例，近期治愈 18 例，好转 4 例。

朱秀罗应用抗痫灵治疗癫痫。其组成：白矾 30g，人工牛黄 1g，天麻 15g，全蝎 5g，蜈蚣 10 条，胆南星 15g，玳瑁 15g，羊鼻虫 15 个（焙），天竺黄 10g，赤金 30 张，琥珀 15g，青礞石 3g（煅）。共研细末装胶囊治疗各型癫痫 150 例，基本控制 127 例（84.67%），无效 23 例（15.33%）。

刘玺珍以抗癫丸为基础方。其组成：白术 20g，茯苓 20g，天竺黄 20g，胆南星 20g，陈皮 10g，半夏 10g，石菖蒲 20g，冰片 2g，天麻 20g，羚羊角 20g，珍珠粉 20g，地龙 15g，琥珀 15g，白僵蚕 15g，蜈蚣 15 条。痰热盛加礞石 20g，大黄 15g，牵牛子 20g；瘀血阻滞加水蛭 20g，炮穿山甲 20g；心肝火旺加栀子 10g，黄连 10g，龙胆草 10g；脾胃虚寒加人参 10g，白胡椒 10g；肾虚加紫河车 20g，鹿角 15g，龟甲 20g；阴虚风动加牡蛎 30g，白芍 30g，鳖甲 30g；月经期间发作增加者，加巴戟天 15g，红花 20g；因饮食积滞诱发者加莱菔子 20g，牵牛子 20g。将基本方及辨证加药共研为极细末，水泛为丸。治疗各型癫痫 258 例，显效 155 例，有效 56 例，效差 26 例，无效 21 例，总有效率 91.9%。

曹惕寅在论宣、通、清三法治疗癫痫经验时指出，临证以宣气化痰为主，降火息风为辅，是治疗癫痫的原则。一曰宣，启迷，化痰镇惊，以制其顽固之性。采用玉枢丹，取其辟秽、除恶、消痰、定惊，相机而用，可消释胶固之痰毒，配用药引煎汤送服。玉枢丹 6g，间两日服 0.3g，3 日服完。药引用下方，或随症加减。分期进服，重药轻用，可防伤其真元。即或一时不能尽除其病，其势亦可渐转或微，孕妇禁用。若见痰热郁积，蒙蔽心窍，方用宣窍清心汤送服。本方由生紫菀 6g，牛蒡子 10g，枳壳 4.5g，郁金 5g，北杏仁 12g，石菖蒲 5g，胆南星 5g，竹沥半夏 10g，白蒺藜 12g，钩藤 10g（后下），连翘心 10g，远志肉 5g 等组成。本方有清心开窍、平肝化痰之功。用于神识模糊，胸闷口腻，或闷闷不乐，或烦躁不宁，舌白垢厚者。若见痰热郁积，肝火扰动肝风，方用镇肝涤痰汤送服。本方由煅石决明 15g，牡丹皮 6g，菊花 6g，钩藤 10g（后下），橘红 5g，竹沥 30mL（冲服），枳壳 5g，郁金 5g，胆南星 5g，盐半夏 10g，连翘心 10g，黑山栀 10g 等组成。本方有镇肝息风、清热化痰之功。用于神昏躁动，痰气易于外塞者。二曰通，宣化，以绝其窜扰之势。若见肝火扰乱心宫，方用镇肝宁神汤。其组成：生紫贝齿 15g，煅石决明 15g，连翘心 10g，远志 5g，竹沥 10g，半夏 10g，胆南星 15g，酸枣仁 10g，茯神 12g，北杏仁 12g，枳壳 5g。本方有平肝清心、化痰宁神之功。用于惊惕、心悸、多语、不寐、多疑、胸闷。若见心火内炽，胃浊上逆，方用清心和胃饮：北秫米 15g（包煎），竹沥半夏 10g，黄连 2g，全瓜蒌 12g，北杏仁 12g，枳壳 5g，远志 5g，白金丸 3g（分 2 次吞服），煅石决明 15g，菊花 6g，磁朱丸 12g（包煎），连翘心 10g。本方具有清心化痰、和胃平肝之功。用于烦躁、胸闷、头晕、心神不定、坐卧不安。三曰清，泄化，以逐其稽留之根。晨服龙胆泻肝丸以清泄肝热；晚服礞石滚痰丸以荡涤顽痰。拔除病根，巩固疗效。

张洪斌从目前中医对癫痫病研究的现状出发，对中医学术继承和发展涉及的问题进行了全方位思考，认为当代中医对癫痫病认识的局限，根由在于学术继承的相对欠缺，特别与当前中医文献研究投入力度普遍不足关系密切，主张中医学术的继承，既要全面，又要有批判性，在继承的过程中要不断推陈出新，在中医疗效的评价上，强调客观性和科学性，注重临床实践，并就如何提高中药研究水平提出了自己的看法，倡导中药研究不要受西药开发思维的影响，不能背离中医药理论的指导，在研究药用部位和成分的同时，更注重成分与效用间关系的探索。

二、展望

癫痫发作是不同病因所引起，是脑部神经元高度同步化异常放电所导致的脑功能失调，这种功能失调具有发作性、短暂性、刻板性及重复性的特点。痫性放电波及双侧脑部则出现全面性癫痫；异常放电在边缘系统扩散，可引起复杂局灶性发作，放电传到丘脑神经元，神经元被抑制，则出现失神发作。神经元异常放电是癫痫的病变基础，而异常放电的原因系离子异常跨膜运动，后者的发生则与离子通道结构和功能异常有关。调控离子通道的神经递质或调质异常也是引起离子通道功能异常的重要原因。离子通道蛋白和神经递质由基因编码，因而，相关基因异常与癫痫发生密切相关。癫痫异常网络学说认为各种病因引起脑损伤及神经元坏死，坏死后病灶内残存的神经元、新生神经元及增生的胶质细胞将形成新的神经网络。当这种异常网络有利于异常电活动形成并传播时就会导致癫痫的发生，而多次癫痫发作，都有可能引起新的神经元坏死，坏死区域残存神经元，新生神经元及胶质细胞又会形成新的网络，加剧癫痫的发生，形成导致癫痫反复发作的恶性循环。目前癫痫治疗仍以药物治疗为主，药物治疗应达到三个目的：控制发作或最大限度地减少发作次数；长期治疗无明显不良反应；使患者保持或者恢复其原有的生理、心理和社会功能状态。新抗癫痫药物问世为有效治疗癫痫提供了条件。患者经过长时间正规单药治疗，或联合使用两种抗癫痫药物达到最大耐受剂量，以及经过一次正规的、联合治疗仍不见效者，可考虑手术治疗。难治性癫痫应采用适当的手术治疗来减轻患者的发作，可有机会使患者获得发作的完全控制。手术适应证：手术效果比较理想的多为部分发作，主要是起源于一侧颞叶的难治性、复杂部分性发作，如致痫灶靠近大脑皮质，可为手术所及且切除后不会产生严重的神经功能缺陷者，疗效较好。癫痫病灶的切除术必须有特定的条件，基本点为：①癫痫灶定位须明确；②切除病灶应相应局限；③术后无严重功能障碍的风险。癫痫手术治疗涉及多个环节，需要在术前结合神经电生理学、神经影像学、核医学、神经心理学等多重检测手段进行术前综合评估，对致痫源区进行综合定位，是癫痫外科治疗成功与否的关键。常用方法有：①前颞叶切除术和选择杏仁核、海马切除术；②颞叶以外的脑皮质切除术；③癫痫病灶切除术；④大脑半球切除术；⑤胼胝体切开术；⑥多处软脑膜下横切术。除此之外，还有迷走神经刺激术、慢性小脑电刺激术、脑立体定向毁损术等，理论上对于各种难治性癫痫都有一定的疗效。

第六章

神经系统脱髓鞘疾病

神经系统脱髓鞘疾病包括中枢神经系统脱髓鞘疾病、外周神经脱髓鞘疾病两大类。

中枢神经系统脱髓鞘疾病是以中枢神经系统多灶性以及炎性脱髓鞘为主的一种自身免疫系统疾病，包括遗传性（髓鞘形成障碍性疾病）和获得性（以拥有正常髓鞘为基础的脱髓鞘病）两大类。遗传性脱髓鞘疾病主要是指脑白质营养不良，由于遗传因素导致某些酶的缺乏引起的神经髓鞘磷脂代谢紊乱，不能完成正常发育所致的疾病。获得性脱髓鞘疾病又分为继发于其他疾病的脱鞘病和原发性免疫介导的炎性脱髓鞘病。前者如一氧化碳中毒后迟发性白质脑病亚急性联合变性、桥脑中央髓鞘溶解症、麻疹病毒感染后发生的亚急性硬化性全脑炎和乳头多瘤空泡病毒引起的进行性多灶性白质脑病等。后者包括多发性硬化、视神经脊髓炎、同心圆性硬化（Balo 病）、播散性脑脊髓炎（DEM）等。其临床特征主要包括反复发作、多次缓解及复发。

外周神经脱髓鞘疾病包括吉兰 – 巴雷综合征（GBS）和慢性炎性脱髓鞘性多发性神经根神经病（CIDP）。其二者均为自身免疫介导的急性炎症和慢性炎症的周围神经疾病，主要损害多数脊神经根和周围神经，也常累及脑神经。

神经系统脱髓鞘疾病属中医学中的“痿证”“喑痱”“眩晕”“视瞻昏渺”等范畴。

第一节 多发性硬化

多发性硬化（multiple sclerosis，MS）是一种免疫介导的中枢神经系统慢性脱髓鞘性疾病。以炎症、脱髓鞘和神经胶质增生改变、症状体征的空间多发和病程的时间多发性为主要特征。本病不同的发病阶段有不同的临床表现，可属于中医学“痿证”“喑痱”“眩晕”“视瞻昏渺”等范畴。

【病因病机】

（一）中医

中医学中无“多发性硬化”之病名，而在临床表现的全过程又很难与中医某一病证相符合。其病因病机又极为复杂，因气血内虚，脏腑功能失调，加之内伤外感，劳倦色欲致使正气乖戾发为本病。

1. 先天禀赋不足

先天禀赋不足或素体亏虚，肾精不足，不能生髓养脑，“则脑转耳鸣胫酸眩冒，目无所见，懈怠安卧”。或肝肾亏虚之甚，骨不充，筋不得养，则四肢痿软无力，而成“痿”，肝血不足不能养目，故“视瞻昏渺”或“青盲”毕现。

2. 正气不足

正气不足，腠理疏松，感受六淫之邪，风寒之邪夹湿外袭，阻闭经脉，气血不和，筋肉失养而致四肢痿弱无力。或正气乖戾，脏腑气机逆乱，发为本病。

3. 脾为后天之本

脾为后天之本，津液气血生化之源。饮食不节，损伤脾胃，运化失健，痰湿内生，清阳不升，发为“眩晕”；生源不足，筋脉失养，则四肢无力，加之痰浊上闭，发为“喑痱”。

4. 久病损及肝肾

久病损及肝肾或素体肝肾不足，筋骨失养，则肢体无力步态不稳发为“痿躄”或“骨繇”。

（二）西医

西医病因和发病机制至今尚未完全明确，近几年的研究提出了自身免疫、病毒感染、遗传倾向、环境因素及个体易感因素综合作用的多因素病因学说。

1. 病毒感染及分子模拟学说

研究发现，本病最初发病或以后的复发，常有一次急性感染。多发性硬化患者不仅麻疹病毒抗体效价增高，其他多种病毒抗体效价也增高。感染的病毒可能与中枢神经系统（CNS）髓鞘蛋白或少突胶质细胞存在共同抗原，即病毒氨基酸序列与 MBP 等神经髓鞘组分的某段多肽氨基酸序列相同或极为相近，推测病毒感染后体内 T 细胞激活并生成病毒抗体，可与神经髓鞘多肽片段发生交叉反应，导致脱髓鞘病变。

2. 自身免疫学说

实验性变态反应性脑脊髓炎（experimental allergic encephalomyelitis，EAE），其免疫发病机制和病损与 MS 相似，如针对自身髓鞘碱性蛋白（myelin basic protein，MBP）产生的免疫攻击，导致中枢神经系统白质髓鞘的脱失，出现各种神经功能的障碍。同时临床上应用免疫抑制药或免疫调节药物对 MS 有明显的缓解作用，从而提示 MS 也可能是一种与自身免疫有关的疾病。

3. 遗传学说

研究发现，多发性硬化患者约10%有家族史，患者第一代亲属中多发性硬化发病概率较普通人群增高5～15倍；单卵双胞胎中，患病概率可达50%。

4. 地理环境

流行病资料表明，接近地球两极地带，特别是北半球北部高纬度地带的国家，本病发病率较高。MS高危地区包括美国北部、加拿大、冰岛、英国、北欧、澳洲的塔斯马尼亚岛和新西兰南部，患病率为4/10万或更高。赤道国家发病率小于1/10万，亚洲和非洲国家发病率较低，约为5/10万。我国属于低发病区，与日本相似。

5. 其他

诱发因素如感染、过度劳累、外伤、情绪激动，以及激素治疗中停药等，均可促发疾病或促使本病复发或加重。

6. 病理特征

特征性病理改变是中枢神经系统白质内多发性脱髓鞘斑块，多位于侧脑室周围，伴反应性胶质增生，也可有轴突损伤。病变可累及大脑白质、脊髓、脑干、小脑和视神经。脑和脊髓冠状切面肉眼可见较多粉灰色分散的形态各异的脱髓鞘病灶，大小不一，直径1～20mm，以半卵圆中心和脑室周围，尤其是侧脑室前角最多见。镜下可见急性期髓鞘崩解和脱失，轴突相对完好，少突胶质细胞轻度变性和增生，可见小静脉周围炎性细胞（单核、淋巴和浆细胞）浸润。病变晚期轴突崩解，神经细胞减少，代之以神经胶质形成的硬化斑。

【临床表现】

（一）发病

起病年龄多在20～40岁，10岁以下和50岁以上患者少见，男女患病之比约为1∶2。以亚急性起病多见，急性和隐匿起病仅见于少数病例。

（二）临床特征

绝大多数患者在临床上表现为空间多发性和时间多发性。空间多发性是指病变部位的多发，时间多发性是指缓解－复发的病程。少数病例在整个病程中呈现单病灶征象。单相病程多见于以脊髓征象起病的缓慢进展型，多发性硬化和临床少见的病势凶险的急性多发性硬化。

由于多发性硬化患者大脑、脑干、小脑、脊髓可同时或相继受累，故其临床症状和体征多种多样。多发性硬化的体征常多于症状，例如主诉一侧下肢无力、麻木刺痛的患者，查体时往往可见双侧皮质脊髓束或后索受累的体征。多发性硬化的临床经过及其症状体征的主要特点归纳如下。

1. 肢体无力

肢体无力最多见，大约 50% 的患者首发症状包括一个或多个肢体无力。运动障碍一般下肢比上肢明显，可为偏瘫、截瘫或四肢瘫，其中以不对称瘫痪最常见。腱反射早期正常，以后可发展为亢进，腹壁反射消失，病理反射阳性。

2. 感觉异常

浅感觉障碍表现为肢体、躯干或面部针刺麻木感，异常的肢体发冷、蚁走感、瘙痒感以及尖锐、烧灼样疼痛及定位不明确的感觉异常。疼痛感可能与脊髓神经根部的脱髓鞘病灶有关，具有显著特征性。亦可有深感觉障碍。

3. 眼部症状

眼部症状常表现为急性视神经炎或球后视神经炎，多为急性起病的单眼视力下降，有时双眼同时受累。眼底检查早期可见视乳头水肿或正常，以后出现视神经萎缩。约 30% 的病例有眼肌麻痹及复视。眼球震颤多为水平性或水平加旋转性。病变侵犯内侧纵束引起核间性眼肌麻痹，侵犯脑桥旁正中网状结构（paramedian pontine reticular formation，PPRF）导致一个半的综合征。

4. 共济失调

30% ～ 40% 的患者有不同程度的共济运动障碍，但 Charcot 三主征（眼震、意向震颤和吟诗样语言）仅见于部分晚期多发性硬化患者。

5. 发作性症状

发作性症状是指持续时间短暂、可被特殊因素诱发的感觉或运动异常。发作性的神经功能障碍每次持续数秒至数分钟不等，频繁、过度换气、焦虑或维持肢体某种姿势可诱发，是多发性硬化特征性的症状之一。强直痉挛、感觉异常、构音障碍、共济失调、癫痫和疼痛不适是较常见的多发性硬化发作性症状。其中，局限于肢体或面部的强直性痉挛，常伴放射性异常疼痛，亦称痛性痉挛，发作时一般无意识丧失和脑电图异常。被动屈颈时会诱导出刺痛感或闪电样感觉，自颈部沿脊柱放散至大腿或足部，称为莱尔米特征（Lhermitte sign），是因屈颈时脊髓局部的牵拉力和压力升高、脱髓鞘的脊髓颈段后索受激惹引起。

6. 精神症状

精神症状在多发性硬化患者中较常见，多表现为抑郁、易怒和脾气暴躁，部分患者出现欣快、兴奋，也可表现为淡漠、嗜睡、强哭强笑、反应迟钝、智力低下、重复语言、猜疑和被害妄想等。可出现记忆力减退、认知障碍。

7. 其他症状

膀胱功能障碍是多发性硬化患者的主要痛苦之一，包括尿频、尿急、尿潴留、尿失禁，常与脊髓功能障碍合并出现。此外，男性多发性硬化患者还可出现原发性或继发性性功能障碍。

多发性硬化尚可伴有周围神经损害和多种其他自身免疫性疾病，如风湿病、类风湿综合征、干燥综合征、重症肌无力等。多发性硬化合并其他自身免疫性疾病是由于机体的免疫调节障碍引起多个靶点受累的结果。

【临床分型】

美国多发性硬化学会1996年根据病程将该病分为以下四型（表6-1），该分型与多发性硬化的治疗决策有关。

表6-1　多发性硬化的临床分型

复发缓解型MS（relapsing-remitting MS，RR-MS）	最常见，80%～85%的MS患者最初表现为复发-缓解病程，以神经系统症状急性加重，伴完全或不完全缓解为特征
继发进展型MS（secondary-progressive MS，SP-MS）	大约50%的RR-MS患者在发病约10年后，残疾持续进展，伴或不伴有复发和不完全缓解
原发进展型MS（primary-progressive MS，PP-MS）	约占10%，发病时残疾持续发展，且持续至少1年，无复发
进展复发型MS（progressive-relapsing MS，PR-MS）	约占5%，发病时残疾持续进展，伴有复发和不完全缓解

注：复发型MS（relapsing MS）包括RR-MS、PR-MS及伴有复发的SP-MS。

【辅助检查】

脑脊液检查、诱发电位和磁共振成像三项检查对多发性硬化的诊断具有重要意义。

（一）脑脊液（CSF）检查可为MS临床诊断提供重要证据

1. CSF单个核细胞（mononuclear cell，MNC）数

本项轻度增高或正常，一般在15×10^6/L以内，约1/3急性起病或恶化的病例可轻至中度增高，通常不超过50×10^6/L，超过此值应考虑其他疾病而非MS。约40%MS病例CSF蛋白轻度增高。

2. IgG鞘内合成检测

MS的CSF-IgG增高主要在CNS内合成，是CSF重要的免疫学检查。①CSF-IgG指数：是IgG鞘内合成的定量指标，见于约70%以上MS患者，测定这组指标也可计算CNS 24小时IgG合成率，意义与IgG指数相似；②CSF-IgG寡克隆带（oligoclonal bands，OB）：是IgG鞘内合成的定性指标，OB阳性率可达95%以上。但应同时检测CSF和血清，只有CSF中存在OB而血清缺如才支持MS诊断。

（二）诱发电位包括视觉诱发电位（VEP）

脑干听觉诱发电位（BAEP）和体感诱发电位（SEP）等，50%～90% 的 MS 患者可有一项或多项异常。

（三）MRI 检查

MRI 检查分辨率高，可识别无临床症状的病灶，使 MS 诊断不再只依赖临床标准。可见大小不一类圆形的 T1 低信号、T2 高信号，常见于侧脑室前角与后角周围、半卵圆中心及胼胝体，或为融合斑，多位于侧脑室体部；脑干、小脑和脊髓可见斑点状不规则 T1 低信号及 T2 高信号斑块；病程长的患者多数可伴脑室系统扩张、脑沟增宽等脑白质萎缩征象。

【诊断】

诊断的本质是时间和空间的多发性。以往国内外多采用的诊断标准是在 1983 年华盛顿召开的关于多发性硬化诊断专题会议上制定的，即 Poser 诊断标准（表 6–2）（符合其中一条）。

表 6–2　Poser 诊断标准（1983 年）

临床确诊 MS（clinical definite MS，CDMS）	①病程中两次发作和两个分离病灶临床证据；②病程中两次发作，一处病变临床证据和另一部位亚临床证据
实验室检查支持确诊 MS（laboratory supported definite MS，LSDMS）	①病程中两次发作，一处病变临床证据，CSF OB/IgG（+）；②病程中一次发作，两个分离病灶临床证据，CSF OB/IgG（+）；③病程中一次发作，一处病变临床证据和另一病变亚临床证据，CSF OB/IgG（+）
临床可能 MS（clinical probable MS，CPMS）	①病程中两次发作，一处病变临床证据；②病程中一次发作，两个不同部位病变临床证据；③病程中一次发作，一处病变临床证据和另一部位病变亚临床证据

随着影像技术的发展，人们对该病的全面深入研究，以及早期诊治的普及，MS 的诊断标准不断得到更新。2001 年 McDonald 诊断标准具有较大突破，将 Poser 诊断标准中对 MS 的诊断由四类（临床确诊、实验室支持确诊、临床可能、实验室可能）简化为两类（确诊、可能），并引入 MRI 检查结果，并提出了原发进展型多发性硬化（primary progressive multiple sclerosis，PPMS）的诊断标准。2005 年修订版 McDonald 诊断标准更加强调 MRI 病灶在时间多发性上的重要性，进一步阐释了脊髓病变在诊断中的意义，简化了 PPMS 的诊断。这一诊断标准近年来已在世界范围内广泛应用。从 MS 诊断标准的发展过程来看，发展趋势是早期诊断，在不降低特异性的同时提高诊断的敏感性，明确诊断概念，简化诊断过程。

2010 年 5 月在爱尔兰首都都柏林，多发性硬化诊断国际专家小组（简称“国际专家小组”）依据近年来有关 MS 诊断的研究和专家意见，讨论了进一步阐述时空多发性的必要性，以及拟将该标准应用于儿童人群、亚洲人群及拉丁美洲人群，第二次修订了 McDonald 诊断标准（表 6–3）。

表格 6–3　2010 年修订版 MS 诊断标准

临床表现	诊断 MS 需要的附加证据
≥2 次临床发作 a；≥2 个病灶的客观临床证据或 1 个病灶的客观临床证据并有 1 次先前发作的合理证据 b	无
≥2 次临床发作 a；1 个病灶的客观临床证据	空间的多发性须具备下列 2 项中的任何一项： ① MS 4 个 CNS 典型病灶区域（脑室周围、近皮质、幕下和脊髓）中至少 2 个区域有≥1 个 T2 病灶； ②等待累及 CNS 不同部位的再次临床发作
1 次临床发作；≥2 个病灶的客观临床证据	时间的多发性须具备下列 3 项中的任何一项： ①任何时间 MRI 检查同时存在无症状的钆增强和非增强病灶 ②随访 MRI 检查有新发 T2 病灶和 / 或钆增强病灶，不管与基线 MRI 扫描的间隔时间长短 ③等待再次临床发作
1 次临床发作；1 个病灶的客观临床证据（临床孤立综合征）	空间的多发性须具备下列 2 项中的任何一项： ① MS 4 个 CNS 典型病灶区域（脑室周围、近皮层、幕下和脊髓）中至少 2 个区域有≥1 个 T2 病灶 ②等待累及 CNS 不同部位的再次临床发作 时间的多发性须具备下列 3 项中的任何一项： ①任何时间 MRI 检查同时存在无症状的钆增强和非增强病灶 ②随访 MRI 检查有新发 T2 病灶和 / 或钆增强病灶，不管与基线 MRI 扫描的间隔时间长短 ③等待再次临床发作
提示 MS 的隐袭进展性神经功能障碍（PP–MS）	回顾性或前瞻性调查表明疾病进展 1 年，并具备下列 3 项中的任何 2 项： ① MS 典型病灶区域（脑室周围、近皮质或幕下）有≥1 个 T2 病灶，以证实脑内病灶的空间多发性 ②脊髓内有≥2 个 T2 病灶，以证实脊髓病灶的空间多发性 ③ CSF 阳性结果（等电聚焦电泳证据有寡克隆带和 / 或 IgG 指数增高）

注：临床表现符合上述诊断标准且无其他更合理的解释时，可明确诊断为 MS；疑似 MS，但不完全符合上述诊断标准时，诊断为“可能的 MS”；用其他诊断能更合理地解释临床表现时，可能排除 MS。

【鉴别诊断】

MS 需与以下各类白质病变相鉴别。

（一）感染性疾病

本类包括 HIV、结核、梅毒、Whipple 等病，可结合病史、其他系统伴随表现、脑脊液实验室检验结果等进行鉴别。

（二）炎症性疾病

ADEM、NMO、桥本脑病、白塞病、神经系统结节病。

（三）代谢性 / 营养性疾病

Wernicke 脑病、亚急性联合变性、脑白质营养不良。

（四）线粒体病

MELAS 综合征、Leigh 病、Leber 病；可通过线粒体基因检查进一步鉴别。

（五）血管病

血管炎、脊髓动静脉瘘和畸形，需通过活检、血管造影等进一步明确诊断。

（六）肿瘤相关疾病

原发性中枢神经系统淋巴瘤、副肿瘤综合征；此类疾病临床及影像表现可与 MS 相似，需通过肿瘤相关检查进一步鉴别。

（七）其他

SCA、CO 中毒、可逆性脑病、颈椎病导致脊髓压迫症、热带痉挛性截瘫（tropical spastic paraplegia，TSP）。

本病主要需与 ADEM 及 NMO 进行鉴别。

【治疗原则】

多发性硬化治疗的主要目的是抑制炎性脱髓鞘病变进展，防止急性期病变恶化及缓解期复发，晚期采取对症和支持疗法，减轻神经功能障碍带来的痛苦。

其主要治疗原则：疾病反复发作，损伤严重时应中西医结合治疗；急性期使用大剂量糖皮质激素静脉滴注；缓解后中药治疗一定跟上。

对所有 RR 型 MS 患者都应长期给予免疫调节治疗；SP 型 MS 患者需早期给予积极治疗；PP 型 MS 患者对于改善病情的治疗反应不佳；MS 是一种终身疾病，近期没有关于终止治疗的病例。如果患者不能耐受一种治疗，或治疗失败，需采用另一种治疗；需在临床上和 / 或通过 MRI 检测患者的疾病活动性。应在功能出现不可逆损伤之前开始改变或增加治疗。

【辨证论治】

根据本病的临床特点，结合中医基本理论，本病的形成主要由先天禀赋不足，复感外邪，气化不利，化生浊毒，督络受损，戕害肾阳和脑髓，败坏形体而致。本病既有正虚，又有邪实，其基本病机是本虚标实，以肾阳亏虚为本，以浊毒内蕴为标。因此本病的主要治疗原则是“益肾、化浊、解毒、通络”。

多发性硬化在临床中往往急性期与缓解期交替出现，不同的病期具有相应的中医证候特点，因此，采用分期、辨证治疗。根据临床可分如下几型。

（一）辨证分型

1. 湿热浸淫型

主症：肢体逐渐出现痿软无力，尤以下肢多见，或兼见微肿，手足麻木，或有发热面黄，胸脘痞闷，小便赤涩热痛，舌苔黄，脉濡数。

治法：化湿清热，舒筋活络。

方药：四妙汤合三仁汤加减。黄柏 10g，苍术 20g，川牛膝 20g，薏苡仁 20g，白蔻仁 10g，厚朴 15g，通草 4g，滑石 20g，茯苓 15g，秦艽 15g，马鞭草 10g，木瓜 12g，甘草 5g，竹叶 6g，伸筋草 10g。

若肢体麻木，关节运动不利，可加赤芍 12g，桃仁 10g，红花 10g，丹参 20g，鸡血藤 20g 等，以活血化瘀；若湿气偏盛，脘腹痞闷，下肢沉重而肿者，可酌情加白术 12g，泽泻 15g，陈皮 15g 等，以加强化湿之功。

2. 痰热阻络型

主症：病起发热，或热后突然出现肢体痿软不用或肢体麻木瘫痪，口渴不欲饮，失语，痰多色黄而黏稠，舌苔黄或黄腻，脉滑数。

治法：涤痰化湿，清热通络。

方药：涤痰汤加减。半夏 15g，胆南星 12g，橘络 20g，陈皮 15g，枳实 10g，茯苓 15g，党参 12g，石菖蒲 12g，竹茹 10g，竹沥 2 支（冲），甘草 6g。

根据舌脉可酌情加黄芩 10g，天竺黄 10g，鸡血藤 20g，木瓜 20g，地龙 10g 等，以助清热化痰通络之功。

3. 气阴两虚型

主症：肢体痿软无力，甚至肌肉萎缩，神疲倦怠，少气懒言，心悸气短，咽干口渴，舌淡红苔少，脉细弱。

治法：益气养阴，柔筋通络。

方药：生脉饮合黄芪桂枝五物汤加减。人参 10g，麦冬 15g，五味子 10g，黄芪 20g，赤芍 12g，桂枝 15g，川牛膝 20g，当归 10g，鸡血藤 20g，甘草 6g，木瓜 15g。

若心悸气短，五心烦热，腰膝酸软，加杜仲 10g，女贞子 10g，旱莲草 10g，石斛 15g，以柔筋滋阴。

4. 肝肾亏虚型

主症：四肢痿软无力，腰膝酸软，不能久立，甚至步态不稳，行走艰难，肌肉消瘦，或伴有头昏，视物不清，咽干耳鸣，遗精或月经不调，舌红少苔，脉细数。

治法：滋阴清热，补益肝肾。

方药：虎潜丸加减。龟甲 30g，黄柏 10g，知母 12g，熟地黄 20g，当归 12g，锁阳 10g，陈皮 15g，狗前胫骨 30g，牛膝 20g，杜仲 10g，川续断 10g，甘草 6g。

若骨蒸潮热，加枸杞子 15g，地骨皮 10g，银柴胡 10g，以养阴除蒸；若阴阳俱虚，用鹿角胶丸、地黄饮子滋阴补阳。

5. 肾阳亏损型

主症：下肢无力，甚至瘫痪，手足笨拙，活动不灵便，肢体麻木不仁，筋脉拘挛，视物昏花，形寒肢冷，语言謇涩，二便不利，舌质淡胖，苔薄，脉细弱而迟。

治法：温补肾阳，填精益髓。

方药：右归丸加减。熟地黄 30g，山药 15g，山萸肉 10g，当归 12g，枸杞子 15g，龟甲 30g，附子 10g，肉桂 4g，胎盘粉 4g（冲），鹿茸粉 2g（冲），僵蚕 10g，全蝎 4g（研冲）。

若小便失禁，加益智仁 10g，覆盆子 15g，桑螵蛸 10g，鹿角霜 20g，以温肾固摄。

（二）中成药、中药制剂

中成药：二十五味珊瑚丸、六味地黄丸，金匮肾气丸、龟鹿二仙膏等。

中药制剂：参麦注射液、当归注射液、当归寄生注射液、黄芪注射液、参附注射液等。

（三）针灸

主穴：上肢取肩髃、曲池、合谷、阳溪。

　　　下肢取髀关、梁丘、足三里、解溪。

配穴：痰热，加迟泽、肺俞；湿热，加阴陵泉、脾俞；肝肾阴亏，加肝俞、悬钟、阳陵泉；瘀血，加血海、太冲；气阴两虚，加太溪、太渊。

【西医治疗】

（一）急性发作期治疗

急性发作期的治疗以减轻恶化期症状，缩短病程，改善残疾程度和防治并发症为主要目标。

1. 急性期治疗

（1）皮质类固醇：是多发性硬化急性发作和复发的主要治疗药物，有抗炎和免疫调节作用，可促进急性复发病患者的恢复和缩短复发期病程，但不能改善恢复程度。长期应用不能防止复发，且可出现严重不良反应。甲泼尼龙（methylprednisolone，MPL）：可减轻炎症和水肿，目前主张在多发性硬化的急性活动期使用，大剂量短程疗法，本法最常用。成人中至重症复发病例用 1g/d 加于 5% 葡萄糖 500mL 静脉滴注，连用 3 ～ 5 日，然后改口服泼尼松 60mg/d，4 ～ 6 周逐渐减量至停药。

（2）免疫球蛋白：静脉注射，0.4g/（kg · d），连续 3 ～ 5 天。对降低 R–R 型患者复发率有肯定疗效，但最好在复发早期应用。可根据病情需要每月加强治疗 1 次，用量仍为 0.4g/（kg · d），连续 3 ～ 6 个月。

（3）血浆置换（plasma exchange，PE）：PE 主要用于对大剂量皮质类固醇治疗不敏感的 MS 患者。目前对 PE 治疗的确切机制、疗效的持续时间及对复发的影响尚不明确，可能的作用机制与清除自身抗体有关。

2. 缓解期治疗

美国 FDA 批准的 4 大类药物用于 RRMS 稳定期，有干扰素、醋酸格拉替雷、那他株单抗、芬戈莫德。

（1）β– 干扰素（interferon–β，IFN–β）：IFN–β 具有免疫调节作用，可抑制淋巴细胞的增殖及抗原呈递、调节细胞因子的产生、通过下调黏附分子的表达及抑制 T 细胞的金属基质蛋白酶来抑制 T 细胞通过血脑屏障。IFN–β1a 和 IFN–β1b 两类重组制剂已作为治疗 R–R 型 MS 的推荐用药在美国和欧洲被批准上市。

IFN–β1a 治疗首次发作 MS 可用 22μg 或 44μg，皮下注射，1 ～ 2 次 / 周；确诊的 R–RMS，22μg，2 ～ 3 次 / 周。耐受性较好，发生残疾的症状较轻。IFN–β1b 为 250μg，隔日皮下注射。IFN–β1a 和 IFN–β1b 均需持续用药 2 年以上，通常用药 3 年后疗效下降。

常见不良反应为流感样症状，持续 24 ～ 48 小时，2 ～ 3 个月后通常不再发生。IFN–β1a 可引起注射部位红肿及疼痛、肝功能损害及严重过敏反应等。IFN–β1b 可引起注射部位红肿、触痛，偶尔引起局部坏死、血清转氨酶轻度增高、白细胞减少或贫血。

（2）醋酸格拉替雷（glatiramer acetate，GA）：人工合成的髓鞘碱性蛋白的类似物，其可能的作用机制在于使 T 细胞由 Th1 表型向 Th2 表型转化，从而促进抗炎性细胞因子的产生。诱导髓鞘反应性 T 细胞的免疫耐受。用法：皮下注射，20mg/d。

（3）那他珠单抗（natalizumab）：为重组 α4– 整合素（淋巴细胞表面的蛋白）单克隆抗体，能阻止激活的 T 淋巴细胞通过血脑屏障。1 年内 2 次以上复发，且 MRI 显示 1 个以上强化病灶。单药治疗尽量避免 PML。用法：300mg 静脉注射，每 4 周 1 次。

（4）芬戈莫德（fingolimod，FTY270）：是从蝉幼虫的子囊菌培养液中提取的抗生素成分经化学修饰后合成的新型免疫抑制剂，化学名为 2–（4– 正辛基苯乙基）–2– 氨基丙二醇盐酸盐，为鞘氨醇 -1- 磷酸（s1P）受体调节剂，在体内经磷酸化后与淋巴细胞表面的 s1P 受体结合，改变淋巴细胞的迁移，促使细胞进入淋巴组织，减少 CNS 内 LC 浸润。用法：0.5mg 口服。

（二）继发进展（SP）型和进展复发（PR）型多发性硬化的治疗

1. 2000 年美国 FDA 批准米托蒽醌应用于 SP 型 MS

米托蒽醌的推荐剂量为 $12mg/m^2$，静脉滴注，米托蒽醌用于治疗 MS 的总剂量不得超过 $140mg/m^2$（过量药物会引起中毒），可降低 60% 的 MS 复发率，缓解 MS 的进程。

还可使用其他免疫抑制剂如甲氨蝶呤、环磷酰胺、环孢霉素 A 等，能减轻多发性硬化的症状，但对 MRI 显示的脱髓鞘病灶无减少趋势，仅用于肾上腺糖皮质激素治疗无效的患者。

（1）甲氨蝶呤（methotrexate，MTX）：可抑制细胞和体液免疫，并有抗炎作用。慢性进展型并有中至重度残疾的 MS 患者每周用 MTX 7.5mg，口服治疗 2 年，可显著减轻病情恶化，对继发进展型疗效尤佳。

（2）环磷酰胺（cyclophosphamide）：宜用于 MTX 治疗无效的快速进展型 MS。主张长期小剂量口服，1 次 50mg，1 日 2 次，维持一年。白细胞减少、出血性膀胱炎等是该药常见不良反应。

（3）硫唑嘌呤：可缓解病程的进展，降低多发性硬化的复发率。2mg/（kg·d）口服，治疗两年。

（4）环孢霉素 A（cyclosprine A）：是强力免疫抑制药，用药 2 年可延迟致残时间。剂量应在 2.5mg/（kg·d）之内，＞5mg/（kg·d）易发生肾中毒，需监测血清肌酐水平（＜1.3mg/dL），为减少毒性可分 2 ～ 3 次口服。84% 的患者出现肾脏毒性，高血压常见。

2. 最近临床及 MRI 研究提示

IFN-β1a 及 IFN-β1b 可降低继发进展型多发性硬化的进展速度。确诊的 SPMS 可用 IFN-β1a 44μg，2 ～ 3 次 / 周，皮下注射。

3. 造血干细胞移植

造血干细胞移植治疗的原理是进行免疫重建，使中枢神经系统对免疫耐受，以达到治疗目的，但只有在其他治疗手段无效的情况下才考虑应用。

（三）原发进展型多发性硬化

本病采用特异性免疫调节治疗无效，主要是对症治疗。血浆置换对暴发病例可能有用，但随机对照试验显示对慢性病例疗效不佳。

（四）对症治疗

1. 疲劳症状

应保证足够的卧床休息，避免过劳，尤其在急性复发期。疲劳是许多患者常见的主诉，有时用金刚烷胺（每次 100mg，早晨和中午 2 次口服）或选择性 5- 羟色胺再摄取抑制剂如氟西汀、西酞普兰等，可能有效。

2. 膀胱、直肠功能障碍

氯化氨基甲酰甲基胆碱（bethanechol chloride）对尿潴留可能有用，无效时可间断导尿。监测残余尿量是预防感染的重要措施。尿失禁可选用溴丙胺太林。

3. 严重痉挛性截瘫和大腿痛性屈肌痉挛

口服巴氯芬（baclofen）或安置微型泵及内置导管鞘内注射可能有效。姿势性震颤用异烟肼 300mg/d 口服，每周增加 300mg，直至 1200mg/d，合用吡哆醇 100mg/d，可有改善；少数病例用卡马西平或氯硝西泮有效。

【预后】

急性发作后患者至少可部分恢复，但复发的频率和严重程度难以预测。预后良好的因素包括女性、40 岁以前发病、临床表现视觉或体感障碍等，出现锥体系或小脑功能障碍提示预后较差。尽管最终可能导致某种程度的功能障碍，但大多数 MS 患者预后较乐观，约半数患者发病后 10 年只遗留轻度或中度功能障碍，病后存活期可长达 20 ～ 30 年，但少数可于数年内死亡。

【预防与调护】

1. 目前为止，多发性硬化的病因及发病机制未能阐明，其为终身性疾病，临床多呈反复发作，约 40% 的患者在患病 10 ～ 15 年后疾病不再有缓解，呈缓慢进行性加重过程，成为继发进展型多发性硬化。所以该病临床缓解期的疾病修正治疗应坚持长期进行。同时，应尽可能避免其发病或复发的诱因如感冒、发热、分娩、疲劳以及情绪激动、手术、月经期以及腹痛腹泻等。患者应长期坚持到具有较高神经专科资质的医院进行定期门诊跟踪，接受中医或中西医结合综合方案的指导，以期减少复发。

2. 平时注意适当锻炼身体，防止病邪侵袭，做到“正气存内，邪不可干”；避免手术、外伤、受寒、分娩等诱发因素；起居有常，节制性欲，避免房劳过度损伤肾中精气；高温可阻碍神经传导，要避免用热水浴、其他热疗及强烈阳光下高温暴晒等。

3. 饮食宜新鲜清淡，且富有营养、高蛋白质。并且调节情志，保持乐观心态，尽可能避免外界不良的精神刺激。

4. 在病情平稳期，要长期不间断地服用中药调节机体，巩固疗效，延长缓解期，控制复发。

【医案精选】

（一）王绵之医案——肾亏气虚证

梅某，男，28 岁。1990 年 2 月 4 日初诊。

于 1989 年 7 月出现头晕、呕吐、复视、吞咽困难，肢体无力呈右侧偏瘫步态，疑为“左小脑占位病变”，住某医院神经外科。经反复检查，排除左小脑半球占位病变，转神经内科，诊断为“脱髓鞘病，脑干脑炎，多发性硬化（疑似）”予激素、多种维生素，并对症处理。治疗近 3 个月，病情有所好转，带药出院。出院后继续以激素维持治疗，但稍一减量，症情即见加重，故转而求助于中医药。刻下体腴面圆，周身痹楚，右手麻软，步履艰难不稳。脉细弦涩，舌胖嫩，苔白薄而干。

辨证：肾亏气虚，肾亏则骨弱，气虚则血滞。

治法：补肾，益气，活血。

方药：生地黄 10g，熟地黄 10g，天冬 6g，麦冬 6g，枸杞子 12g，生黄芪 18g，丹参 15g，红花 9g，桃仁 9g，赤芍 9g，杜仲 12g（炒），石斛 12g，牛膝 12g，地龙 9g。

服药两个月，症情明显好转，嘱递减激素。初减激素后，食欲稍有下降，腿乏力稍加重，自觉右侧皮肤表面体温低于左侧。遂于方中配淫羊藿、肉苁蓉，以燮理阴阳；或加川芎、香附，以增强行气活血之力。4 个月后完全停用激素，症情平稳。又继续服药月余，诸症悉除，生活、工作均已正常，并能参加体育活动。后予补益脾肾之剂以资巩固。

按语：初用激素时，多伤肾阴而为阳亢，继则可见阳虚，长期应用往往阴阳俱虚。故治疗时要辨证准确，关键在于掌握好肾之阴、阳、精、气的相互关系，不忘阴中求阳，阳中求阴之理，切忌一味滋阴，或过用辛热助阳之品。

（二）乔保钧医案——肝肾不足，气血两亏，风寒湿邪凝滞经络证

郝某，女，19 岁，工人。

1981 年夏不明原因出现头晕、复视，继则偏身麻木，太原某医院按梅尼埃病治之无效，另一医院按多发性脑神经炎，经激素治疗症状暂缓，后因感冒而加重，洛阳某医院诊为“多发性硬化”，经激素、维生素等治疗多时疗效不佳，1982 年 10 月 5 日来诊。自诉：面部麻木，伴以浮肿，时左时右，两下肢麻木，软而无力，头晕阵作，视物重影。月经错后 3 ～ 5 天，色淡量少。检查：血压 180/100mmHg。面部浮肿，步态不稳，声低懒言，语言不清。舌淡红尖赤，苔薄白，脉沉无力，两尺弱甚。

辨证：肝肾不足，气血双亏；风寒湿邪凝滞经络。

治法：益气活血，祛风除湿，温经通络。

方药：生黄芪30g，当归10g，川芎6g，桂枝9g，红花9g，全蝎3g，白僵蚕13g，钩藤30g，猪苓15g，车前子10g，威灵仙21g，木瓜15g，炙甘草6g，黑木耳3g。水煎温服。

上方酌情加减，连服25剂，面部浮肿消退，四肢麻木已失，下肢较前有力，步态较前稳健，语言清晰，唯复视尚存。头晕阵作，舌质红少苔，脉弦细，血压150/90mmHg。标证既除，当转以滋肾养肝为主，兼以活血通经息风。处方：枸杞子15g，当归15g，川芎9g，生地黄13g，熟地黄13g，甘菊花9g，草决明20g，石斛15g，猪苓30g，钩藤30g，白僵蚕13g，牡丹皮10g，炙甘草6g，霜桑叶3g。

上方加减，继服40余剂，诸症皆失。随访半年，未再复发。

按语：本病以肝肾不足，气血双亏为本，三邪杂至，气血痹阻为标。遣方用药，首先益气活血通经，温阳除湿祛风，俟麻木标证得消，转以滋肾养肝，本而治之。（乔振纲．乔保钧医案［M］．北京：北京科学技术出版社，1998：280–281）

第二节　视神经脊髓炎

视神经脊髓炎（neuromyelitis optica，NMO）是免疫介导的视神经与脊髓同时或相继受累的急性或亚急性脱髓鞘病变。又称Devic病。其临床特征为急性或亚急性起病的单眼或双眼失明，在其前或其后数日或数周伴发横贯性或上升性脊髓炎。本病属于中医学“暴盲”“青盲”“痿证”范畴。

【病因病机】

（一）中医

视神经脊髓炎的病因病机，中医认为是外感温热之邪，内伤饮食不节、情志失调，或劳欲过度、久病亏虚。病因有虚实两方面，以虚证为多见，其病位在肝、肾、脾。肝藏血，开窍于目，目得血而能视；肾藏精，水轮属肾，精血同源，肝肾精血亏虚，则目失所养而视物昏暗，甚或失明。脾主升清，脾虚则脏腑精华气血不能上濡于目，则目视不明。脾虚生源不足，四肢失养故产生四肢痿弱无力，甚时废而失用。肝主筋、肾主骨，肝肾亏虚，筋骨失养亦会产生四肢痿废失用。

（二）西医

病因尚不清楚，近年研究发现患者血清中有特异性抗体NMO–IgG及特异性靶点水通道蛋白4（aquaporin–4，AQP4），提示NMO不同于MS，是一个独立疾病。

AQP4 是中枢神经系统主要的水通道蛋白，位于星形胶质细胞的足突上，AQP4 是 NMO-IgG 的主要目标，这解释了 NMO 的病灶主要位于视神经及脊髓。AQP4 抗体通过血脑屏障中可通过的部分进入中枢神经系统，立即遇到星形胶质细胞并导致细胞依赖的细胞毒性反应，星形胶质细胞足突被 NMO-IgG 和补体降解，继而活化的巨噬细胞、嗜酸性粒细胞及中性粒细胞一起产生细胞因子、氧自由基等造成血管和实质损伤，最终导致包括轴索和少突胶质细胞在内的白质和灰质的损伤。

NMO 病变主要累及视神经、视交叉和脊髓（胸段与颈段）。其病理改变与 NMO 患者的生存期有关。

1. 脊髓病理

一般多个脊髓节段受累，通常可从胸髓波及颈髓或腰髓。早期病例可见脊髓发生肿胀和软化；生存期较长的患者，脊髓可发生皱缩。

2. 显微镜下病理

脊髓肿胀软化部位镜下可见病变累及脊髓灰质和白质，坏死组织呈灶状或融合成片状，可见小的囊腔形成，轴索和神经细胞丢失，中性粒细胞浸润，毛细血管增生，可见血管周围淋巴细胞袖套样浸润；其他部位的脊髓可见散在或融合成片的脱髓鞘改变。脊髓皱缩部位可见空腔形成，间质明显增生，上行及下行神经纤维束 Wallerian 变性。

3. 视神经病理

视神经炎症包括淋巴细胞、巨噬细胞、单核细胞浸润，及血管炎症。长时间后可见坏死及空洞形成，血管内皮细胞增殖，神经胶质细胞增生或损失，视神经及视交叉脱髓鞘。逆行性轴索损伤导致视网膜神经纤维层丢失。

4. 其他

部分 NMO 患者中枢神经系统的其他部位，如脑干、脑室周围、半卵圆中心白质等可出现类似经典 MS 样的脱髓鞘病灶。

【临床表现】

（一）NMO 主要症候

NMO 主要有视神经和脊髓两大组症候，部分患者合并有脑干损害症状。大约一半的患者以孤立视神经炎起病，其中 20% 的患者双侧视神经炎；一半的患者以孤立的脊髓炎起病；10% 的患者视神经及脊髓同时受累。

（二）视神经症候

眼痛、视力下降或失明、视野缺损。可单眼、双眼间隔或同时发病。

（三）脊髓症候

脊髓症候以横惯性脊髓损害较为多见，包括脊髓相应病变平面以下传导束型深浅感觉、运动障碍及膀胱直肠功能障碍、神经根性疼痛、痛性痉挛、Lhermitte 征，高颈段受累者可出现呼吸肌麻痹症候。

（四）脑干症候

脑干症候包括顽固性呃逆、恶心、呕吐等延髓－颈髓交界区受累症状，此表现在 NMO 中相对特异，有些病例为唯一首发表现。

间脑病变可出现嗜睡、困倦、低钠血症等。

【辅助检查】

（一）磁共振成像（MRI）

1. 头颅 MRI

许多 NMO 患者有脑部病灶，大约 10% 的 NMO 患者脑部病灶与 MS 一致。其分布多与 AQP4 高表达区域相一致，而不符合 MS 的影像诊断标准。特征性病灶位于下丘脑、丘脑、三脑室、导水管、桥脑被盖及第四脑室周围。延髓病变常与颈髓病灶相延续。此外假瘤样脱髓鞘和可逆性后部白质脑病亦可见于患者。

2. 眼部 MRI

急性期可见视神经增粗、肿胀，呈长 T1、长 T2 信号，可见“轨道样”强化。通常双侧视神经均有异常，视交叉及视觉传导通路上可见异常。

3. 脊髓 MRI

病变常累及 3 个或 3 个以上椎体节段，为 NMO 最具有特异性的影像表现。NMO 以颈段或颈胸段同时受累最为多见，病变可向上延伸至延髓下部。病变多位于脊髓中部，累及大部分灰质和部分白质。急性期多伴有脊髓肿胀并可见强化。疾病后期部分病例有脊髓变细、萎缩、中心空洞形成。

（二）脑脊液检查

急性期脑脊液中性粒细胞和嗜酸性粒细胞增多较常见，13% ～ 35% 的患者细胞数大于 $50/mm^3$。46% ～ 75% 患者脑脊液蛋白升高。小于 30% 的 NMO 患者脑脊液可检出寡克隆区带。

（三）血清 NMO-IgG

NMO-IgG 是 NMO 的免疫标志物，是鉴别 NMO 与 MS 的重要参考依据之一，需反复检测。此外，NMO 患者 NMO-IgG 强阳性的其复发可能性较大，其滴定度有可能作为复发与治疗疗效的评价指标。实验方法不同阳性率不同，NMO 患者血清 NMO-IgG 阳性率为 50% ～ 75%。最敏感的方法是细胞转染免疫荧光法。

（四）血清自身抗体

40% ～ 60% 的 NMO 患者可伴有其他自身免疫性疾病中的抗体阳性。如抗核抗体、抗 SSA/SSB 抗体、抗心磷脂抗体、甲状腺相关抗体、乙酰胆碱受体抗体阳性等。

（五）神经眼科检查

1. 视敏度

80% 以上 NMO 患者的视敏度仅为 20/200 或更差，超过 30% 的患者无光感；第一次发病后 30% 患者的视敏度低于 20/200；病程 5 年以上的 NMO 患者，有一半患者单眼视敏度低于 20/200，其中 20% 的患者为双眼视敏度降低。

2. 视野检查

NMO 患者可有中心及外周视野缺损。

3. 视网膜厚度（OCT）

NMO 患者视网膜神经纤维层（RNFL）明显缺失，平均减少厚度为 30 ～ 40μm，而 MS 平均减少厚度为 20 ～ 30μm。Ratchford 等人发现 NMO 相关神经炎首次发作时 RNFL 减少 31μm，以后每次发作减少 10μm。RNFL 与视力、视野、功能缺损、疾病进程相关。平均 RNFL 低于 70μm 时将会发生失明。

4. 视觉诱发电位（VEP）

多数患者有 VEP 异常，主要表现为 P100 潜时延长、波幅降低或 P100 引不出。部分患者可发现亚临床病灶。

【诊断】

典型病例不难诊断，病前有呼吸道或消化道感染史，急性亚急性发病有视神经炎及脊髓炎表现，影像学 MRI 显示视神经和脊髓病灶，VEP 异常，血清 NMO-IgG 升高，即可诊断本病。

我国专家推荐使用 2006 年 Wingerchuk 修订的 NMO 诊断标准，其敏感性和特异性分别为 87.5% 和 83.3%。

1. 必备条件（下列每项至少有 1 次发作）：①视神经炎；②横贯性脊髓炎。

2. 支持条件（至少 2 项）：① MRI：正常或病变不符合多发性硬化影像学诊断标准。②脊髓 MRI：病灶超过 3 个脊椎节段。③血清 NMO-IgG 阳性。

具备全部必备条件和支持条件中的 2 条，即可诊断 NMO。

【治疗原则】

视神经脊髓炎不能完全治愈，如果治疗合理，可以达到长期的病情缓解。视神经脊髓炎的治疗包括中医药治疗、急性发作的治疗、对症治疗。

【辨证论治】

中医认为本病为外感淫邪，内伤正气，气机逆乱，正气乖戾所致。病因有虚实两方面，以虚证为多见，其病位在肝、肾、脾。肝藏血，开窍于目，目得血而能视；肾藏精，水轮属肾，精血同源，肝肾精血亏虚，则目失所养而视物昏暗，甚或失明。脾主升清，脾虚则脏腑精华气血不能上濡于目，则目视不明；肝主筋、肾主骨、脾主肌肉与四肢，如果三脏功能失司则四肢痿废不用。

（一）辨证分型

1. 肺热津伤型

主症：病起发热、咽痛、咳嗽，热退后出现肢体痿软无力，肢体麻木、蚁行感，或眼痛，视物模糊，小便黄而不利，大便秘，舌质红，苔薄黄，脉数。

治法：清宣肺气，柔筋明目。

方药：桑菊饮合柴葛解肌汤加减。桑叶 10g，菊花 10g，杏仁 10g，连翘 10g，薄荷 6g，桔梗 10g，苇根 10g，甘草 6g，柴胡 8g，葛根 15g，白蒺藜 10g，木贼草 6g。

2. 湿热阻络型

主症：肢体痿软无力，麻木不仁，或有烧灼感，视物不清，轻微浮肿，胸脘痞闷，小便短涩，大便秘结，舌质红，苔黄腻，脉滑数。

治法：清热利湿，柔筋通络。

方药：四妙散加味。黄柏 10g，苍术 15g，川牛膝 15g，薏苡仁 20g，萆薢 10g，木瓜 15g，伸筋草 10g，木贼草 6g，草决明 10g，夏枯草 6g，秦艽 10g，甘草 6g。

3. 瘀热阻络型

主症：肢体痿软无力，麻木不仁，或伴刺痛，眼痛，继之失明，小便短涩，大便秘结，舌质暗红，苔薄黄，脉弦数。

治法：化瘀清热，通络明目。

方药：涤痰汤合宣痹汤加减。茯苓 15g，陈皮 12g，竹茹 6g，防己 12g，杏仁 10g，滑石 20g，连翘 10g，山栀子 10g，薏苡仁 20g，半夏 10g，赤小豆 10g，晚蚕沙 10g，川牛膝 15g，丹参 15g，鸡血藤 20g，青葙子 10g，谷精草 10g，刺蒺藜 10g，毛冬青 10g。

4. 脾气亏虚型

主症：肢体痿软无力，肌肉萎缩，面色萎黄，偏盲或视物不清，小便失禁，大便溏，舌质淡，苔薄白，脉细弱。

治法：益气健脾，养筋明目。

方药：补中益气汤加味。黄芪 20g，党参 12g，白术 12g，当归 12g，陈皮 10g，升麻 6g，柴胡 6g，甘草 6g，木瓜 15g，伸筋草 10g，马钱子粉 0.3g（冲），青葙子 12g，石决明 20g。

5. 肝肾阴虚型

主症：肢体瘫痪，渐由松弛性转为痉挛性，手足拘挛，肌肉萎缩，麻木不仁，皮肤干燥，视力下降，或失明，头晕耳鸣，舌质红，苔薄白，脉弦细数。

治法：滋补肝肾，养筋明目。

方药：虎潜丸加减。狗前胫骨 20g，牛膝 20g，锁阳 10g，当归 12g，白芍 12g，熟地黄 20g，龟甲 20g，知母 12g，黄柏 10g，菟丝子 12g，车前子 10g，枸杞子 15g，韭子 10g，紫河车粉 4g（冲），牛骨髓煮熟 30g 捣烂加白糖调服。

若阴甚者宜去锁阳、加山萸肉、杜仲；若气血不足加黄芪、人参、鸡血藤；若阳虚甚加鹿茸粉、巴戟天、肉苁蓉。

（二）中成药、中药制剂

中成药：六味地黄丸、金匮肾气丸、四妙丸、龟鹿二仙膏、加减金刚丸、壮腰健肾丸、补中益气丸、天麻丸、健步虎潜丸等。

中药制剂：人参注射液、当归注射液、参麦注射液、黄芪注射液、板蓝根注射液、清开灵注射液等。

（三）针灸

主穴：华佗夹脊、肾俞、伏兔、环跳、风市、足三里、承山、阳陵泉、三阴交、悬钟。

上肢：肩髃、曲池、合谷、阳溪。

下肢：髀关、梁丘、足三里、解溪。

排尿困难：中极、关元、气海、膀胱俞、三阴交。

视物不清：睛明、攒竹、阳白、承白、童子髎、丝竹空、肝俞、商阳、合谷、三阴交。

【西医治疗】

（一）急性发作/复发期治疗

1. 糖皮质激素

糖皮质激素疗法是最常用的一线治疗方法，可抑制炎症反应，促进白细胞凋亡及抑制多形核白细胞迁移，减轻疾病的炎性活动及进展，保护神经功能。应用原则是大剂量，短疗程，减药为先快后慢，后期减至小剂量长时间维持。

具体方法：甲泼尼龙 1g，静脉滴注，1 日 1 次，3 ～ 5 天；500mg 静脉滴注，1 日 1 次，3 天；240mg 静脉滴注，1 日 1 次，3 天；120mg 静脉滴注，1 日 1 次，3 天；

60mg 口服后缓慢阶梯减量至小剂量长时间维持。对激素依赖性患者，激素减量过程要慢，可每周减 5mg，至维持量（每日 2 ～ 4 片），小剂量激素须长时间维持。

2. 血浆置换（plasma exchange，PE）

血浆置换原理与血浆中的自身抗体、补体及细胞因子等被清除有关。对于症状较重及糖皮质激素治疗无效的患者有一定效果。用激素冲击治疗无效的 NMO 患者，用血浆置换治疗约 50% 仍有效。经典治疗方案通常为在 5 ～ 14 天内接受 4 ～ 7 次置换，每次置换 1 ～ 1.5 倍血浆容量。一般建议置换 3 ～ 5 次，每次血浆交换量在 2 ～ 3L，多数置换 1 ～ 2 次后见效。

3. 静脉注射大剂量免疫球蛋白（intravenous immunoglobulin，IVIG）

静脉注射大剂量免疫球蛋白疗法可用于急性发作，对激素反应差的患者。用量为 0.4g/（kg · d），静脉滴注，一般连续用 5 天为 1 个疗程。

4. 激素联合其他免疫抑制剂

激素冲击治疗收效不佳时，尤其对合并其他自身免疫疾病的患者，可选择激素联合其他免疫抑制剂治疗方案。如可联合环磷酰胺治疗，以终止病情进展。

（二）缓解期预防性治疗

经过急性期的治疗，NMO 多数都可转入缓解期，突然停药或治疗依从性差都极易导致 NMO 复发。对于急性发作后的复发型 NMO 及 NMOSDs 同时合并血清 NMO-IgG 阳性者应采取早期预防治疗。目前的方案有使用硫唑嘌呤、吗替麦考酚酯、美罗华、米托蒽醌、环磷酰胺、甲氨蝶呤，静脉注射免疫球蛋白及强的松。硫唑嘌呤、吗替麦考酚酯与利妥昔单抗是最常用的长期预防性药物。

（三）对症及康复治疗

通过支持治疗，可以使患者的功能障碍得到改善并提高其生活质量。目前，尚无专门针对 NMO 的对症支持治疗相关研究文章发表，大多数治疗经验均来自对 MS 的治疗。

【预后】

视神经脊髓炎的临床表现较多发性硬化严重，且多数视神经脊髓炎早期的年复发率高于多发性硬化，能导致全盲或截瘫等严重残疾。单相型病损重于复发型，但长期预后如视力、肌力、感觉功能均较复发型好，不复发且遗留的神经功能障碍不再进展。单相型患者 5 年生存率约 90%；复发型预后差，5 年内约半数患者单眼视力损伤较重或失明，约 50%复发型患者发病后不能独立行走。复发型患者 5 年生存率约 68%，1/3 患者死于呼吸衰竭。

【预防与调护】

1. 视神经脊髓炎是免疫介导的主要累及视神经和脊髓的原发性中枢神经系统炎性脱髓鞘病，其复发率高于多发性硬化。临床多呈反复发作，所以该病临床缓解期的疾病修正治疗应长期坚持。同时，应尽可能避免及注意其发病或复发的诱因如感冒、发热、分娩、疲劳以及情绪激动、手术、月经期以及腹痛腹泻等。患者应长期坚持到具有较高神经专科资质的医院定期进行门诊跟踪，接受中西医结合综合方案的指导，以减少复发。

2. 平时注意适当地锻炼身体，防止病邪的侵袭，做到“正气存内，邪不可干”；避免手术、外伤、受寒、分娩等诱发因素；起居有常，避免房劳过度损伤肾中精气；高温可阻碍神经传导，所以要避免用热水浴、其他热疗及强烈阳光下高温暴晒等。

3. 饮食宜新鲜清淡，选择富有营养、高蛋白质的膳食。并且调节情志，保持乐观心态，尽可能避免外界的不良精神刺激。

4. 在病情平稳期，要长期不间断地服用中药调节机体，或用中西医结合的治疗方法巩固疗效，延长缓解期，控制复发。

【医案精选】

李莉医案——视神经脊髓炎验案

患者，男，5岁。2013年1月8日初诊。主诉：视物不清，右下肢活动不利、跛行2个月。患儿2个月前无明显诱因出现视物不清，于当地某医院就诊，未能查明原因，其间出现右下肢跛行，胸段MRI检查提示胸4～7椎体平面异常，考虑为脊髓炎，及时给予注射用甲泼尼松龙琥珀酸钠大剂量冲击治疗4天，症状稍有改善。

现症：视物模糊，神志清，精神尚可，舌质红，苔薄少，脉细数，血压140/76mmHg。体征：记忆力、计算力、定向力、理解力均可，心肺听诊无异常，头颅、五官、脊柱无畸形，双眼视力指数为30cm，双侧瞳孔等大等圆，对光反射灵敏，瞳孔径约2.5mm，无眼震，双眼外展不充分，双侧额纹、鼻唇沟对称，口角不歪，右下肢肌力Ⅲ级，肌张力基本正常，右脚背屈及内收受限，血常规检查示单核细胞数为0.83×10^9/L，中性粒细胞比率增多至40%。肝肾功能检查示谷丙转氨酶139U/L，谷草转氨酶154U/L，其余未见明显异常。

西医诊断：视神经脊髓炎。

中医诊断：痿证（肝肾阴虚，痰瘀内阻）。

方药：熟地黄10g，枸杞子10g，龙眼肉10g，生山药10g，鸡血藤10g，怀牛膝6g，泽泻6g，茯苓10g，生杜仲6g，密蒙花6g，青葙子6g，甘草6g。10剂。每日1剂，每日2次。

同时给予针刺治疗，主穴取睛明、瞳子髎、太阳、四白、球后，配穴取双侧极泉、委中、水沟、足三里、三阴交、太阳。此外，给予推拿按摩治疗。

还可以采用中西医结合治疗。西医给予小剂量激素继续口服，根据病情变化，每周减量逐渐至停药；舒血宁注射液 10mL、牛痘疫苗致炎兔皮提取物注射液 6mL，静脉滴注，每日 1 次；甲钴胺片，每次 1 片，每日 3 次，口服；银杏蜜环口服液，每次 1 支，每日 3 次，口服。

二诊：治疗 10 天后，患儿视力大为提升，双眼视力指数＜45cm，右下肢活动不利、跛行症状虽有所改善，但不明显。西药在原治疗基础上加用吡拉西坦氯化钠注射液 20mg，静脉滴注，每日 1 次；茴拉西坦胶囊，每次 1 粒，每日 3 次，口服；培元通脑胶囊，每次 3 粒，每日 3 次，口服。中药在原方基础上加入木瓜 10g，桑寄生 12g；针灸继续原方案治疗。

三诊：治疗 1 周余，患儿症状进一步减轻，视力改善，双眼视力指数为＜50cm，右踝部活动较治疗前灵活，右下肢肌力达到Ⅳ级，跛行不明显。继续口服中药以巩固疗效。处方：熟地黄 10g，枸杞子 10g，山茱萸 10g，鸡血藤 10g，怀牛膝 6g，泽兰 10g，生杜仲 6g，木瓜 10g，川芎 10g，丹参 10g，砂仁 3g，怀菊花 10g，乌梢蛇 5g。10 剂。每日 1 剂，水煎服。

遵上法又治疗月余而愈。

按语：视神经脊髓炎是视神经与脊髓同时或相继受累的急性或亚急性脱髓鞘病变，视神经脊髓炎特异性抗体及靶抗原水通道蛋白 -4 的发现，提示该病可能是独立于多发性硬化的一种疾病。视神经脊髓炎可归为中医学“痿证”等范畴。中医学认为，该病多涉及肝、肾，病邪以痰、血、瘀、热为主。有研究认为，肝肾阴虚，痰瘀内阻的病机，在视神经脊髓炎患者中具有普遍性和代表性。故中医治疗应以补益肝肾、通经活络为主，再配合针刺和西药治疗，既能提高疗效，又能缩短病程，可促进肢体及视力恢复。

第三节　吉兰 - 巴雷综合征

吉兰 - 巴雷综合征（Guillain–Barré syndrome，GBS）又称格林 - 巴利综合征，是以周围神经和神经根的脱髓鞘病变及小血管炎性细胞浸润为病理特点的自身免疫性周围神经疾病，经典型的 GBS 称为急性炎症性脱髓鞘性多发性神经病（AIDP），临床表现为急性对称性弛缓性肢体瘫痪。本病应属中医学的“痿证”“痿痹”范畴。

【病因病机】

（一）中医

1. 热盛伤津

正气不足，感受六淫之邪，如感受湿热之邪，高热不退，热盛伤津，津液耗损，经脉失濡，手足不用而致痿。

2. 湿热浸淫

人处湿地，或冒雨等感受湿邪，湿邪留滞，郁结化热；或饮食不节，肥甘厚味，损伤脾胃，运化失司，湿从内生，蕴湿积热，湿热浸淫筋脉，气血运行不畅，筋脉肌肉失养，弛纵不收而致痿。

3. 脾胃虚弱

素体脾胃虚弱，脾为后天之本，气血生化之源，脾胃虚弱气血不足，经脉空虚，肌肉筋脉失养致痿。

4. 肝肾虚亏

先天禀赋不足，或久病体弱，或劳伤过度损及肝肾。肝肾虚亏，肾精肝血不足，精虚不能灌溉，血虚不能养筋，筋骨失养而致痿。

（二）西医

1. 病因尚未充分阐明

约 70% 的 GBS 患者发病前 8 周内有前驱感染史，通常见于病前 1 ～ 2 周，少数患者有手术史或疫苗接种史。空肠弯曲菌（CJ）感染最常见，约占 30%，腹泻为前驱症状的 GBS 患者 CJ 感染率高达 85%，常与急性运动轴索性神经病（AMAN）有关。CJ 感染潜伏期为 24 ～ 72 小时，腹泻初为水样便，以后出现脓血便，高峰期 24 ～ 48 小时，1 周左右恢复。患者常在腹泻停止后发病，约 50% 的 CJ 肠炎患者腹泻 2 周后就不能分离出细菌。

2. 巨细胞病毒（CMV）感染与严重感觉型 GBS 有关

多数患者较年轻，发病症状严重，常出现呼吸肌麻痹，脑神经及感觉受累多见，与 GM2 抗体关系密切，抗 CMV 的 IgM 抗体和冷凝集抗体滴度增高，观察发现 CMV 感染的 GBS 有群发现象。发生于传染性单核细胞增多症发病前后的 GBS 常伴 EB 病毒（EBV）感染。肺炎支原体（MP）感染的 GBS 患者年龄较轻。乙型肝炎病毒（HBV）感染患者 GBS 发生率显著高于非 HBV 感染组。另外亦有人类免疫缺陷病毒（HIV）及 Lyme 病的报道。

【临床表现】

（一）一般发展规律

多数患者起病前 1 ～ 4 周可有胃肠道或呼吸道感染症状或疫苗接种史。急性或亚急性起病；首发症状为肌无力，多于数日至 2 周发展至高峰，常见类型为上升性麻痹，首先出现对称性两腿无力，典型者在数小时或短短数天后无力从下肢上升至躯干、上肢或累及脑神经。下肢较上肢更易受累，肢体呈弛缓性瘫痪，腱反射降低或消失，通常在发病早期数天内患者即出现腱反射消失，部分患者有轻度肌萎缩，长期卧床可出现废用性肌萎缩。除极少数复发病例外，所有类型的 AIDP 患者均呈单相病程，多在发病 4 周时肌无力开始恢复。感觉障碍一般比运动障碍轻，表现为肢体远端感觉异常如烧灼、麻木、刺痛和不适感等，以及手套、袜子样感觉减退，可先于瘫痪或与之同时出现，也可无感觉障碍。约 30% 的患者可有肌痛，尤其是腓肠肌的压痛。约 50% 的患者出现双侧面瘫，后组颅神经也常受累，造成延髓支配的肌肉无力，并导致清除分泌物及维持气道通畅的困难。自主神经症状常见皮肤潮红、发作性面部发红、出汗增多、心动过速、手足肿胀及营养障碍等；交感神经受损出现 Horner 综合征、体温调节障碍、胃扩张和肠梗阻等；膀胱功能障碍通常仅发生于严重病例，且一般为一过性。

（二）GBS 分型

根据临床表现、病理及电生理表现将 GBS 分为以下类型。

1. 急性炎性脱髓鞘性多发神经根神经病（AIDP）

AIDP 是 GBS 中最常见的类型，也称经典型 GBS，主要病变为多发性神经病和周围神经节段性脱髓鞘。

2. 急性运动轴索性神经病（AMAN）

AMAN 以广泛的运动脑神经纤维和脊神经前根及运动纤维轴索病变为主。

3. 急性运动感觉轴索性神经病（AMSAN）

AMSAN 以广泛神经根和周围神经的运动与感觉纤维的轴索变性为主。

4. Miller Fisher 综合征（MFS）

Miller Fisher 综合征与经典 GBS 不同，以眼肌麻痹、共济失调和腱反射消失为主要临床特点。

5. 急性泛自主神经病

本型较少见，以自主神经受累为主。

6. 急性感觉神经病（ASN）

本型少见，以感觉神经受累为主。

【辅助检查】

1. 脑脊液出现蛋白 – 细胞分离现象是 GBS 的特征之一，即蛋白水平升高而细胞数正常；病初 CSF 蛋白正常，通常在第 1 周末蛋白水平升高，临床症状稳定后蛋白仍可继续升高，发病后 3 ～ 6 周达高峰，迁延不愈患者 CSF 蛋白可高达 20g/L，是神经根病变导致根袖吸收蛋白障碍。白细胞计数一般<10×10^6/L。CSF 及外周血可检出寡克隆带，但不完全相同，提示部分免疫球蛋白为鞘内合成，说明此病与免疫相关。

2. 神经传导速度（NCV）和肌电图检查有助于 GBS 诊断及确定原发性髓鞘损伤。发病早期可仅有 F 波或 H 反射延迟或消失，F 波改变常代表神经近端或神经根损害，对 GBS 诊断有重要意义。电生理检查 NCV 减慢，近端潜伏期延长，波幅正常或轻度异常，提示脱髓鞘改变，NCV 减慢出现于疾病早期。肌电图最初改变时运动单位动作电位（MUAP）降低，发病 2 ～ 5 周可见纤颤电位或正相波，6 ～ 10 周时近端纤颤电位明显，远端纤颤电位可持续数月。

【诊断】

根据急性起病的、对称性的四肢弛缓性瘫痪，可伴有双侧第Ⅶ或Ⅸ、Ⅹ颅神经麻痹，CSF 有蛋白 – 细胞分离现象，神经电生理检查有神经传导速度的减慢，即可诊断本病。

（一）AIDP 诊断标准

1. 常有前驱感染史，呈急性起病，进行性加重，多在 2 周左右达高峰。

2. 对称性肢体和延髓支配肌肉、面部肌肉无力，重症者可有呼吸肌无力，四肢腱反射减低或消失。

3. 可伴轻度感觉异常和自主神经功能障碍。

4. 脑脊液出现蛋白 – 细胞分离现象。

5. 电生理检查提示远端运动神经传导潜伏期延长、传导速度减慢、F 波异常、传导阻滞、异常波形离散等。

6. 病程有自限性。

（二）AMAN 诊断标准

参考 AIDP 诊断标准，突出特点是神经电生理检查提示近乎纯运动神经受累，并以运动神经轴索损害明显。

（三）AMSAN 诊断标准

参照 AIDP 诊断标准，突出特点是神经电生理检查提示感觉和运动神经轴索损害明显。

（四）MFS 诊断标准

1. 急性起病，病情在数天内或数周内达到高峰。

2. 临床上以眼外肌瘫痪、共济失调和腱反射减低为主要症状，肢体肌力正常或轻度减退。

3. 脑脊液出现蛋白 – 细胞分离。

4. 病程呈自限性。

（五）急性广泛自主神经疾病诊断标准

1. 急性发病，快速进展，多在 2 周左右达高峰。

2. 广泛的交感神经和副交感神经功能障碍，不伴或伴有轻微肢体无力和感觉异常。

3. 可出现脑脊液蛋白 – 细胞分离现象。

4. 病程呈自限性。

5. 排除其他病因。

（六）ASN 诊断标准

1. 急性起病，快速进展，多在 2 周左右达高峰。

2. 对称性肢体感觉异常。

3. 可有脑脊液蛋白 – 细胞分离现象。

4. 神经电生理检查提示感觉神经损害。

5. 病程有自限性。

6. 排除其他病因。

【鉴别诊断】

（一）脊髓灰质炎

本病是在世界上已宣布消灭的中枢神经系统病毒感染的传染病，主要侵犯脊髓前角运动神经元，重症病例亦可有四肢瘫痪或呼吸肌瘫痪。但此病与 GBS 不同：瘫痪多呈不对称性，或只侵犯某一肢或某一肌群；无感觉症状及体征。无 CSF 蛋白 – 细胞分离现象；神经电生理检查无周围神经损害表现。

（二）周期性瘫痪

周期性瘫痪为遗传因素引起骨骼肌钠通道蛋白的 α 亚单位突变所致的钾离子转运异常的疾病，表现为四肢肌肉的发作性、弛缓性瘫痪。发作时伴有血清钾的改变及其相应的心电图异常（U 波），低钾型最常见。

（三）卟啉病

卟啉病是卟啉代谢障碍引起的疾病，亦可表现为以运动损害为主的多神经病，急性发作，女性患者多见，常伴有腹痛，患者的尿液在日晒后呈紫色。除周围神经疾病外，患者尚可有头痛、癫痫发作、精神症状（特别是谵妄）。血卟啉及尿卟啉呈阳性。

（四）中毒性神经炎

中毒性神经炎（包括药物、重金属以及其他化学物品中毒所致者）患者常有突出的感觉症状及体征。如疼痛、感觉过敏、感觉过度、肌压痛，以及明显的自主神经营养性障碍，例如皮肤干燥、脱皮、指甲脆裂等，运动障碍不如GBS重，亦不如感觉障碍明显。可进行血液金属或药物等测定以明确诊断。

【治疗原则】

GBS治疗包括中医辨证论治、支持疗法、药物治疗、对症治疗及康复治疗等。

【辨证论治】

根据吉兰–巴雷综合征的临床表现应归属中医学的“痿证”“痿痹”范畴，稽其病机，多由正气乖戾，感受六淫之邪，伤津耗肺，经脉失濡；或湿热浸淫筋脉；或中气被耗，气血生源不足；或肝肾虚亏，精血不能灌溉，筋骨失养而致成痿。中医临床可分如下四型。

（一）辨证分型

1. 热盛伤津型

主症：病初发热不退，烦渴咽干，咽痛呛咳，肢体瘫痪，小便短赤，大便干结，舌红少苔，脉数。

治法：清热润燥，养阴生津。

方药：清燥救肺汤加减。桑叶10g，枇杷叶10g，石膏30g，沙参20g，麦冬20g，胡麻仁20g，阿胶12g（烊化冲），芦根30g，竹叶6g。

若热盛者，加知母15g，金银花15g；下肢瘫痪者，加川牛膝20g，川续断10g，桑寄生20g。

2. 湿热浸润型

主症：肢体沉重，痿软无力，麻木微肿，渴不欲饮，胸腹满闷。小便短赤，舌红苔黄腻，脉滑数。

治法：清利湿热，舒筋活络。

方药：四妙散加味。苍术15g，黄柏12g，川牛膝20g，薏苡仁30g，防己12g，木瓜15g，茯苓20g，泽泻15g，伸筋草10g，鸡血藤25g。

若瘀血阻滞明显者，加赤芍15g，丹参30g，红花10g。

3. 脾胃虚弱型

主症：肢体痿软无力，食少纳呆，大便稀薄，面色无华或有面浮，神疲乏力，舌苔薄白，脉细弱。

治法：益气健脾，强筋通络。

方药：参苓白术散加减。党参 15g，白术 15g，山药 15g，白扁豆 12g，茯苓 20g，薏苡仁 20g，砂仁 10g，莲子肉 15g，木瓜 15g，马钱子粉 0.4g（冲）。

若气血双虚者，加黄芪 30g，当归 12g，鸡血藤 30g。

4. 肝肾亏虚型

主症：肢体软瘫，腰膝酸软，四肢麻木，感觉异常，头晕耳鸣，口干舌燥，舌红少苔，脉细数。

治法：滋阴养血，补益肝肾。

方药：左归丸加减。熟地黄 20g，山药 15g，枸杞子 20g，山萸肉 12g，川牛膝 20g，鹿角胶 12g（烊化冲），龟甲胶 10g（烊化冲），菟丝子 15g，鸡血藤 25g。

若肾阳虚者，加鹿茸粉 2g（冲），紫河车粉 2g（冲），肉苁蓉 15g，巴戟天 12g。

（二）中成药、中药制剂

中成药：人参归脾丸、人参养荣丸、虎潜丸、加减金刚丸、金匮肾气丸、六味地黄丸、伸筋丹、大活络丹等。

中药制剂：黄芪注射液、人参注射液、盐酸士的宁注射液、当归寄生注射液等。

（三）针灸

主穴：上肢瘫痪取肩髃、曲池、手三里、外关、合谷等；下肢瘫痪取环跳、风市、足三里、悬钟等。

肺热津伤者，加肺俞、尺泽；湿热浸淫者，加阳陵泉；肝肾亏虚者，加悬钟、阳陵泉、三阴交肾俞；脾胃虚弱者，加脾俞、胃俞等。

【西医治疗】

GBS 治疗包括支持疗法、药物治疗、对症治疗、预防并发症及康复治疗等。

（一）支持疗法

1. 本病为神经科急症，除四肢瘫痪外重症转折可有呼吸肌瘫痪。鉴于患者病情严重程度不同，急性期治疗旨在挽救生命，针对呼吸肌麻痹程度采取不同措施。病情稳定后，再进行相关免疫治疗和对症治疗。

2. 对重症患者在疾病进展期严密观察呼吸肌的功能状况。如有呼吸变浅，肺活量低于 1L，呼吸节律加快，胸式呼吸减弱，脉搏加快，血压升高，即应送入 ICU 观察，必要时行气管插管或气管切开，呼吸机辅助呼吸，定时监测血气分析，注意气管切开后的护理。

3. 对一般患者进行常规免疫治疗同时应观察呼吸情况。

（二）药物治疗

药物治疗的目的是抑制异常免疫反应，消除致病因子的神经损伤，促进神经再生。

1. 免疫球蛋白

免疫球蛋白用于急性期患者，可缩短疗程。用法用量同上节。

禁忌证：IVIG 过敏或者存在 IgA 型抗体、心力衰竭、肾功能不全患者。

2. 血浆置换（PE）

推荐有条件者尽早应用血浆置换，本法可清除特异的周围神经髓鞘抗体和血液中其他可溶性蛋白。宜在发病后 2 ～ 3 周内进行，用于重症或者呼吸肌麻痹患者，能改善症状、缩短疗程及减少合并症。

禁忌证：严重感染、心律失常、心功能不全、凝血系统疾病等。其副作用为血流动力学改变可能造成血压变化、心律失常，使用中心导管引发气胸和出血以及可能合并败血症。

一般不推荐血浆置换和免疫球蛋白静脉注射（IVIG）联合应用。少数患者在 1 个疗程的血浆置换或 IVIG 治疗后，病情仍然无好转或仍在进展，或恢复过程中再次加重者，可以延长治疗时间或增加 1 个疗程。

各种类型的 GBS 均可以用血浆置换或 IVIG 治疗，并且有临床有效的报道，但因发病率低，且疾病本身有自愈性倾向，MFS、泛自主神经功能不全和急性感觉型 GBS 的疗效尚缺少足够的双盲对照的循证医学证据。

3. 糖皮质激素

国外的多项临床试验结果均显示单独应用糖皮质激素治疗 GBS 无明确疗效，糖皮质激素和 IVIG 联合治疗与单独应用 IVIG 治疗的效果也无显著差异。因此，不推荐应用糖皮质激素治疗 GBS。

（三）对症治疗

1. 心电监护

有明显的自主神经功能障碍者，应给予心电监护。如果出现体位性低血压、高血压、心动过速、心动过缓、严重心脏传导阻滞、窦性停搏时，须及时采取相应措施处理。

2. 营养支持

延髓支配肌肉麻痹者有吞咽困难和饮水呛咳，需给予鼻饲营养，以保证每日足够热量、维生素，防止电解质紊乱。合并有消化道出血或胃肠麻痹者，则应给予静脉营养支持。

3. 其他对症处理

患者如出现尿潴留，则留置尿管以帮助排尿；对有神经性疼痛的患者，适当应用药物缓解疼痛；如出现肺部感染、泌尿系感染、压疮、下肢深静脉血栓形成，注意给予相应的积极处理，以防止病情加重。因语言交流困难和肢体肌无力严重而出现抑郁时，应给予心理治疗，必要时给予抗抑郁药物治疗。

4. 营养神经

始终应用 B 族维生素治疗，包括维生素 B_1、维生素 B_{12}、维生素 B_6 等。

5. 康复治疗

病情稳定后，早期进行正规的神经功能康复锻炼，以预防废用性肌萎缩和关节挛缩。

【预后】

病情一般在发病 2 周左右达到高峰，继而持续数天至数周后开始恢复，少数患者在病情恢复过程中出现波动。多数患者神经功能在数周至数月内基本恢复，少数遗留持久的神经功能障碍。GBS 病死率约 3%，主要死于呼吸衰竭、感染、低血压、严重心律失常等并发症。50% 患者痊愈，10% ～ 15% 患者遗留后遗症。CMAP 波幅低于正常 10% 的轴突型、老年患者伴有呼吸麻痹者、应用呼吸器超过 1 个月者预后差。另外 GBS 中大约 3% 的患者可有复发，复发时常不如第 1 次恢复完全。

【预防与调护】

1. 加强体育锻炼，经常参加体育活动能增强体质，身体健康就不易被病毒和细菌感染。

2. 预防感冒，吉兰 – 巴雷综合征患者在发病前常有上呼吸道感染，感染是本病的始动因素，预防感冒就可以防止本病的发生。

3. 预防胃肠道感染，胃肠道感染可为本病的前驱病，故应预防胃肠道感染，避免不洁的水及过期的食物。

4. 及早就医，如有发烧、四肢无力要及时就医，做到早诊断早治疗。

5. 医务人员要提高对吉兰 – 巴雷综合征的认识，本病发病急，有的呈暴发型，发病后数小时或 1 ～ 2 天后出现四肢瘫，呼吸肌麻痹 – 球麻痹等，要密切观察病情，一旦出现要及时抢救，做到三早：①有吞咽困难时早下胃管；②咳嗽无力排痰困难时早做气管切开；③呼吸困难时早行人工呼吸。

6. 预防复发，此病有复发性，康复后一定注意防护，避免再度复发。

【医案精选】

谢春冬医案——肝肾亏虚，阴阳营卫俱虚、邪气内侵证

刘某，男，28岁。2013年11月3日初诊。

患者双下肢行走无力半年，下肢末梢感觉异常，就诊于当地医院，诊断为“急性感染性多发性神经病（吉兰－巴雷综合征）”，因经济情况未行静脉注射人免疫球蛋白治疗，给予激素和营养神经药物治疗后，病情未得到有效控制，并逐渐加重。现患者四肢无力，无法行走，可见下肢肌肉明显萎缩，上肢亦有萎缩现象，以尖锐物刺手指足趾，痛觉消失，腰膝酸软无力，头昏沉、精神差，自汗，饮食尚可，睡眠一般，时有遗尿，大便尚可，舌红，苔白，脉无力。

辨证：肝肾亏损，阴阳俱虚，邪气内侵。

治法：调和营卫气血，补益肝肾阴阳。

方药：方一：黄芪50g，桂枝、当归各20g，赤芍20g，白芍20g，生姜30g，大枣4枚，地龙、桃仁、红花各10g。

方二：熟地黄、石斛各30g，麦冬、茯苓、石菖蒲各20g，肉苁蓉、党参、生姜、巴戟天各15g，山萸肉10g，炙甘草、五味子、炮附子、远志各10g，肉桂5g，大枣5枚。每日1剂，两方交替服用。

二诊：服药30剂后，双下肢力量渐渐恢复，效不更方，上方续服30剂，患者四肢渐能抬举，可以站立，但仍无法行走，末梢皮肤感觉开始恢复，下肢小腿肌肉拘紧，肌张力高，此瘀血内阻，经络不通之征。拟方如下：黄芪、当归各20g，川牛膝、赤芍、白芍各15g，桃仁、红花、皂角刺、羌活、秦艽、地龙、川芎、香附、五灵脂、金银花各10g，乳香、没药、穿山甲、炙甘草各8g。

坚持服用上方3月余，下肢肌肉拘紧、疼痛消失，搀扶下能行走十余米，后又能独立行走二三步。嘱其加强肢体锻炼，并丸药方如下：熟地黄500g，杜仲、牛膝各300g，木瓜、肉苁蓉、菟丝子、知母、猪脊髓、龟甲各200g，黄柏、萆薢各100g。制水丸，每次10g，每日3次。

坚持服用丸药达1年，肢体运动机能基本恢复，现患者已能进行体育锻炼、骑车、打球。

按语：综合本案脉证，辨证为肝肾亏损，营卫阴阳气血俱虚，外邪乘虚而入，瘀阻经络，气血不能濡养肢体、皮肤，导致四肢痿弱不用。给予黄芪桂枝五物汤合补阳还五汤，与地黄饮子交替服用。后又出现下肢肌肉拘紧疼痛，为脉络瘀阻之象，又以行气活血为主，目的明确，处方得当，终使瘀散、气行、血畅，脉络通达，筋骨肌肉得以濡养，肢体运动机能开始逐渐恢复，最后用丸药补益先天不足，强健筋骨，以善其

后，防止复发。

第四节　神经系统脱髓鞘疾病的中医传承创新研究及展望

髓鞘是包裹在有髓神经纤维轴突外面的脂质细胞膜，由髓鞘形成细胞的细胞膜所组成。中枢神经系统的髓鞘形成细胞是少突胶质细胞，周围神经系统的是施万细胞。髓鞘的主要生理功能是：①有利于神经冲动的快速传导；②对神经轴突起绝缘作用；③对神经轴突起保护作用。

脱髓鞘病一般分为中枢神经脱髓鞘疾病和外围神经脱髓鞘疾病两大类。中枢神经系统脱髓鞘疾病是一组以脑和脊髓髓鞘破坏或髓鞘脱失为主要特征的疾病，脱髓鞘是其病理过程中的特征性表现，包括遗传性和获得性。

获得性中枢神经系统脱髓鞘疾病又分为继发于其他疾病的脱髓鞘病和原发性免疫介导的炎性脱髓鞘病。

多发性硬化、视神经脊髓炎属于原发性免疫介导的炎性脱髓鞘病。本章予以重点介绍。我国学者对多发性硬化认识较晚，20 世纪 70 年代，学者们认为本病在我国发病率较低，在欧美国家发病率较高，特别好发北半球寒冷和温热地带，我国少见，近几十年来我国各地已屡见报道，发病率有增高趋势。国际学者对本病亦有逐渐完善的认识。

外周神经脱髓鞘疾病常见急性炎性脱髓性多发性神经根神经病（吉兰 – 巴雷综合征）和慢性炎性脱髓鞘性多发性神经根神经病。

吉兰 – 巴雷综合征（GBS）是一种自身免疫介导的急性炎性周围神经病，主要损害多数脊神经根和周围神经，也常累及脑神经。

一、中医传承创新研究

（一）对多发性硬化的认识

直到 1991 年 7 月，陈贵廷等主编的《实用中西医结合诊断治疗学》才将脱髓鞘疾病编入其中，认为本病的发生是由于肾阴不足，肝失所养。精气不能上荣，气血虚衰，目失所养，而出现视物昏花，甚至失明；肾主骨、生髓，脑为髓之海，热灼津液，肾水不足，而成痿证；髓海空虚，脑失所养，或阴虚火旺，上扰清空，则出现眩晕；病久肾阳不足，则见畏寒肢冷、尿便失禁、夜尿频。过度劳累伤脾，恼怒伤肝，而致肝脾两虚，气血生化不足。筋脉失养而成痿。肝肾阴血不足，肝阳上亢，引动肝风，风寒之邪乘虚而入，流窜经络，而出现口眼歪斜等症。

把辨证施治分为三个类型：①阴虚阳亢型，治用大补阴丸加味；②肝肾不足，气血虚弱型，治用滋肾养血健步汤；③肾阳亏损，四肢无力型，治用右归丸加减。

（二）对视神经脊髓炎的认识

本病发生多因感受温热之邪，耗伤真阴，阴虚火旺，虚火上炎灼伤津液，目失所养，或肝肾阴虚，精血不能上荣，目失濡养而出现视物不清，甚至失明。同时由于肝肾阴虚，热灼津液或气血亏虚，筋脉失养而成痿。阴损及阳，久病肾阳也伤，阳虚肾不摄纳，则出现畏寒肢冷、遗尿等症。

在辨证施治中把本病分为三型：①肝肾阳虚，目失所养，治用杞菊地黄汤加减；②肾亏血虚，筋脉失养，治用虎潜丸加减；③血虚失明，肾虚成痿，治用明目补肾汤。

（三）对吉兰－巴雷综合征的认识

孙怡等主编的《实用中西医结合神经病学》一书中，对急性炎性脱髓鞘性多发性神经根神经病（吉兰－巴雷综合征）进行了论述，认为本病属于中医学中“痿证”范畴，双下肢痿软无力不能行走者称为“痿躄”；伴有肌肉疼痛则称为“痿痹”。在治疗上分为四个类型：①热盛伤津型，治用清燥救肺汤加减；②湿热浸润型，治用四妙散加味；③脾胃虚弱型，治用参苓白术散加减；④肝肾虚亏型，治用六味地黄丸加减。并且提出辨证论治与辨病论治相结合，临床上能取得更好的疗效，尤其强调中药对免疫有双向调节作用。

黄培新等认为，吉兰－巴雷综合征属于中医学“痿证”范畴。中医认为本病的原因有外感、内外合邪及内伤因素。外感由于温热、湿热之邪；内外合邪，可因素体阳虚和气虚，感受寒湿之邪；内伤为脾虚、肝肾阴虚。

辨证施治上分为六个类型：①肺热津伤型，治宜清热润肺，濡养筋脉，方用清燥救肺汤；②湿热浸淫型，治宜清热燥湿，通利筋脉，方用加味二妙散加减；③脾肾两虚，寒湿下注型，治宜祛寒湿，温脾肾，方用麻黄附子细辛汤加减；④脾胃亏虚型，治宜健脾益气，渗湿通络，方用参苓白术散加减；⑤肝肾阴虚型，治宜滋补肝肾，养阴清热，方用虎潜丸加减；⑥瘀血阻络型，治宜活血化瘀，益气养血，方用血府逐瘀汤加减。

（四）中西医结合治疗 MS

近代中医、中西医结合对多发性硬化及视神经脊髓炎的研究更加深入，对其病因病机的认识更加清晰，对临床辨证论治更加翔实。使脱髓鞘病的诊断、治疗更趋于完善。

中国中医研西苑医院，对 Poser 标准临床确诊 MS 的 40 例，在外院用激素治疗无效，或长期用激素不能停药者，在原治疗基础上，加用中医辨证治疗，经 2 周～ 4 个月治疗，完全缓解 6 例，明显好转 17 例，好转 16 例，无效 1 例（只服 14 剂中药），总有效率为 97.5%，患者出院 1.5 ～ 3 年后随访 20 例，其中 10 例病情稳定，出院后服中药 300 剂以上，另 10 例出院后停用中药，复发 4 例，有两例仍在服小剂量激素。

福建医学院附属医院用平复汤（黄芪、生鳖甲、党参、女贞子、白芍、麦冬、茯苓、枸杞子、知母、柴胡、黄芩、炙甘草、大枣）每周2～3剂，水煎服，治疗30例MS，经随访观察3～18年，除2例因外感后出现1次轻度复发外，其余无复发，复发率为每年0.01次；对照组为未接受或中断平复汤治疗的15例，经半年～9年观察，复发率为每年1.01次。

陆曦用大柴胡汤合甘露消毒丹化裁治疗湿热型多发硬化。组成：茵陈、滑石、白芍各12g，柴胡、黄芩、竹茹、木通、茯苓、枳实、制半夏各9g，大黄8g，大枣12枚。每日1剂，水煎服凉饮。功用：清热利湿。适用于多发性硬化属湿热型者。

周绍华用温肾助阳方治疗肾阳虚损证多发性硬化。组成：制附子10g（先煎），红人参10g（另煎兑服），嫩桂枝10g，酒熟地黄30g，鹿角胶12g（烊化），阿胶10g（烊化），全当归12g，山萸肉10g，怀山药10g，枸杞子10g，盐杜仲12g，牡丹皮10g，怀牛膝15g。每日1剂，早晚分2次服用。功用：温肾阳，益气血，补肾精。适用于肾阳虚损，气血肾精不足者。

黄建民、蒋媛静认为，多发性硬化近年来发病有明显增高趋势，已引起世界各国对该病研究的重视。西医对MS的治疗，20世纪40年代以糖皮质激素及皮质类固醇为主，80年代以小剂量甲基泼尼松冲击治疗为主，但是对症治疗，只能缓解病情，不能降低发病频率和缩短病程，且药物毒副反应多，减量或停药后病情易复发或加重。单独内服中药、中医药内外治法相结合，特别是中西医结合治疗MS，在改善症状、体征，延长缓解期，控制复发，减少激素、免疫抑制剂副作用，降低致残率等方面均显示出一定优势。因此，应该充分发挥中医药及中西医结合治疗的优势，对本病开展深入研究，加强中医辨证施治与西医辨病论治相结合及分型论治的研究，不断总结中医辨证规律，统一多发性硬化的中医临床辨证分型标准和疗效评定标准，不断总结MS中医辨证论治规律与中西医结合治疗方法，通过中医药的应用实现改善患者的神经功能缺失症、减少复发以及减少西药的应用和毒副作用等目的，为MS患者解除痛苦，提高他们的生存质量。

黄灵、尚晓玲认为，多发性硬化的临床诊断标准虽然在2010年5月由多发性硬化诊断国际专家小组在爱尔兰首都都柏林进行了最新修订，但关于其发病机制，西医认为主要与自身免疫系统缺陷、病毒感染、遗传易感性、环境等因素有关，病理改变是中枢神经系统白质内多发性脱髓鞘斑块，镜下观察斑块主要由炎性细胞浸润、星形胶质细胞反应性增生，水肿以及损伤的髓鞘碎片组成，多位于侧脑室周围，伴反应性胶质增生、轴突损伤。但中医对于多发性硬化的病因病机及其治疗各有认识，尚不能达成共识，给该病的研究进展带来了一定的困难。

黄昊、王训认为，视神经脊髓炎作为一种免疫性脱髓鞘疾病，治疗时临床上多以激素冲击及免疫抑制剂为主，而疾病本身的波动性及药物副作用给治疗带来了困难，在此基础上结合中药、针灸等传统医学辨证论治的方法，常可拓展治疗思路，取得有益效果。而中医药治疗视神经脊髓炎的报道不多，但治法多样，疗效显著。

赵子德等总结了“视神经脊髓炎的中医药治疗进展”：受益与风险的平衡使得目前视神经脊髓炎的药物治疗仍存挑战，这对中医药干预是一个机遇，尽管其相关研究仍处于初始阶段。

王熙等认为，吉兰－巴雷综合征是以周围神经和神经根的脱髓鞘病变及小血管炎性细胞浸润为病理特点的自身免疫性周围神经病，伴有脑脊液中蛋白－细胞分离现象，呈急性或亚急性起病，临床表现为进行性上升性对称性麻痹、四肢软瘫，以及不同程度的感觉障碍。多数患者神经功能在数周至数月内基本恢复，少数遗留持久的神经功能障碍。GBS 病死率约 3%，主要死于呼吸衰竭。

况时祥等用中西医结合治疗慢性吉兰－巴雷综合征，从注重中西医结合，狠抓细节；明确治疗目标，综合调节；针对基本病机，通阳除湿；注重分期论治，突出重点四个方面论述了采用中西医结合综合疗法治疗慢性吉兰－巴雷综合征的途径与方法。突出了中西医结合疗法的优势，提高了临床疗效。

二、展望

多发性硬化（MS）是一种中枢神经系统的自身免疫性脱髓鞘和神经退行性疾病，也是青年人非创伤性神经功能障碍的主要原因。需要从控制急性发作、管理疾病进展与恶化、相关症候处置及残障康复等多个方面及角度来实施有效的管理。在各种形式的多发性硬化症治疗中，特别是复发型多发性硬化方面取得了显著进展，改善了患者的长期预后。在理解 MS 的免疫病理学概念上也发生了转变，不再是单纯的 T 细胞介导的模型，B 细胞也在发病机制中起到关键作用。高效药物的出现，加之其优异的耐受性和依从性直接导致相关入院治疗患者减少。现在更多的专家推荐，在疾病早期尚未发生永久性残障以前，使用这些高效治疗药物作为一线治疗，效果明显。MS 有两大特征性病理属性：①炎症伴脱髓鞘；②星形胶质细胞增生（胶质细胞增生）和神经退行性改变。疾病的组织损伤仅限于中枢神经系统，不累及周围神经系统。在临床上，多发性硬化分为两种类型：复发型或进展型。最常见的临床型是复发型多发性硬化（RMS），表现为离散型神经功能障碍，后可以出现部分性、完全性或无任何缓解。随着时间的延长，复发的频率逐渐减少，但随之而来的是病情不断恶化，导致持续进展，即继发进展型多发性硬化（SPMS）。10% 的多发性硬化患者从发病开始即进展，这一类称为原发性进展型多发性硬化（PPMS）。尽管有这些区别，但是 MS 的所有的临床表现似乎反映了相同的潜在疾病过程。虽然炎症通常与复发有关，神经退行性疾病与进展有关，但现在我们认识到，在整个疾病的连续体中，基本上所有患者都同时存在这两种病症。鉴于 MS 治疗学的前景越来越复杂，治疗算法可能有助于决策。一般来说，应该在患第一次发作时开始治疗。对 MS 高风险人群或确诊为 RMS 的患者，过去高剂量的 IFN–1a 和醋酸格拉替雷是首选的一线治疗方案，但现在我们推荐使用高效的疾病修饰疗法作为大多数活动性多发性硬化症患者的一线治疗方案。这种方法在传统的“针对性治疗”方法的基础上，首先使用中等或中等有效的治疗方法，并在突破性疾病发生时进一步使用更有效的药物。

观察性研究表明，早期使用高效疗法可以提高长期疗效。我们赞成用奥瑞珠单抗或其他抗 CD20 药物或用那他珠单抗治疗 JC 病毒阴性的患者。抗 CD20 治疗有以下优势：高水平的疗效，不频繁的输液或注射，良好的安全性，并且停止用药后没有反弹。对于 MRI 提示病灶新增或扩大的 PPMS 患者也应考虑使用奥瑞珠单抗治疗。在以下情况下可能需要切换治疗：反应不佳，在治疗前一年有多次复发且 MRI 扫描有活跃病灶，以及出现安全问题，包括接受干扰素治疗的患者出现持续性高滴度中和抗体。

在认识多发性硬化症的发病机制和疾病过程后，其治疗结果取得了令人瞩目的进展。高效疗法的发展已经使复发性疾病和局灶性脑部炎症得到了近乎完全控制。然而，疾病进展期治疗药物的有效性仍然不能满足需要，因为目前的治疗方法只为防止多发性硬化症的神经退行性变提供部分保护。我们在采取循证和个性化的方法寻求对多发性硬化症的治疗和管理时，必须进一步研究高效制剂对早期治疗的价值，以及确定哪些患者获益最大。

第七章

运动障碍性疾病

运动障碍性疾病（movement disorders）也称为锥体外系疾病，是一组以随意运动迟缓、不自主运动、肌张力异常、姿势步态障碍等运动症状为主要表现的神经系统疾病。一般肌力、感觉、小脑功能不受影响。锥体外系症状大致分为三类：肌张力异常（过高或过低）、运动迟缓和异常不自主运动（震颤、舞蹈症、投掷症、手足徐动症、肌张力障碍）。临床上本病一般可有肌张力增高－运动减少和肌张力降低－运动过多两大症候群。运动障碍性疾病大多与基底核病变有关，常导致大脑皮质－基底核－丘脑－大脑皮质环路活动异常。黑质、旧纹状体（苍白球）病变表现为肌张力增高－运动减少（帕金森病、帕金森综合征）。新纹状体（尾状核、壳核）病变表现为肌张力降低－运动过多（亨廷顿病、舞蹈症）。丘脑底核病变表现为偏身投掷运动。属中医学“颤病”“拘病”“积聚”“黄疸”等范畴。

第一节　帕金森病

帕金森病（Parkinson’s disease，PD），又称震颤麻痹（paralysis agitans），是一种常见的神经系统变性疾病，老年人多见，临床上以静止性震颤、运动迟缓、肌强直和姿势平衡障碍为主要特征。平均发病年龄在60岁，我国65岁以上人群PD的患病率大约是1.7%。大部分帕金森病患者为散发病例，仅有不到10%的患者有家族史。中医学中本病应属“颤病”“拘病”范畴。以静止性震颤为主者，可拟诊为中医“颤病”；以肌肉紧张拘紧，行为迟缓为主者，可拟诊为中医“拘病”或称为“掉病”。

【病因病机】

（一）中医

帕金森病的中医病因主要是年老肝肾精血亏虚，尤其肝在本病的发生发展中居首要地位。震颤为内风的见症，如果肝血不足，筋失所养，则肢体拘紧少动、僵硬笨拙；如肝肾精血不足，阴虚风动，则肢体头部震颤摇动。

1. 阴血亏虚，筋失濡养

年老肝肾精血渐衰，或情志不遂，郁怒伤肝，肝郁化火，耗伤肝肾精血，或房事不节，嗜欲无度，耗伤肝肾精血，筋失濡养，筋急而拘。

2. 阴血亏虚，肝风内动

年老、肝郁化火或房事过度等病因导致肝肾精血亏虚，阳气郁逆化风而发颤病。

3. 气血两虚，肝风内动

饮食劳倦或久病缠绵，脾胃受损，气血化生不足导致气血亏虚，肝风内动，不能主持，或血不濡筋，出现肢体拘紧颤动。

4. 阴损及阳，阴阳两虚

年老、久病或禀赋不足，阴损及阳，阴阳两虚，阳虚失统，筋纵而摇也。

本病总属本虚标实。初期多以肝肾精血亏虚或阴虚风动表现为主，随着病程的延长，本虚之象逐渐加重，渐则血损及气，久则阴损及阳，中晚期病情严重，多以气血两虚或阴阳两虚为主，又久病入络，故久病多兼夹血瘀。

（二）西医

帕金森病的确切病因至今未明。遗传因素、环境因素、年龄老化、氧化应激等均可能参与 PD 多巴胺能神经元的变性死亡过程。

1. 年龄因素

PD 的发病率和患病率均随年龄的增高而增加。PD 多在 60 岁以上发病，这提示衰老与发病有关。资料表明随年龄增长，正常成年人脑内黑质多巴胺能神经元会渐进性减少。

2. 遗传因素

遗传因素在 PD 发病机制中的作用越来越受到学者们的重视。自 20 世纪 90 年代后期第一个帕金森病致病基因 α- 突触核蛋白（α-synuclein，PARK1）发现以来，目前至少有 6 个致病基因与家族性帕金森病相关。但帕金森病中仅 5% ～ 10% 有家族史，大部分还是散发病例。遗传因素也只是 PD 发病的因素之一。

3. 环境因素

20 世纪 80 年代美国学者 Langston 等发现一些吸毒者会快速出现典型的帕金森病样

症状，且对左旋多巴制剂有效。研究发现，吸毒者吸食的合成海洛因中含有一种 1- 甲基 -4 苯基 -1,2,3,6- 四氢吡啶（MPTP）的嗜神经毒性物质。该物质在脑内转化为高毒性的 1- 甲基 -4 苯基 - 吡啶离子（MPP^+），并选择性地进入黑质多巴胺能神经元内，抑制线粒体呼吸链复合物活性，促发氧化应激反应，从而导致多巴胺能神经元的变性死亡。一些除草剂、杀虫剂的化学结构与 MPTP 相似。随着 MPTP 的发现，人们意识到环境中一些类似 MPTP 的化学物质有可能是 PD 的致病因素之一。但是在众多暴露于 MPTP 的吸毒者中仅少数发病，提示 PD 可能是多种因素共同作用下的结果。

4. 其他

除了年龄老化、遗传因素外，脑外伤、吸烟、饮咖啡等因素也可能增加或降低罹患 PD 的危险性。吸烟与 PD 的发生呈负相关，这在多项研究中均得到了一致的结论。咖啡因也具有类似的保护作用。严重的脑外伤则可能增加患 PD 的风险。

总之，帕金森病可能是多个基因和环境因素相互作用的结果。

5. 病理生理

帕金森病突出的病理改变是中脑黑质多巴胺（dopamine，DA）能神经元的变性死亡、纹状体 DA 含量显著性减少以及黑质残存神经元胞质内出现嗜酸性包涵体，即路易小体（Lewy body）。出现临床症状时黑质多巴胺能神经元死亡至少在 50%，纹状体 DA 含量减少在 80% 以上。除多巴胺能系统外，帕金森病患者的非多巴胺能系统也有明显的受损。如 Meynert 基底核的胆碱能神经元、蓝斑的去甲肾上腺素能神经元、脑干中缝核的 5- 羟色胺能神经元，以及大脑皮质、脑干、脊髓、外周自主神经系统的神经元。纹状体多巴胺含量显著下降与帕金森病运动症状的出现密切相关。中脑 - 边缘系统和中脑 - 皮质系统多巴胺浓度的显著降低与帕金森病患者出现智能减退、情感障碍等密切相关。

【临床表现】

帕金森病起病隐袭，进展缓慢。首发症状通常是一侧肢体的震颤或活动笨拙，进而累及对侧肢体。临床上主要表现为静止性震颤、运动迟缓、肌强直和姿势步态障碍。近年来人们越来越多地注意到抑郁、便秘和睡眠障碍等非运动症状也是帕金森病患者常见的主诉，它们对患者生活质量的影响甚至超过运动症状。

（一）运动症状

运动症状常始于一侧上肢，逐渐累及同侧下肢，再波及对侧上肢及下肢。

1. 静止性震颤

约 70% 的患者以震颤为首发症状，多始于一侧上肢远端，静止时出现或明显，随意运动时减轻或停止，精神紧张时加剧，入睡后消失。手部静止性震颤在行走时加重。

典型的表现是频率为 4 ～ 6Hz 的“搓丸样”震颤。部分患者可合并姿势性震颤。患者典型的主诉为：“我的一只手经常抖动，越是放着不动越抖得厉害，干活拿东西的时候反倒不抖了。遇到生人或激动的时候也抖得厉害，睡着了就不抖了。”

2. 肌强直

检查者活动患者的肢体、颈部或躯干时可觉察到有明显的阻力，这种阻力的增加呈现各方向均匀一致的特点，类似弯曲软铅管的感觉，故称为“铅管样强直”（lead-pipe rigidity）。患者合并有肢体震颤时，可在均匀阻力中出现断续停顿，如转动齿轮，故称“齿轮样强直”（cogwheel rigidity）。患者典型的主诉为“我的肢体发僵发硬”。在疾病的早期，有时肌强直不易察觉到，此时可让患者主动活动一侧肢体，被动活动的患侧肢体肌张力会增加。

3. 运动迟缓

运动迟缓指动作变慢，始动困难，主动运动丧失。患者的运动幅度会减少，尤其是重复运动时。根据受累部位的不同，运动迟缓可表现在多个方面。面部表情动作减少，瞬目减少称为面具脸。说话声音单调低沉、吐字欠清。写字可变慢变小，称为“小写征”。洗漱、穿衣和其他精细动作可变得笨拙、不灵活。行走的速度变慢，常曳行，手臂摆动幅度会逐渐减少甚至消失。步距变小。因不能主动吞咽致唾液不能咽下而出现流涎。夜间可出现翻身困难。在疾病的早期，患者常常将运动迟缓误认为是无力，且常因一侧肢体的酸胀无力而误诊为脑血管疾病或颈椎病。因此，当患者缓慢出现一侧肢体的无力，且伴有肌张力的增高时应警惕帕金森病的可能。早期患者的典型主诉为：“我最近发现自己的右手（或左手）不得劲，不如以前利落，写字不像以前那么漂亮了，打鸡蛋的时候觉得右手不听使唤，不如另一只手灵活。走路的时候觉得右腿（或左腿）发沉，似乎有点拖拉。”

4. 姿势步态障碍

姿势反射消失往往在疾病的中晚期出现，患者不易维持身体的平衡，在稍不平整的路面即有可能跌倒。PD 患者行走时常常会越走越快，不易止步，称为慌张步态。晚期帕金森病患者可出现冻结现象，表现为行走时突然出现短暂的不能迈步，双足似乎粘在地上，须停顿数秒钟后才能再继续前行或无法再次启动。冻结现象常见于开始行走时（始动困难）、转身、接近目标时，或担心不能越过已知的障碍物时，如穿过旋转门。

（二）非运动症状

帕金森病患者除了震颤和行动迟缓等运动症状外，还可出现情绪低落、焦虑、睡眠障碍、认知障碍等非运动症状。疲劳感也是帕金森病常见的非运动症状。

1. 感觉障碍

早期即出现嗅觉减退或睡眠障碍，尤其快速眼动期睡眠行为异常。中晚期常有肢麻木、疼痛。有些患者可伴有不安腿综合征。

2. 自主神经功能障碍

自主神经功能障碍临床常见，如便秘、多汗、流涎、脂溢性皮炎、性功能减退、排尿障碍或体位性低血压等。

3. 精神障碍

近半数患者伴有抑郁，并常伴有焦虑。15%～30%的患者在疾病晚期发生认知障碍乃至痴呆，以及幻觉，其中视幻觉多见。

（三）临床分级

目前临床上常用 Hoehn-Yahr（修正）分级量表来评估 PD 患者病情轻重：

0 级：无疾病体征。

1 级：单侧肢体症状。

1.5 级：单侧肢体合并躯干（轴）症状。

2 级：双侧肢体症状但无平衡障碍。

2.5 级：轻度双侧肢体症状，能从后拉测试中恢复。

3 级：轻至中度双侧肢体症状，平衡障碍，后拉试验阳性，保留独立能力。

4 级：严重障碍，在无协助的情况下仍能行走或站立。

5 级：限制在轮椅上或卧床，日常生活需得到全面帮助。

【辅助检查】

1. 血、脑脊液检查

常规检查无异常，脑脊液中的高香草酸（HVA）含量可降低。

2. 影像学检查

CT 和常规 MRI 检查无特征性改变，PET 或 SPECT 检查有辅助诊断价值。

【诊断】

帕金森病的诊断主要依靠病史、临床症状及体征。根据隐袭起病、逐渐进展的特点，单侧受累进而发展至对侧，表现为静止性震颤和行动迟缓，排除非典型帕金森病样症状即可做出临床诊断。对左旋多巴制剂治疗有效则更加支持诊断。常规血、脑脊液检查多无异常。头 CT、MRI 检查也无特征性改变。嗅觉检查多可发现 PD 患者存在嗅觉减退。以 18F- 多巴作为示踪剂行多巴摄取功能 PET 显像可显示多巴胺递质合成减少。以 125I-β-CIT、99mTc-TRODAT-1 作为示踪剂行多巴胺转运体（DAT）功能显像可显示 DAT 数量减少，在疾病早期甚至亚临床期即可显示降低，可支持诊断。但此项检查费用较贵，尚未常规开展。

我国帕金森病及运动障碍学组制定了中国帕金森病诊断标准（表 7–1）。

表 7–1　中国帕金森病诊断标准

诊断标准 （必备标准）	1. 运动减少：启动随意运动的速度缓慢。疾病进展后，重复性动作的运动速度及幅度均降低 2. 至少存在下列 1 项特征：①肌肉僵直；②静止性震颤 4 ～ 6Hz；③姿势不稳（非原发性视觉、前庭、小脑及本体感受功能障碍造成）
支持标准 （必须具备 3 项或 3 项以上特征）	1. 单侧起病 2. 静止性震颤 3. 逐渐进展 4. 发病后多为持续性的不对称性受累 5. 对左旋多巴的治疗反应良好（70%～ 100%） 6. 左旋多巴导致的严重异动症 7. 左旋多巴的治疗效果持续 5 年或 5 年以上 8. 临床病程 10 年或 10 年以上
排除标准 （不应存在的情况）	1. 反复的脑卒中发作史，伴帕金森病特征的阶梯进展 2. 反复的脑损伤史 3. 明确的脑炎和非药物所致动眼危象 4. 在症状出现时，应用抗精神病药物和多巴胺耗竭药 5. 1 个以上的亲属患病 6. CT 扫描可见颅内肿瘤或交通性脑积水 7. 接触已知的神经毒物 8. 病情持续缓解或发展迅速 9. 用大剂量左旋多巴治疗无效（除外吸收障碍） 10. 发病 3 年后，仍是严格的单侧受累 11. 出现其他神经系统症状和体征，如垂直凝视麻痹、共济失调，早期即有严重的自主神经受累，早期即有严重的痴呆，伴有记忆力、言语和执行功能障碍，锥体束征阳性等

【鉴别诊断】

帕金森病主要需与其他原因所致的帕金森综合征相鉴别。帕金森综合征是一个大的范畴，包括原发性帕金森病、帕金森叠加综合征、继发性帕金森综合征和遗传变性性帕金森综合征。症状体征不对称、静止性震颤、对左旋多巴制剂治疗敏感多提示原发性帕金森病。

（一）帕金森叠加综合征

帕金森叠加综合征包括多系统萎缩（MSA）、进行性核上性麻痹（PSP）和皮质基底节变性（CBD）等。在疾病早期即出现突出的语言和步态障碍，姿势不稳，中轴肌张力明显高于四肢，无静止性震颤，突出的自主神经功能障碍，对左旋多巴无反应或疗效不持续均提示患有帕金森叠加综合征的可能。尽管上述线索有助于判定帕金森叠加综合征的诊断，但要明确具体的亚型则较困难。一般来说，存在突出的体位性低血压或伴随有小脑体征者多提示多系统萎缩。垂直注视麻痹，尤其是下视困难，颈部过伸，早期跌倒多提示进行性核上性麻痹。不对称性的局限性肌张力增高、肌阵挛、失用、异己肢现象多提示皮质基底节变性。

（二）继发性帕金森综合征

此综合征是由药物、感染、中毒、脑卒中、外伤等明确的病因所致。通过仔细询问病史及相应的实验室检查，此类疾病一般较易与原发性帕金森病鉴别。药物是最常见的导致继发性帕金森综合征的原因。用于治疗精神疾病的神经安定剂（吩噻嗪类和丁酰苯类）是最常见的致病药物。需要注意的是，有时候我们也会使用这些药物治疗呕吐等非精神类疾病，如应用异丙嗪止吐。其他可引起或加重帕金森样症状的药物有利血平、氟桂利嗪、甲氧氯普胺、锂等。

（三）特发性震颤（essential tremor，ET）

此病隐袭起病，进展很缓慢或呈长期缓解状态。约 1/3 患者有家族史。震颤是唯一的临床症状，主要表现为姿势性震颤和动作性震颤，即身体保持某一姿势或做动作时易于出现震颤。震颤常累及双侧肢体，头部也较常受累。震颤频率为 6 ～ 12Hz。情绪激动或紧张时可加重，静止时减轻或消失。此病与帕金森病突出的不同在于特发性震颤起病时多为双侧症状，不伴有运动迟缓，无静止性震颤，疾病进展很慢，多有家族史，有相当一部分患者生活质量几乎不受影响。

（四）其他

遗传变性性帕金森综合征往往伴随有其他的症状和体征，因此一般不难鉴别。如肝豆状核变性可伴有角膜色素环和肝功能损害。抑郁症患者可出现表情缺乏、思维迟滞、运动减少，有时易误诊为帕金森病，但抑郁症一般不伴有静止性震颤和肌强直，对称起病，有明显的情绪低落和快感缺乏，可资鉴别。

【治疗原则】

帕金森病的治疗在于缓解患者的症状，控制疾病发展，提高患者的生存质量。应采取综合治疗方法，药物治疗为首选方案，手术治疗作为补充。

【辨证论治】

帕金森病属于中医学“颤病”“掉病”范畴。最早可追溯到《素问·至真要大论》，其曰：“诸风掉眩，皆属于肝。”清代医家尤在径在《金匮翼·颤振》中云：“手足动摇，不能自主，乃肝之病，风之象而脾受之也……高年气血两虚之人，往往有之，治之极难奏效。”清代《医宗己任编》亦云：“大抵气血俱虚之人，往往有之，治之极难奏效。”本病初期，多以肝肾精血亏虚，血不濡筋或阴虚风动为主，表现为肢体拘紧少动笨拙或肢体颤动，因此重在滋阴养血息风，继则阴损及阳，气血两虚或阴阳两虚，不能收持，厥阴风动，出现肢体和头部摇动加重，行动困难，宜气血两顾，阴阳双补乃能收功。临床上可分如下四型。

（一）辨证分型

1. 风痰阻络型

主症：肢体震颤，四肢拘痉，动作不利，伴有胸胁满闷，痰涎增多，舌体胖，舌质淡，苔白腻，脉弦滑。

治法：行气化痰，息风通络。

方药：导痰汤加减。半夏15g，胆南星10g，枳实10g，茯苓15g，橘络15g，天麻12g，钩藤15g，木瓜12g，僵蚕10g，竹茹6g，龙骨25g，牡蛎25g，地龙10g，甘草6g。另加抗颤丸（成分：藏红花、天麻、曼陀罗）2粒，每日2次；脑心活血通2粒，每日2次。

2. 肝肾阴亏型

主症：表情呆痴，肢体震颤幅度较大，动作迟缓，肢体拘紧，活动笨拙，步态拖拉，语言呆板，伴有头晕目眩，耳鸣健忘，急躁易怒，多梦，腰膝酸软，舌质红苔少，脉弦细数。

治法：补肾养阴，柔肝息风。

方药：大定风珠加减。生地黄20g，熟地黄20g，石斛15g，白芍15g，龟甲30g，鳖甲30g，牡蛎30g，钩藤20g，五味子15g，麦冬20g，天麻10g，甘草6g。另加抗颤丸，每日2次，每次2丸。

3. 气血两虚型

主症：表情呆滞，姿势不稳，步态慌张，肢体或头颤，项脊僵直，肢体拘痉，体倦乏力，气短自汗，头晕眼花，口角流涎，舌胖有齿痕，舌苔白，脉细。

治法：益气养血，息风通络。

方药：圣愈汤加减。黄芪20g，党参12g，熟地黄20g，当归12g，川芎10g，天麻10g，钩藤12g，石菖蒲10g，牛膝20g，杜仲10g，石决明20g，洋金花1g（研冲），全蝎4g（研冲），甘草6g。若有血瘀加丹参20g，红花10g，三七粉4g（冲）。

4. 阴阳两虚型

主症：震颤日久，表情呆板，肢体僵直，行动迟缓，言语困难，日常生活能力严重下降，面色无华，神疲乏力，自汗畏寒，纳呆，失眠健忘，舌淡或淡暗，脉细弱而沉。

治法：滋阴助阳，息风止颤。

方药：龟鹿二仙膏合大补元煎加减。龟甲胶10g（烊化），鹿角胶10g（烊化），熟地黄20g，山药15g，山萸肉15g，制附子10g，杜仲10g，肉苁蓉15g，当归10g，天麻12g，洋金花1g（研冲），人参10g，紫河车粉4g（冲），甘草6g。若小便失禁，加补骨脂15g，益智仁15g，鹿角霜15g以温下元；若气虚阳虚便秘者，加黄芪30g，肉苁蓉30g，炒桃仁20g补气温阳活血通便。

（二）中成药、中药制剂

中成药：全天麻胶囊、松龄血脉康、脑心活血通、抗颤丸、龟鹿二仙膏、龟鹿补肾液、大活络丹、消栓再造丸等。

中药制剂：天麻素注射液、葛根素注射液、银杏达莫注射液、参附注射液、参芪注射液等。

（三）针灸

主穴：风池、风府、百会、阴陵泉、三阴交、血海、太冲等。

配穴：风痰阻络者加丰隆、足三里、中脘等；有瘀血者加血海、地机；气血不足者加合谷、足三里等；肝肾阴亏者加复溜、双三阴交等；阴阳双亏者加太冲、关元、阳陵泉、气海等。

【西医治疗】

我国帕金森病及运动障碍学组专家制定的中国帕金森病治疗指南如下。

（一）治疗原则

1. 综合治疗

综合治疗包括药物、手术、康复、心理治疗及护理。首选药物治疗，虽能改善症状，但不能阻止病情发展，需终身服药；规范化治疗无效或疗效明显减退，出现运动波动、异动症者可选择手术治疗。

2. 用药原则

以达到有效改善症状、提高生活质量为目标。坚持用药，宜从小剂量开始逐渐加量。以较小剂量达到较满意疗效，不求全效。用药在遵循一般原则的同时也应强调个体化。尽量避免或减少药物的副作用和并发症。

（二）药物治疗

1. 保护性治疗

原则上，帕金森病一旦确诊就应及早予以保护性治疗。目前临床上作为保护性治疗的药物主要是单胺氧化酶B型（MAO-B）抑制剂。如雷沙吉兰和司来吉兰。多巴胺受体（DR）激动剂和大剂量辅酶Q10也可能有保护作用。

2. 症状性治疗

（1）早期帕金森病（Hoehn–Yahr 1 ～ 2.5 级）

1）何时开始用药：疾病早期若病情未影响患者的生活和工作能力，应鼓励患者坚持工作，参与社会活动和医学体疗，可暂缓给予症状性治疗用药；若有影响，则应予症状性治疗。

2）首选药物原则

①老年（<65 岁）患者，且不伴智能减退，尽量推迟左旋多巴的使用，可选择：a. 非麦角类多巴胺受体（DR）激动剂；b. MAO–B 抑制剂；c. 金刚烷胺，若震颤明显而其他抗 PD 药物效果不佳则可选用抗胆碱能药；d. 复方左旋多巴 + 儿茶酚 – 氧位 – 甲基转移酶（COMT）抑制剂；e. 复方左旋多巴。d 和 e 一般在 a、b、c 方案治疗效果不佳时加用。

②老年（≥65 岁）患者，或伴智能减退：首选复方左旋多巴，必要时加 DR 激动剂、MAO–B 抑制剂或 COMT 抑制剂。

3）治疗药物

①抗胆碱能药：主要有苯海索（benzhexol），用法 1 ～ 2mg，每日 3 次。此外有开马君、苯甲托品、东莨菪碱等。主要适用于震颤明显且年龄较轻的患者。老年患者慎用，闭角型青光眼及前列腺肥大患者禁用。

②金刚烷胺：50 ～ 100mg，每日 2 ～ 3 次，末次应在下午 4 时服用。对少动、强直、震颤均有改善作用，对伴异动症患者可能有帮助。可促进多巴胺在神经末梢的合成和释放，阻止其重吸收。肾功能不全、癫痫、严重胃溃疡、肝病患者慎用。

③复方左旋多巴（苄丝肼左旋多巴、卡比多巴左旋多巴）：是治疗本病最基本、最有效的药物，对震颤、强直、运动迟缓等均有效。初始用量 62.5 ～ 125mg，每日 2 ～ 3 次，根据病情而渐增剂量至疗效满意和不出现副反应为止。剂型有标准片［美多芭（madopar）和息宁（sinemet）］、控释片［息宁控释片（sinemet CR）］和水溶片［弥散型美多芭（madopar dispersible）］等。

④ DR 激动剂：有麦角类和非麦角类两种类型。目前大多推崇非麦角类 DR 激动剂为首选药物，尤其用于年轻患者病程初期，应从小剂量开始，渐增剂量至获得满意疗效而不出现副作用为止。非麦角类 DR 激动剂有：a. 吡贝地尔（piribedil）缓释片：初始剂量 50mg，每日 1 次，或易产生副反应患者可改为 25mg，每日 2 次，第 2 周增至 50mg，每日 2 次，有效剂量 150mg/d，分 3 次口服，最大不超过 250mg/d；b. 普拉克索（pramipexole）：初始剂量 0.125mg，每日 3 次（个别易产生副反应患者则为 1 ～ 2 次），每周增加 0.125mg，每日 3 次，一般有效剂量 0.5 ～ 0.75mg，每日 3 次，最大不超过 4.5mg/d。麦角类 DR 激动剂有溴隐亭、α– 二氢麦角隐亭等，现已不主张使用。

⑤单胺氧化酶 B（MAO-B）抑制剂：与复方左旋多巴合用可增强疗效，改善症状波动，单用有轻度的症状改善作用。a. 司来吉兰（selegline）：2.5 ～ 5mg，每日 2 次，应早晨、中午服用；b. 雷沙吉兰（rasagiline）：1mg，每日 1 次，早晨服用。

⑥儿茶 - 氧位 - 甲基转移酶（COMT）抑制剂：通过抑制 COMT 酶减少左旋多巴在外周的代谢，从而增加脑内左旋多巴的含量。COMT 抑制剂包括：a. 恩他卡朋和托卡朋，每次 100 ～ 200mg，服用次数与复方左旋多巴次数相同，单用无效；帕金森病患者出现症状波动时可加用 COMT 抑制剂以减少“关期”。恩他卡朋需与左旋多巴同时服用才能发挥作用。b. 托卡朋第一剂与复方左旋多巴同服，此后间隔 6 小时服用，可以单用。COMT 抑制剂的副作用有腹泻、头痛、多汗、口干、氨基转移酶升高、腹痛、尿色变黄等。托卡朋有可能导致肝功能损害，须严密监测肝功能，尤其在用药头 3 个月。

（2）中期 PD 治疗（Hoehn-Yahr 3 级）：若在早期阶段首选 DR 激动剂、COMT 抑制剂或金刚烷胺 / 抗胆碱能药治疗的患者，发展至中期阶段则症状改善常不明显，此时应添加复方左旋多巴治疗；若在早期阶段首选低剂量复方左旋多巴治疗的患者，症状改善往往也不显著，此时应适当增加剂量，或添加 DR 激动剂、MAO-B 抑制剂或金刚烷胺，或 COMT 抑制剂。在中期阶段有些患者也会产生运动并发症和非运动症状，具体处理详见晚期 PD 治疗。

（3）晚期 PD 治疗（Hoehn-Yahr 4 ～ 5 级）：晚期 PD 的临床表现极其复杂，其中有药物的副作用，也有疾病本身进展因素参与。此时，既要力求改善运动症状，又要处理一些伴发的运动并发症和非运动症状。

1）运动并发症的治疗：中晚期帕金森病患者可出现运动并发症，包括症状波动和异动症。

①症状波动（motor fluctuation）：包括疗效减退（wearing-off）和“开 - 关”现象（on-off phenomenon）。疗效减退指每次用药的有效作用时间缩短。患者此时的典型主诉为“药物不像以前那样管用了，以前服一次药能维持 4 小时，现在 2 个小时药就过劲了”。此时可通过增加每日服药次数或增加每次服药剂量，或改用缓释剂，或加用其他辅助药物。“开 - 关”现象表现为突然不能活动和突然行动自如，两者在几分钟至几十分钟内交替出现。多见于病情严重者，机制不明。患者此时的典型主诉为“以前每次服药后大致什么时候药效消失自己能估计出来，现在不行了，药效说没就没了，很突然。即使自认为药效应该还在的时候也会突然失效”。一旦出现“开 - 关”现象，处理较困难。可使用微泵持续输注左旋多巴甲酯、乙酯或 DR 激动剂。

②异动症又称运动障碍（dyskinesia）：表现为头面部、四肢或躯干的不自主舞蹈样或肌张力障碍样动作。在左旋多巴血药浓度达高峰时出现者称为剂峰异动症（peak-dose dyskinesia）。在多巴血药浓度剂峰和剂末均出现者称为双相异动症（biphasic dyskinesia)。

足或小腿痛性肌痉挛称为肌张力障碍(dystonia),多发生在清晨服药之前,也是异动症的一种表现形式。

剂峰异动症可通过减少每次左旋多巴剂量,或加用DR激动剂或金刚烷胺治疗。双相异动症控制较困难,可加用长半衰期DR激动剂或COMT抑制剂,或微泵持续输注左旋多巴甲酯、乙酯或DR激动剂。肌张力障碍可根据其发生在剂末或剂峰而对相应的左旋多巴制剂剂量进行相应的增减。

2)非运动症状的治疗

①感觉障碍:包括麻木、疼痛、痉挛、睡眠障碍、嗅觉障碍等。其中睡眠障碍很常见,主要有失眠、RBD、RLS。失眠若与夜间的PD运行症状相关,睡前需加复方左旋多巴控制片。若有RLS者,睡前加用DR激动剂。

②自主神经功能障碍:便秘最常见,应增加饮水量和高纤维含量的食物,这对大部分患者有效,停用抗胆碱能药,必要时应用通便药。也可出现泌尿障碍和体位性低血压等。有泌尿障碍的患者需减少晚餐后的摄水量,也可试用奥昔布宁、莨菪碱等外周抗胆碱能药。体位性低血压患者应适当增加盐和水的摄入量,睡眠时抬高头位,穿弹力裤,不宜快速改变体位,α-肾上腺素能激动剂米多君治疗有效。

③精神障碍:帕金森病患者在疾病晚期可出现精神症状,如幻觉、欣快、错觉等。而抗PD的药物也可引起精神症状,最常见的是盐酸苯海索和金刚烷胺。因此,当患者出现精神症状时首先考虑依次逐渐减少或停用胆碱能药。对药物调整无效的严重幻觉、精神错乱、意识模糊可加用非经典抗精神病药如氯氮平、喹硫平、奥氮平等。对于认知障碍的痴呆,可应用胆碱酯酶抑制剂,如利斯的明、多奈哌齐、加兰他敏、石衫碱甲。

(三)手术及干细胞治疗

手术方法主要有两种,神经核毁损术和脑深部电刺激术(DBS)。

1. 神经核毁损术

常用的靶点是丘脑腹中间核(Vim)和苍白球腹后部(PVP)。以震颤为主的患者多选取丘脑腹中间核,以僵直为主的多选取苍白球腹后部作为靶点。神经核毁损术费用低,且也有一定疗效,因此在一些地方仍有应用。

2. 脑深部电刺激术(DBS)

脑起搏器治疗,又称脑深部电刺激术,在脑内特定的神经核团中植入电极,释放高频电刺激,抑制了这些因多巴胺能神经元减少而过度兴奋的神经元的电冲动,降低了其过度兴奋的状态,从而减轻帕金森病症状。对于帕金森病的三个主要症状震颤、僵直和运动迟缓,尤其对中线症状有很好的改善作用,如起步和翻身困难等。脑起搏器是一套精致小巧的微电子装置，包括一个脉冲发生器、一根电极和一根延伸导线，这些部件均需植入体内。植入体内的部件不会影响患者的日常生活。因其微创、安全、有效，已作为手术治疗的首选。

帕金森病患者出现明显疗效减退或异动症，经药物调整不能很好地改善症状时可考虑手术治疗。手术对肢体震颤和肌强直的效果较好，而对中轴症状如姿势步态异常、吞咽困难等无明显改善。手术与药物治疗一样，仅能改善症状，而不能根治疾病，也不能阻止疾病的进展。术后仍需服用药物，但可减少剂量。

正在兴起的干细胞移植治疗是正在探索中的一种较有前景的新疗法。

【预后】

帕金森病是一种慢性进展性疾病，具有高度异质性。不同患者疾病进展的速度不同。目前尚不能治愈。早期患者通过药物治疗多可很好地控制症状，至疾病中期虽然药物仍有一定的作用，但常因运动并发症的出现导致生活质量下降。疾病晚期由于患者对药物反应差，症状不能得到控制，患者可出现全身僵硬，生活不能自理，甚至长期卧床，最终多死于肺炎等并发症。

【预防与调护】

1. 帕金森病应注意生活调摄，保持情绪稳定，心情舒畅，避免忧思郁怒等不良精神刺激。饮食宜清淡而富有营养，鼓励患者多食蔬菜、水果或蜂蜜、木耳、菌藻类的食品。多服天麻、三七粉剂作为预防性治疗，戒烟戒酒。避免中毒、中风、颅脑损伤对预防帕金森病发生有重要意义。

2. 生活要有规律，注意加强肢体功能锻炼，适当参加体育活动。晚期卧床者要预防压疮的发生。注意环境保护，积极开展劳动保健工作，避免工业毒物如一氧化碳及锰、汞、氯化物的侵害。

【医案精选】

（一）刘渡舟医案——痰火阻络，阳气化风证

陈某，男，75 岁。1995 年 10 月 18 日初诊。

1994 年 1 月发病，全身震颤，不能自主，某医院诊断为“震颤麻痹”。服用左旋多巴、美多巴、安坦等药，症状未见好转，特请刘老诊治。症见全身颤抖，尤以上肢为重，手指节律性震颤，状如“搓丸样”，肌肉强直，面部表情呆板，双目直视，口角流涎，步履艰难，伴头痛，口干渴，大便秘结，1 周 1 次，小便色如浓茶，口噤啮齿，言语謇涩，舌红，苔黄腻而燥，脉来滑大。

辨证：三焦火盛动风，煎灼津液成痰，痰火阻塞经络则阳气化风。

治法：清热泻火，平肝息风，化痰通络。

方药：黄连解毒汤合羚羊钩藤汤加减。黄连10g，黄芩10g，竹茹20g，黄柏10g，栀子10g，钩藤15g，天竺黄12g，龙胆草10g，菊花10g，桑叶10g，菖蒲10g，佩兰10g，半夏12g，羚羊角粉1.8g（分冲）。

服药14剂后，两手震颤减轻，行走较有力，口渴止，小便色淡，大便秘结，头痛眩晕，言謇不利，多痰少寐，舌苔白腻，夹黄，脉滑数。针对上述脉证，上方加大黄4g，并加服局方至宝丹3丸，每晚睡前服1丸。

服药月余，头晕、少寐、多痰大为减轻，语言明显好转（能简单陈述病情），但仍腹满便秘，啮齿，小便短赤，四肢及口唇颤抖，舌红苔黄而干，脉来滑数。治用通腑泄热、凉肝息风之法，调胃承气汤合羚角钩藤汤加减。

大黄4g，炙甘草6g，钩藤20g，芒硝4g（后下），白芍20g，木瓜10g，麦冬30g，羚羊角粉1.8g（分冲）。

上方服7剂，大便通畅，粪便如串珠状。腹满顿除，啮齿大减，小便通利，四肢有轻度颤抖。效不更方，仍用黄连解毒汤与羚角钩藤汤加减。治疗3个月，肢体动作震颤消除，能自己行走，手指屈伸自如，握拳有力，言语流畅，面部表情自然，二便正常。唯偶有头晕，啮齿，继以芩连温胆汤加减进退而愈。

（二）刘茂才医案——气血亏虚，风痰内扰证

李某，男，62岁。1996年3月12日初诊。

主诉：双手震颤3年余，伴反应迟钝2个月。患者于1993年初出现双手震颤不止，四肢动作笨拙，步态慌张，曾在某医院住院治疗，诊为“帕金森综合征”，给予左旋多巴、美多巴、安坦等及中药治疗，症状控制。近2个月又出现反应迟钝，近事过目即忘，神疲乏力。症见神疲乏力，气短懒言，面色无华，头晕眼花，口角流涎，动则汗出，双手颤动，手指节律性震颤，状如搓丸，行走步态慌张，肌肉强直，反应迟钝，失眠，纳差，大便3日1次，小便通畅，夜尿2～3次，舌质淡暗，苔白，脉弦细。

辨证：久病体虚，气血亏虚，风痰内扰为主。

治法：益气养血，息风涤痰开窍。

方药：黄芪45g，党参20g，白芍15g，川芎15g，何首乌20g，天麻15g，钩藤15g，石菖蒲12g，远志6g，蜈蚣2条，厚朴15g，甘草6g。7剂，日服1剂。

3月20日二诊：精神状态明显好转，饮食增加，汗出减少，大便通畅，仍双手震颤，步态慌张，舌质淡红、苔白，脉弦。效不更方，继以上方连服1个月，同时加用自拟养血活血、息风涤痰之益脑安胶囊（医院制剂）。

4月22日三诊：服药一个半月来，患者精神良好，反应较前灵敏，饮食正常，睡眠欠佳，双手震颤好转，手指节律性震颤次数减少，口角流涎症状消失，舌质红，苔白，脉细弦。风痰渐消，气血渐复。上方去黄芪、厚朴、蜈蚣，加女贞子 18g，山茱萸 15g 滋补肝肾之阴，并继服益脑安胶囊 2 个月。

经 3 个多月治疗，双手震颤基本消失，只余情绪激动、紧张时双手抖动，步态较前平稳，记忆力恢复，夜尿 0 ～ 1 次，余均正常，遂以上方稍事加减，继续巩固疗效。该患者连续服药近 3 年，现震颤已完全不作，其他症状也均消失，随访 2 年，一切均正常。

按语：清代高鼓峰《医宗己任编》论颤证说“大抵气血俱虚不能荣养筋骨，故为振摇，而不能自持也”“须大补气血，人参养荣汤或加味人参养荣汤，若身摇不得眠者，十味温胆汤倍加人参，或加味温胆汤”。该患者久病五脏俱虚，痰瘀内生，夹风上扰脑窍，故除肢颤外，尚有神识痴呆、反应迟钝、健忘等症，据此立益气活血、涤痰息风之法。

（三）许振亚医案——真阴亏虚，虚风内动

朱某，女，49 岁。2006 年 6 月 12 日就诊。因患重度帕金森病，生活不能自理，在市医院住院治疗多次，病情仍然进展很快，最后医院下达病危通知，无奈之下，出院求余诊治。患者双上下肢重度抖颤，幅度较大、频率较快，连头亦不停摇颤，别人喂食较为困难，表情呆滞，肢体僵硬，夜不安宁，身体极度消瘦，舌红少苔，脉细数。诊为重度帕金森病。

辨证：真阴亏损，虚风内动。

治法：大补真阴，潜阳息风。

方药：三甲复脉汤加减。龟甲 30g，生鳖甲 30g，生牡蛎 30g，生地黄 30g，麦冬 30g，生白芍 25g，玄参 30g，丹参 30g，天麻 10g，钩藤 25g，全蝎 4g（研冲），磁石 30g，生甘草 6g。每日 1 剂，分 2 次早晚空服。上午 10 时、下午 4 时服定颤丸（曼陀罗花、藏红花）2 粒、脑心活血通 2 粒。既往出院带药继服。

二诊（6 月 26 日）。患者治疗两周，症状明显好转，生活亦能自理。按上法继续治疗两月。

三诊（8 月 26 日）。患者又服用 2 个月后，震颤完全控制，停汤剂，余药继服，并且逐渐减量。追访 10 年，病情稳定。现已全部停药。

按语：患者有更年期综合征，加之体弱多病，肝肾阴亏，精衰血少，虚风内动，以致筋脉失濡，脑窍失养，所以诸症生焉，治之大补阴血，潜阳息风，加之定颤丸治标之举，标本兼治，故数剂而病减，近 3 个月后病愈。

第二节 肝豆状核变性

肝豆状核变性（hepatolenticular degeneration，HLD）由 Wilson（威尔逊）在 1912 年首先描述，故又称为 Wilson 病（Wilson disease，WD）。是一种常染色体隐性遗传的铜代谢障碍性疾病，以铜代谢障碍引起的肝硬化、基底节损害为主的脑变性疾病为特点，对肝豆状核变性发病机制的认识已深入到分子水平。临床特征为进行性加重的锥体外系症状、精神症状、肝硬化、肾功能损害及角膜色素环（K–F 环）。属于中医学“颤病”“积聚”“黄疸”等范畴。

【病因病机】

（一）中医

中医学认为，本病属先天禀赋不足，肾精素亏，精不化血，精血两虚，筋脉失养，乃至火生风动，故肢体震颤、拘急僵直；肾阴不足，虚火内生，火性炎上，心神被扰，则神志癫狂；火灼肝胆则胆热液泄，发为黄疸；肝胆湿热久蕴，肝络瘀热互结，积聚成痞积；积聚日久，经隧不通，津液不能输布，聚津为湿为水，发为鼓胀；肝失条达，肝气横犯脾土，脾失健运，痰浊郁毒内生，上泛阻于舌本，乃见口涎唾滴，构音不清；郁毒循肝脉上注于目，角膜呈色素之环；肾阴不足，精不生髓，脊骨失濡，故出现佝偻、骨折诸症。一言以蔽之，皆缘先天禀赋不足，肾中阴精匮乏所致。

（二）西医

1. 病因

肝豆状核变性为常染色体隐性遗传性疾病。一致病基因 ATP7B 定位于染色体 13q14.3，编码一种 1411 个氨基酸组成的铜转运 P 型 ATP 酶。ATP7B 基因突变导致 ATP 酶功能减弱或消失，引致血清铜蓝蛋白（ceruloplasmin，CP）合成减少以及胆道排铜障碍，蓄积在体内的铜离子在肝、脑、肾、角膜等处沉积，引起进行性加重的肝硬化、锥体外系症状、精神症状、肾损害及角膜色素环（Kayser–Fleischer ring，K–F 环）等。

2. 病机

正常人每日自肠道摄取少量的铜，铜在血中先与白蛋白疏松结合，在肝细胞中铜与 α_2– 球蛋白牢固结合成具有氧化酶活性的铜蓝蛋白。循环中 90% 的铜与铜蓝蛋白结合，铜作为辅基参与多种重要生物酶的合成。铜在各脏器中形成各种特异的铜 – 蛋白组合体，剩余的铜通过胆汁、尿和汗液排出。

疾病状态时，血清中过多的游离铜大量沉积于肝脏内，造成小叶性肝硬化。当肝细胞溶酶体无法容纳时，铜即通过血液向各个器官散布和沉积。基底节的神经元和其正常酶的转运对无机铜的毒性特别敏感，大脑皮质和小脑齿状核对铜的沉积也产生相应症状。铜对肾脏近端小管的损害可引起氨基酸、蛋白以及钙和磷酸盐的丢失。铜在眼角膜弹力层的沉积可产生 K–F 环。与此同时，肝硬化可产生门静脉高压的一系列变化。

3. 病理

本病主要累及肝、脑、肾、角膜等。肝脏表面和切片均可见大小不等的结节或假小叶，逐渐发展为肝硬化，肝小叶由于铜沉积而呈棕黄色。脑的损害以壳核最明显，苍白球、尾状核、大脑皮质、小脑齿状核也可受累，显示软化、萎缩、色素沉着甚至腔洞形成。光镜下可见神经元脱失和星形胶质细胞增生。角膜边缘后弹力层及内皮细胞浆内有棕黄色的细小铜颗粒沉积。

【临床表现】

本病通常发生于儿童和青少年期，少数成年期发病。发病年龄多在 5 ～ 35 岁，男性稍多于女性。病情缓慢发展，可有阶段性缓解或加重，亦有进展迅速者。

（一）神经精神症状异常

本病症见面部怪容、张口流涎、吞咽困难、构音障碍、运动迟缓、震颤、肌强直等。震颤可以表现为静止或姿势性的，但不像帕金森病的震颤那样缓慢而有节律性。疾病进展后还可有广泛的神经系统损害，出现小脑性共济失调、病理征、腱反射亢进、假性球麻痹、癫痫发作，以及大脑皮质、下丘脑损害体征。精神症状表现为注意力和记忆力减退、智能障碍、反应迟钝、情绪不稳，常伴有强笑、傻笑，也可伴有冲动行为或人格改变。

（二）肝脏异常

约 80% 患者有肝脏受损表现，如倦怠、食欲不振、肝区疼痛、肝肿大、脾功能亢进、黄疸、腹水、蜘蛛痣、食道静脉曲张破裂出血及肝昏迷等。肝脏受累时一部分病例发生急性、亚急性或慢性肝炎，大部分病例肝脏损害症状隐匿、进展缓慢，就诊时才发现肝硬化、脾肿大甚至腹水。重症肝损害可发生急性肝衰竭，死亡率高。脾肿大可引起溶血性贫血和血小板减少。

（三）角膜 K–F 环

角膜色素环是本病的重要体征，出现率达 95% 以上。K–F 环位于巩膜与角膜交界处，呈绿褐色或暗棕色，宽约 1.3mm，是铜在后弹力膜沉积而成。光线斜照角膜时清楚，早期需用裂隙灯检查发现。多与神经系统受损征象同时出现，少数患者可出现晶状体混浊、瞳孔光反应迟钝等。

（四）其他

1. 皮肤色素沉着

铜在皮下沉积可致皮肤色素沉着、变黑。面部及双小腿伸侧明显。

2. 肾脏受损

肾脏受损时可出现肾功能改变如肾性糖尿、微量蛋白尿和氨基酸尿、磷酸盐尿、高尿酸、高尿钙等。

3. 钙、磷代谢异常

钙、磷缺乏易引起骨折、骨质疏松。肌无力、萎缩。血液系统还可出现溶血性贫血。

【辅助检查】

（一）实验室检查

1. 铜代谢相关的生化检查

①血清铜蓝蛋白降低：正常为 200 ～ 500mg/L，患者＜200mg/L，是诊断 WD 的强烈证据。②尿铜增加：24 小时尿铜排泄量正常＜100μg，患者≥100μg。③肝铜量：是诊断 WD 金标准之一。肝穿刺肝铜含量正常＜40 ～ 55μg/g（肝干重），患者＞250μg/g（肝干重）。

2. 血尿常规

WD 患者有肝硬化伴脾功能亢进时其血常规检查可出现血小板、白细胞和（或）红细胞减少；尿常规示镜下可见血尿、微量蛋白尿等。

3. 肝肾功能

患者可有不同程度的肝功能改变，如血清总蛋白降低、球蛋白增高，晚期发生肝硬化。肝穿刺活检测定显示大量铜过剩，可能超过正常人的 5 倍。发生肾小管损害时，可表现为氨基酸尿症，或有血尿素氮和肌酐增高及蛋白尿等。

（二）影像学检查

脑影像学检查：CT 可显示双侧豆状核对称性低密度影。MRI 比 CT 特异性更高，表现为豆状核（尤其壳核）、尾状核、中脑和脑桥、丘脑、小脑及额叶皮质 T1 加权像低信号和 T2 加权像高信号，或壳核和尾状核在 T2 加权像显示高低混杂信号，还可有不同程度的脑沟增宽、脑室扩大等。

（三）基因诊断

WD 具有高度的遗传异质性，致病基因突变位点和突变方式复杂，故尚不能取代常规筛查手段。利用常规手段不能确诊的病例，或对症状前期患者、基因携带者筛选时，可考虑基因检测。

（四）裂隙灯检查

见角膜 K–F 环。

【诊断】

根据青少年起病、典型的锥体外系症状、肝病体征、角膜 K–F 环和阳性家族史等情况不难诊断。如果 CT 及 MRI 有双侧豆状核区对称性影像改变，血清铜蓝蛋白显著降低和尿铜排出量增高则更支持本病。对于诊断困难者，应争取肝脏穿刺做肝铜检测。

【鉴别诊断】

1. 本病临床表现复杂，应注意和小舞蹈病、青少年性 Huntington 舞蹈病、肌张力障碍、原发性震颤、帕金森病和精神病等鉴别。

2. 此外，还应与急、慢性肝炎和肝硬化、血小板减少性紫癜、溶血性贫血、类风湿关节炎、肾炎及甲状腺功能亢进等相鉴别。

【治疗原则】

治疗的基本原则是中医药治疗及使用西药，减少铜的吸收和增加铜的排出，治疗越早越好，而且大多数患者需要长期用药。

【辨证论治】

本病临床出现多种多样的临床表现，分别属于中医学“颤证”“黄疸”“积聚”等范畴。稽其病机多为先天禀赋不足，肾元素亏，精不化血，精血两虚，筋脉失养，或至火生风，或脾失健运，痰浊郁毒内生，诸证生焉。根据临床所见，可分如下五型。

（一）火灼肝胆，胆热郁滞型

主症：面目身肤熏黄，小便黄赤，神疲乏力，厌油腹胀，便干，口干，舌红，苔黄腻，脉弦滑数。

治法：清肝利胆，通腑渗湿。

方药：肝豆汤合茵陈四苓散加减。大黄 10g（后下），黄连 15g，黄芩 15g，茵陈 30g，半枝莲 15g，鱼腥草 15g，泽泻 20g，猪苓 10g，茯苓 30g，枳壳 15g。

若肝区胀痛加香附 10g，郁金 12g；纳呆脘痞加山楂 15g，麦芽 20g，神曲 15g，莱菔子 15g。

（二）湿热蕴结，积聚膨胀型

主症：腹胀膨大，腹壁青筋暴露，甚则脐突，胁下痞块，按之坚硬，尿少便黄，纳呆食少，或有黄疸，舌质苍老有瘀斑点，苔黄腻或白腻，脉弦细。

治法：活血软坚，攻下逐水。

方药：中满分消丸加减。白术10g，猪苓10g，姜黄6g，干姜10g，知母15g，茯苓15g，砂仁10g，泽泻20g，陈皮15g，黄芩12g，黄连15g，半夏15g，炒枳实12g，厚朴30g，甘草6g。

（三）肝肾两亏，虚风内动型

主症：四肢颤动，筋脉拘急，或挤眼弄眉，肢体舞动，头晕耳鸣，失眠多梦，健忘，腰膝酸软，舌瘦质暗，苔少，脉沉细。

治法：滋补肝肾，息风定颤。

方药：白芍30g，干地黄30g，麦冬30g，阿胶12g，五味子10g，麻仁10g，炙甘草6g，生鸡子黄2枚（倒入搅匀），天麻10g。

原方中有龟甲、鳖甲、牡蛎，均属于高铜之品，不宜使用。若失眠多梦加合欢花10g，夜交藤15g，炒酸枣仁20g。

（四）阴虚火旺，火扰心神型

主症：精神躁狂，情绪焦虑，或有抑郁，多言善怒，易惊不寐，耳红面赤，舌红少苔，脉细数。

治法：滋阴降火，安神定志。

方药：二阴煎合生铁落饮加减。生地黄20g，远志10g，炒酸枣仁20g，麦冬20g，天冬15g，黄连10g，玄参15g，石菖蒲10g，茯神20g，钩藤15g，丹参20g，连翘10g，胆南星10g，橘红10g，贝母10g，朱砂1g（研冲），木通6g，生甘草6g。用铁汁煎煮。

若精神抑郁加郁金12g，香附12g；便秘加大黄10g，枳实15g。

（五）肾气亏虚，骨枯髓减型

主症：患儿见鸡胸龟背，体质羸瘦，骨质软弱，行走佝偻，面色无华，精神萎靡，纳谷不香，少气乏力，舌瘦苔少，脉细弱。

治法：填精补肾，益气养血。

方药：补天大造丸加减。熟地黄30g，鹿茸粉4g（冲），紫河车粉4g（冲），山萸肉15g，枸杞子15g，菟丝子15g，五味子10g，麦冬15g，天冬12g，肉苁蓉10g，杜仲10g，牛膝15g，补骨脂12g，茯苓15g，泽泻10g，当归10g。

若精神异常加沙参20g，酸枣仁20g，郁金15g。

杨任民教授认为中药龟甲、鳖甲、龙骨、牡蛎、僵蚕、全蝎等息风定痉药，含铜量较高，此病不宜使用。其自拟肝豆汤（大黄、黄连、黄芩、穿心莲、半枝莲、萆薢）均能排铜解毒利尿，效果尤佳。

大黄、黄连、姜黄、金钱草、泽泻、莪术、三七等由于具有利尿及排铜作用而对WD有效，少数患者服药后早期会出现腹泻、腹痛。使用中药治疗WD，效果如不满意，中西医结合治疗效果会更好。推荐用于症状前患者、早期或轻症患者、儿童患者以及长期维持治疗者。

【西医治疗】

（一）饮食治疗

避免进食含铜高的食物如小米、荞麦面、糙米、豆类、坚果类、薯类、菠菜、茄子、南瓜、蕈类、藻类、干菜类、干果类、软体动物、贝类、螺类、虾蟹类、动物的肝脏和血、巧克力、可可，以及某些中药，如龙骨、牡蛎、蜈蚣、全蝎等。

（二）药物治疗

药物治疗以排铜药物为主，排铜及阻止铜吸收的药物主要有两大类药物，一是铜络合剂，能强力促进体内铜离子排出，如青霉胺、二巯丙磺酸钠、三乙烯－羟化四甲胺、二巯丁二酸等；二是阻止肠道对外源性铜吸收的制剂，如锌剂、四硫钼酸盐。

1. D－青霉胺（D–penicillamine，PCA）

D－青霉胺是本病的首选药物，为强效金属螯合剂，在肝脏中可与铜形成无毒复合物，促使其在组织沉积部位被清除，减轻游离状态铜的毒性。

本品口服易吸收。药物副作用有恶心、过敏反应、重症肌无力、关节病、疱疮，少数可见白细胞减少和再生障碍性贫血、视神经炎、狼疮综合征、剥脱性皮炎、肾病综合征等较严重的毒副作用。另外，当患者首次用药时应做青霉素皮试，阴性者才能使用。本病需长期甚或终身服药，应注意补充足量维生素B。开始剂量250mg/d，隔数日增加250mg/d，至临床症状明显改善或24小时尿铜含量明显降低（约1个月）后改为维持量长期服用，成人每日课题1～1.5g，儿童为每日20mg/kg，分3次口服。

2. 二巯基丁二酸钠（Na–DMS）

本药溶于10%葡萄糖溶液40mL中缓慢静注每次1g，每日1～2次，5～7日为1个疗程，可间断使用数个疗程，每日1次，2个疗程之间休息1～2天，连续注射6～10个疗程。不良反应主要是食欲减退及轻度恶心、呕吐。可用于有轻、中、重度肝损害和神经精神症状的肝豆状核病患者。

3. 三乙烯－羟化四甲胺（TETA）

本药的药理作用与D－青霉胺相似，是用于不能耐受青霉胺治疗时的主要药物。副作用小，但药源困难、价格不菲。成人剂量1.2g/d。多用于青霉胺出现毒性反应的患者。

4. 锌制剂（zinc preparations）

常用的有硫酸锌200mg，3次/日；醋酸锌50mg，3次/日；葡萄糖酸锌70mg，

3 次 / 日；以及甘草锌等。在餐后 1 小时服药以避免食物影响其吸收，尽量少食粗纤维以及含大量植物酸的食物。

5. 四硫钼酸盐（tetl.athiomolybdate，TM）

本药能促进体内的金属铜较快排出，改善 WD 的症状与 PCA 作用相当，副作用则比 PCA 少得多。本药在国外仍未商品化，至今国内未有使用的经验。

6. 中药治疗

大黄、黄连、姜黄、金钱草、泽泻、三七等由于具有利尿及排铜作用而对 WD 有效，少数患者服药后早期出现腹泻、腹痛。使用中药治疗 WD，效果常不满意，中西医结合治疗效果会更好。推荐用于症状前患者、早期或轻症患者、儿童患者以及长期维持治疗者。

（三）对症治疗

有震颤和肌强直时可用苯海索口服，对粗大震颤者首选氯硝西泮。肌张力障碍可用苯海索、复方左旋多巴制剂、多巴胺受体激动剂，还可服用氯硝西泮、硝西泮、巴氯芬，也可用局限性肌张力障碍药物治疗。无效者可试用局部注射 A 型肉毒毒素。有舞蹈样动作和手足徐动症时，可选用氯硝西泮、硝西泮、氟哌啶醇，合用苯海索。对于精神症状明显者可服用抗精神病药如奋乃静、利培酮、氟哌啶醇、氯氮平，抑郁患者可用抗抑郁药物。护肝治疗药物也应长期应用。

（四）手术治疗

对于有严重脾功能亢进者可行脾切除术，严重肝功能障碍时也可以考虑肝移植。

【预后】

本病若早发现早诊断早治疗，一般较少影响生活质量和生存期。晚期治疗基本无效，少数病情进展迅速或未经治疗出现严重肝脏和神经系统损害者预后不良，会致残甚至死亡。肝豆状核变性患者的主要死因是肝衰竭、自杀和肿瘤。尽管 20 年来早期诊断和治疗水平有了较大的进步，但肝豆状核变性患者的死亡率还是较高，预后不佳。

【预防与调护】

1. 肝豆状核变性应注意生活调摄，保持情绪稳定，心情舒畅，避免忧思郁怒等不良精神刺激。饮食宜清淡而富有营养，避免进食含铜高的食物如小米、荞麦面、糙米、豆类、坚果类、薯类、菠菜、茄子、南瓜、蕈类、藻类、干菜类、干果类、软体动物、贝类、螺类、虾蟹类、动物的肝脏和血、巧克力、可可，以及某些中药，如龙骨、牡蛎、蜈蚣、全蝎等。

2. 经常期服用排铜药物，如 D– 青霉胺、二巯基丁二酸钠以及保肝的药物。鼓励患者多吃蔬菜、水果，戒烟戒酒。

3. 生活要有规律，注意加强肢体功能锻炼，适当参加体育活动，注意环境安全，积极开展劳动保健工作，避免工业毒物如一氧化碳及锰、汞、氯化物的侵害。

【医案精选】

周仲瑛医案——肝肾阴虚，内风暗动

范某，男，19 岁。1996 年 5 月 24 日初诊。一年来患者经常两手不自主抖动，并有身体晃动，经西医诊断为“肝豆状核变性”。症状在紧张后加重，经常头昏，后脑时痛，渴不欲饮，步履困难，饮食、咀嚼不利，情绪易于激动，口稍干，手心热，苔薄白，质偏红，脉细数。

辨证：肝肾阴虚，内风暗动。

治法：滋液息风，育阴潜阳。

方药：生地黄 15g，大麦冬 10g，赤芍 20g，白芍 20g，川石斛 15g，白薇 15g，炙甘草 5g，牡丹皮 10g，泽泻 20g，广地龙 10g，炙全蝎 6g，阿胶 10g（烊化）。7 剂。另：羚羊角粉剂 1 支，1 日 2 次（必要时）。

二诊（5 月 30 日）：投滋液息风，育阴潜阳剂后，手足抖动较前减轻，口干不著，手心发热，语言欠爽，苔薄质暗，唇红，脉细弦滑。继守原法。上方加炙水 5g，30 剂。

三诊（8 月 12 日）：上方服用 1 个月，手抖晃动已不明显，但蹲后起立比较困难，头晕，构音困难，手心灼热，苔薄中黄腻，质红，脉细弦。为肾虚肝旺，内风暗动，仍当育阴潜阳，滋阴息风。上方加胆南星 6g，熟酸枣仁 15g，80 剂。

四诊（11 月 2 日）：前从肝肾亏虚，内风暗动治疗，病情基本稳定，抖动不著，语言转清，口干减轻，汗出减少，苔薄黄腻，舌尖边红，脉细弦滑。拟滋肾养肝，育阴潜阳，息风和络再进。上方去牡丹皮、全蝎；改陈胆星 10g，熟酸枣仁 20g。

本例用滋阴息风、育阴潜阳的方法，处方是三甲复脉汤减三甲，取其义也，配加泽泻利湿排铜，效果良好。

第三节　小舞蹈病

小舞蹈病又称风湿性舞蹈病或 Sydenham 舞蹈病，多见于 5 ～ 15 岁女童，表现为不自主、无规律的急速舞蹈动作，肌张力降低和精神障碍。青春期后发病率迅速下降，偶有成年妇女发病，主要为孕妇。脑炎、白喉、水痘、麻疹、百日咳等病发生感染以及系统性红斑狼疮、一氧化碳中毒等偶可引起本病。

【病因病机】

（一）中医

中医认为多与肝、肾有关，因肝肾阴虚、气血不足，加之外感时邪，产生风、火、痰、瘀等病理产物，作用于人体，致使疾病发生。

1. 外感风热火邪

“诸热瞀瘛，皆属于火”“火郁发之，则民病呕逆瘛疭”，盖热胜风搏，并于经络，风主动而不宁，风火相乘，是热瞀而瘛疭。故外感六淫之邪化火，或感染风热之邪，邪入经脉，均可发为瘛疭。

2. 大病之后

大病之后致亡血失精，筋脉失养，虚风内动而致瘛疭。或因发汗后、失血后、产后、痈疽溃后而患此者，此由气血津液过伤，不能养筋所致。

总之本病的病因有风火热邪的外感，亦有亡血失精的内伤。其病理部位外在筋脉肌肉，内及心肝肾。

（二）西医

1. 小舞蹈病与风湿热关系密切

小舞蹈病一般认为是中枢神经系统受损的表现。免疫学研究发现，小舞蹈病患者丘脑底核、尾状核等部位有抗链球菌 A 荚膜抗体沉积，证明小舞蹈病是链球菌 A 感染后由于抗原交叉反应而诱发的自身免疫性疾病，即机体针对链球菌感染的免疫应答反应中产生的抗体，与某种未知基底节神经元抗原存在交叉反应，引起免疫炎性反应而致病。

2. 病理

病理改变主要为黑质、纹状体、丘脑底核、小脑齿状核及大脑皮质等处出现可逆性炎症。

【临床表现】

（一）发病

本病多发生于 5 ～ 15 岁儿童，男女比例约 1 : 3，无季节、种族差异，病前常有上呼吸道感染、咽喉炎等 A 组 β 溶血性链球菌感染史。大多数为亚急性起病，少数可急性起病。

（二）早期症状

早期症状不易被察觉，表现为注意力分散、学习成绩下降、动作笨拙、坐立不安、持物易落地、四肢远端及面部轻微不自主运动等。

（三）舞蹈样症状

舞蹈样症状可以是全身性的，也可以是一侧较重，主要累及面部和肢体远端。表现为挤眉、弄眼、噘嘴、吐舌、扮鬼脸，上肢各关节交替伸屈、内收，下肢步态颠簸，精神紧张时加重，睡眠时消失。患儿可能会用有意识地主动运动去掩盖不自主运动。不自主舞蹈样动作可干扰随意运动，导致步态笨拙、持物跌落、动作不稳、暴发性言语。舞蹈症常在发病 2 ～ 4 周内加重，3 ～ 6 个月内自发缓解。约 20% 的患儿会复发，通常在 2 年内。少数在初次发病 10 年后再次出现轻微的舞蹈症。

（四）肌张力低下和肌无力

患者可有明显的肌张力减低和肌无力。当患儿举臂过头时，手掌旋前（旋前肌征）。检查者请患儿紧握检查者的第二、三手指时能感到患儿手的紧握程度不恒定，时紧时松，称为挤奶妇手法或盈亏征。有时肌无力可以是本病的突出征象，以致患儿在急性期不得不卧床。

（五）精神障碍

患儿常伴某些精神症状，如焦虑、抑郁、情绪不稳、激惹、注意力下降、偏执 – 强迫行为等。有时精神症状先于舞蹈症出现。

（六）其他

约 1/3 患儿可伴其他急性风湿热表现，如低热、关节炎、心瓣膜炎、风湿结节等。

【辅助检查】

（一）实验室检查

1. 血清学检查

白细胞计数增多，血沉加快，C– 反应蛋白效价升高，抗链球菌溶血素“O”滴度增加。由于本病多发生在链球菌感染后 2 ～ 3 个月，甚至 6 ～ 8 个月，故不少患儿发生舞蹈样动作时链球菌检查常为阴性。免疫功能检查，IgG、IgM、IgA 可增高。

2. 咽拭子培养

咽拭子培养可检出 A 组溶血性链球菌。

（二）其他检查

1. 心电图

心电图检查显示可有风湿性心脏病改变。

2. 脑电图

脑电图显示有非特异性弥漫性慢波及轻度电压改变，少数患者有癫痫波样发作。

3. 影像学检查

影像学检查显示多数患儿的头颅 CT 显示尾状核区低密度灶及水肿，MRI 显示尾状核、壳核、苍白球增大，T2加权像信号增强，随临床好转而消退。PET显示纹状体高代谢改变。

【诊断】

诊断的主要依据有儿童或青少年起病、有风湿热或链球菌感染史、亚急性或急性起病的舞蹈症，伴肌张力低下、肌无力和（或）精神症状。合并其他风湿热表现及自限性病程可进一步支持诊断。

【鉴别诊断】

（一）抽动－秽语综合征

本病系多组肌肉的短暂而迅速的不规则抽动，头颈部多见，表现为挤眉弄眼、努嘴伸舌、摇头耸肩、捶胸顿足等，伴有不规则发音及秽语。

（二）Hungtington舞蹈病

本病多为中年以后起病，常伴有家族史及痴呆。

（三）习惯性痉挛

本病的不自主动作常为刻板性、重复性、局限性，不伴有肌张力减低和情绪改变。

（四）肝豆状核变性

本病有家族遗传史，为常染色体隐性遗传，多在青少年时起病，起病缓慢，进行性加重，虽也可表现有舞蹈样不自主动作，往往伴有震颤，肌张力增高。角膜K–F环阳性以及血清铜蓝蛋白、血清铜均降低，尿铜增高，青霉胺治疗有效等可资鉴别。

【治疗原则】

由于舞蹈症病因多种多样，故针对病因的治疗亦有不同。

【辨证论治】

中医古籍无“小舞蹈病”的记载，根据临床表现应属于中医学的“抽掣”“抽搦”的“风病”范畴。缘由小儿脏腑娇嫩，禀体纯阳，易感时邪，从阳化热；或饮食失节，肠胃阻滞，化火生痰；或猝受惊骇，气乱不定，最终引动肝风。

（一）辨证分型

1. 风壅经络型

主症：手足、躯干或周身动摇不定，或兼见恶寒、发热，苔薄白，脉浮数。

治法：祛风通络，养血和营。

方药：大秦艽汤加减。秦艽10g，羌活6g，防风10g，白芷10g，地黄15g，当归

10g，川芎 8g，赤芍 10g，全蝎 4g，甘草 6g。

若有风热表证者，可去羌活、细辛、白芷、当归，加桑叶、薄荷、菊花以疏风清热；呕逆痰盛，苔白腻者，可去地黄，加半夏、天南星、橘红、茯苓以祛痰燥湿。

2. 肝肾阴虚型

主症：手足、躯干或周身动摇不定，伴头昏，耳鸣，目眩，或自汗，盗汗，神疲乏力，舌质红，苔薄少，脉细数。

治法：滋补肝肾，养血息风。

方药：大定风珠合补肝汤加减。生龟甲 15g，生鳖甲 15g，麦冬 15g，阿胶 10g（烊化），五味子 10g，酸枣仁 10g，木瓜 10g，白芍 10g，玄参 10g，天冬 10g，地黄 15g，龙骨 15g，牡蛎 15g，天麻 6g，钩藤 15g，当归 10g，甘草 6g，鸡子黄 2 枚（后入搅拌）。

若痰热较重者，加胆南星、竹沥、川贝母以清化热痰；心中烦热者，加栀子、黄芩以清热除烦；失眠多梦者，加珍珠母、龙齿、夜交藤、远志、茯神以镇静安神。

（二）针灸

主穴：以督脉为主。如大椎、风府、百会、人中等。

配穴：挤眼弄眉配风池、太阳、攒竹；噘嘴弄舌配颊车、地仓、下关、廉泉。

上肢舞动配颈七夹脊穴、巨骨、肩髃、曲池、阳溪、八邪；下肢舞动配环跳、阳陵泉、悬钟、解溪、八风等。

【西医治疗】

（一）病因治疗

青霉素 80U，2 次 / 日，肌内注射，1 ～ 2 周为 1 个疗程。以后可给予长效青霉素 120 万 U 肌注，每月 1 次。青霉素过敏者，可改为其他链球菌敏感的抗生素。

（二）对症治疗

舞蹈症状可选用氯丙嗪 12.5 ～ 25mg，氟哌啶醇 0.5 ～ 1mg，奋乃静 2 ～ 4mg，或硫必利 50 ～ 100mg，3 次 / 日，口服。也可选用利血平 0.1 ～ 0.25mg，或丁苯那嗪 25mg，2 ～ 3 次 / 日，口服。或选用丙戊酸钠 200mg，3 次 / 日，口服。加用苯二氮䓬类药（地西泮、氯硝西泮）可更有效控制舞蹈症。

（三）免疫疗法

患儿患病期间体内有抗神经元抗体，故目前仍然认为应尽早采用免疫治疗。应用糖皮质激素、血浆置换、免疫球蛋白静脉注射治疗本病，可缩短病程、减轻症状。

【预后】

本病为自限性，即使不经治疗，3～6个月后也可自行缓解，适当治疗可缩短病程。约1/4患儿可复发。

【预防与调护】

1. 本病大多由风湿热引起，因此预防链球菌感染是十分重要的环节，应鼓励儿童经常进行各项体育锻炼，增强体质，防止上呼吸道感染。

2. 对已患风湿热的患者，应使用青霉素进行治疗7～10天，此后每月肌注苄星青霉素120万单位，每月1次，以控制感染，预防复发。或给予中药益气解毒之品进行防治。

【医案精选】

刘渡舟治小儿舞蹈症案一则

张某，男，9岁。患小舞蹈病已2年，久治不愈。手足舞蹈，躁动不安，口中叫喊，讴哑不可辨。入夜少寐而烦，但神识尚清，能识父母，知好恶，非癫非痴，脉弦滑，舌红苔黄腻。病属肝胆气火交进，痰热交郁而阳气不潜。柴胡12g，黄芩9g，半夏9g，生姜9g，大黄6g，茯苓9g，龙骨12g，牡蛎12g，铅丹4g，菖蒲6g，郁金9g，胆南星6g，竹沥30g。服药4剂后，手足躁扰得安，夜能安寐，症状显著好转。遂去铅丹改为生铁落，再进3剂，其病竟愈。

第四节 运动障碍性疾病的中医传承创新研究及展望

一、帕金森病

（一）中医传承创新研究

本病应属于中医学的"振掉""颤振""震颤"等范畴。主要表现是以头部或肢体摇动颤抖，不能自制。甚至肢节拘急，失去生活自理能力。这一个古老疾病，《素问·至真要大论》曰"诸风掉眩，皆属于肝"，其"掉"字即含震颤之义。《素问·脉要精微论》有"骨者，髓之府，不能久立，行则振掉，骨将惫矣"之论，阐述了肢体摇动与肝肾有关，为后世对颤证的认识奠定了基础。明代楼英《医学纲目·颤振》说："风颤者，以风入于肝脏经络，上气不守正位，故使头招面摇，手足颤掉也。""此证多由风热相合，亦有风寒所中者，亦有风夹湿痰者，治各不同也。”肯定了《黄帝内经》肝风内动的观点，扩充了病因病机内容。王肯堂在《证治准绳·杂病》中亦云：“颤、摇也；振，动也。筋脉约束不住而莫能任持，风之象也……皆木气太过而兼火之化也。”孙一奎在《赤水玄珠·颤振门》中又提出气虚、血虚均可引起颤证，“气虚颤振，用参术汤”“血虚而振，用秘方定心丸。”清代张璐的《张氏医通·诸风门》有“颤振”之名，认为本病主要是风、火、痰为患，并按脾胃虚弱、心气虚热、心虚夹痰、肾虚、实热积滞等证候分别立方。高鼓峰在《医宗已任编·西塘感症》中提出“须大补气血，人参养荣汤或加味；若身摇不得眠者，十味温胆汤倍加人参，或加味温胆汤”。尤在泾在《金匮翼·颤振》中云：“颤振，手足动摇，不能自主，乃肝之病，风之象，而脾受之也……高年气血两虚之人，往往有之，治之极难奏效。”《医碥·颤振》曰：“颤，摇也，振，战动也，亦风火摇撼之象……风木盛则脾土虚，脾为四肢之本四肢乃脾之末，故风淫末疾。风火盛而脾虚，则不能行其津液，而痰湿亦停聚，当兼去痰……风木交盛者，摧肝丸。气虚者，参术汤。心血虚，补心丸。夹痰者，导痰汤加竹沥。老人战振，定振丸。”对此病的病因病机以及治疗提出了比较完善的阐述。

近代方药中等主编的《实用中医内科学》、王永炎主编的《中医内科学》、孙怡主编的《实用中西医结合神经病学》已把“颤证”（帕金森病）编入其中。嗣后中医教科书均已纳入其编，如薛博瑜主编的新世纪《中医内科学》第3版，其论甚详，在病因病机上认为多因年老体衰、情志不遂、劳欲过度、饮食不节，致气血阴精亏虚，风火痰瘀互结，肝风内动，筋脉失养。在辨证论治上重在辨虚实。肝肾阴虚、气血不足属虚；风、火、痰、瘀为患属实。病久常标本虚实夹杂而为患。在分证论治上分为：①风阳内动型，治用天麻钩藤饮合镇肝息风汤；②痰热风动型，治用导痰汤合羚角钩藤汤；③气血亏虚型，治用人参养营汤；④髓海不足型，治用龟鹿二仙膏合大定风珠；⑤阳气虚衰型，治用地黄饮子。其论述更加深刻而全面，给中医治疗颤证提供了指南。

1991年召开的中华全国中医学会老年脑病研讨会上，将出现震颤等症状的一类疾病统一病名为“老年颤证”，并制定了辨证标准，为中医诊治帕金森病的客观化做了初步工作。但是又经过20多年的临床观察，应用“老年颤证”的概念，在诊治帕金森病时仍然存在着一些不足之处，尽管如此，通过多年研究，人们对帕金森病的病机基本达成共识，即本虚标实。

早在20世纪80年代，北京中医学院东直门医院内科运用中医药治疗震颤麻痹综合征15例。多为以往不同程度地接受过安坦、金刚烷胺等治疗效果不满意，或服用左旋多巴及脱羧酶抑制剂等虽有效果但终因副作用大而被迫停药者，予以中医辨证治疗，一般不用西药。治疗结果：其有效率为86.8%，基本痊愈加显效好转者占33.2%。认为本病多属本虚标实，以虚为主，虚在肝、肾、脾三脏；虚中夹实，实见风、痰、瘀等表现。可见气血两虚、肝肾不足、血瘀风动、痰热生风等不同证候。在辨证的基础上用益气健脾、养血育阴、息风活络、清化痰热等治法，依法选药订方。

杨明会等采用多中心、随机双盲、安慰剂对照临床试验方法，共纳入120例帕金森病患者，将其随机分为补肾活血颗粒组和安慰剂组。两组基础西药治疗方案：美多巴375～1000mg/d，口服，3～4次/日，补肾活血颗粒组在基础西药治疗方案上加补肾活血颗粒（由山茱萸10g，何首乌15g，当归10g等组成）治疗，1剂/日，分2次口服。安慰剂组在基础西药治疗方案上加服安慰剂，1剂/日，服药后第1、2、3个月进行门诊随访完成相关检查。治疗过程中因病例剔除及脱落，最终完成治疗观察的患者共106例。研究结果：与安慰剂相比，补肾活血颗粒在降低患者UPDRS的评分、缩短患者起立时间及改善患者肌张力等方面的疗效更明显。10米折返运动试验中的折返行走时间及转弯时间，两组治疗前后均未见明显减少，只是补肾活血颗粒组起立时间在处理前后有明显降低，且补肾活血颗粒组和安慰剂组比较，差异有统计学意义。在肌张力的观察指标中，补肾活血颗粒组双侧肱二头肌及股四头肌静息状态时的肌张力较安慰剂组均明显降低，而两组最大收缩状态时的肌张力比较，差异则无统计学意义。补肾活血颗粒能在一定程度上提高帕金森病患者运动方面的评分，并缓解患者运动方面的症状。

赵国华等按照药品临床试验管理规范原则，组织河南、北京、上海、广东等全国10家医院开展一项多中心、随机、双盲、分组、分层、对照的临床研究，对龟羚帕安胶囊（主要成分有龟甲、羚羊角等）进行临床试验。242例帕金森病患者按照未服左旋多巴（A组28例，B组25例）和已服左旋多巴（C组75例，D组79例，E组19例，F组16例）分为两大组，A、B组口服中药龟羚帕安胶囊或安慰剂胶囊；对已服左旋多巴组，按照改良Hoehn-Yahr分级，1.5～3级为一层（C组，D组），4级为一层（E组、F组），分别接受中药龟羚帕安胶囊加左旋多巴或安慰剂加左旋多巴治疗；疗程均为12周。研究结果：①改良Hoehn-Yahr分级1.5～3级患者采用龟羚帕安胶囊加左旋多巴者，总体疗效明显优于采用安慰剂加左旋多巴组；②中药龟羚帕安胶囊能够改善运动症状和患者生活质量；③中药龟羚帕安胶囊和左旋多巴制剂合用可减少左旋多巴制剂用量。

任晓明等根据中医肝肾同源的理论，将“补益肝肾法”针刺疗法和西药同时使用，能改善帕金森病症状。按多中心观察法，在3个医院的治疗中心取180例的样本，每个中心各取60例帕金森病患者，按照随机和盲法的原则分为对照组和实验组，每组30例。对照组单用美多巴片，治疗组在口服美多巴的基础上加用针刺治疗（双侧肝俞、肾俞、风池、曲池、合谷、阳陵泉、太溪、太冲，局部皮肤常规消毒，用0.25mm×40mm毫针直刺，平补平泻，针刺得气后留针30分钟，每日针刺1次，10次为1个疗程）。治疗后用UP-DRS3.0版在日常生活活动、运动功能、治疗并发症和总分方面进行评分。研究结果：治疗组疗效均优于对照组，治疗组总有效率 81.11%，对照组总有效率 60%（$P<0.05$）。针刺治疗方法能控制和改善缓解帕金森病的症状，也便于临床推广应用。

（二）展望

帕金森病是一种黑质纹状体通路的变性疾病，其主要病理改变为黑质多巴胺能神经元致密区中含黑色素的神经元严重缺失。其发病有多种因素，主要有遗传因素、环境因素、神经系统老化，多种原因交互而发生作用。近期研究表明，其病理有两大特点，其一是黑质多巴胺能神经元及其他含色素的神经元大量变性丢失，尤其是黑质致密区多巴胺能神经元丢失最严重，出现临床症状时丢失至少达 50%。其他部位含色素的神经元，如蓝斑、脑干的中缝核、迷走神经背核等也有较明显的丢失；其二是残留神经元胞质内出现嗜酸性包涵体，即路易小体，此系由细胞质蛋白所组成的玻璃样团块，其中央有致密的核心，周围有细丝状晕圈。α- 突触核蛋白、泛素、热休克蛋白等是形成路易小体的重要成分，阐明这些成分在发病机制中的作用已成为研究热点。帕金森病的治疗发展迅速猛进，新方法、新技术不断涌现。原来单一的药物治疗正向多方位、多方法进行治疗过渡。①外科治疗：如手术神经核毁损术，手术靶点包括苍白球内侧部、丘脑腹中间核和丘脑底核。②脑深部电刺激术（DBS）：此术因其相对无创、安全和可调控性而成为目前受欢迎的手术选择。③干细胞治疗：临床研究显示将异体胚胎中脑黑质细胞移植到患者的纹状体，可纠正多巴胺递质缺乏，改善帕金森病患者的运动症状。正在兴起的干细胞（包括诱导型多能干细胞、胚胎干细胞、神经干细胞、骨髓基质干细胞）移植结合神经营养因子基因治疗帕金森病有较好的前景。④人工智能及移动技术，包括远程医疗、可穿戴设备、智能手机和虚拟现实技术已应用于帕金森病管理的诸多方面。

二、肝豆状核变性

肝豆状核变性（HLD）由 Wilson（威尔逊）在 1912 年首先对其进行了描述，故又称为 Wilson 病。是一种常染色体隐性遗传的铜代谢障碍性疾病，以铜代谢障碍引起的肝硬化、基底节损害为主的脑变性疾病为特点，目前对肝豆状核变性发病机制的认识已深入到分子水平。临床特征为进行性加重的锥体外系症状、精神症状、肝硬化、肾功能损害及角膜色素环（K–F 环）。

（一）中医传承创新研究

本病属于中医学“颤病”“积聚”“黄疸”等范畴。本病属先天禀赋不足，肾精素亏，精不化血，精血两虚，筋脉失养，乃至火生风动，故肢体震颤，拘急僵直；肾阴不足，虚火内生，火性炎上，心神被扰，则神志癫狂；火灼肝胆则胆热液泄，发为黄疸；肝胆湿热久蕴，肝络瘀热互结，积聚成痞积；积聚日久，经隧不通，津液不能输布，聚津为湿为水，发为鼓胀；肝失条达，肝气横犯脾土，脾失健运，痰浊郁毒内生，上泛阻于舌本，乃见口涎唾滴，构音不清；郁毒循肝脉上注于目，角膜呈色素之环；肾阴不足，精不生髓，脊骨失濡，故出现佝偻、骨折诸症。一言以蔽之，皆缘先天禀赋不足，肾中阴精匮乏所致。

肝豆状核变性为常染色体隐性遗传性疾病。一致病基因 ATP7B 定位于染色体 13q14.3，编码一种 1411 个氨基酸组成的铜转运 P 型 ATP 酶。ATP7B 基因突变导致 ATP 酶功能减弱或消失，引致血清铜蓝蛋白（ceruloplasmin，CP）合成减少以及胆道排铜障碍，蓄积在体内的铜离子在肝、脑、肾、角膜等处沉积，引起进行性加重的肝硬化、锥体外系症状、精神症状、肾损害及角膜色素环（Kayser–Fleischer ring，K–F 环）等。

正常人每日自肠道摄取少量的铜，铜在血中先与白蛋白疏松结合，在肝细胞中铜与 α_2– 球蛋白牢固结合成具有氧化酶活性的铜蓝蛋白。循环中 90% 的铜与铜蓝蛋白结合，铜作为辅基参与多种重要生物酶的合成。铜在各脏器中形成各种特异的铜 – 蛋白组合体，剩余的铜通过胆汁、尿和汗液排出。

疾病状态时，血清中过多的游离铜大量沉积于肝脏内，造成小叶性肝硬化。当肝细胞溶酶体无法容纳时，铜即通过血液向各个器官散布和沉积。基底节的神经元和其正常酶的转运对无机铜的毒性特别敏感，大脑皮质和小脑齿状核对铜的沉积也产生症状。铜对肾脏近端小管的损害可引起氨基酸、蛋白以及钙和磷酸盐的丢失。铜在眼角膜弹力层的沉积可产生 K–F 环。与此同时，肝硬化可产生门静脉高压的一系列变化。

杨任民等应用肝豆汤（片）治疗 107 例肝豆状核变性，总有效率达 84.2%，治疗前平均尿排铜为 5.71±3.72μmol/L，治疗后为 9.647±5.17μmol/L，治疗前后比较有明显差异（$P<0.01$）。

孙勤国认为肝豆状核变性是一种常染色体隐性遗传性铜代谢障碍疾病，临床主要特点是流涎、言语障碍、肝脾肿大、精神症状及出现 K–F 环和血清铜氧化酶活力降低。国内外治疗本病主要采用二巯基丙醇及青霉胺等，但其副作用大，疗效不理想。国内中医及中西医结合工作者，根据本病的临床特点，结合辨证施治，创立了治疗本病较为完整的理、法、方、药体系。中医学认为，本病的病因多由先天禀赋不足所致。其病机特点为肝失条达，肝风内动。冯彦臣认为，肝为风木之脏，易亢易动，肝失疏泄，一则郁而化火生风，一则影响脾之运化，致使水津不布，聚湿生痰，流窜经络，扰动筋脉而成本病；风动过盛。

（二）展望

肝豆状核变性病的基因早在 20 世纪末，已被三个不同的实验克隆，它位于 13 号染色体长臂（13q14.3），编码一种 P 型铜转运 ATP 酶（ATP7B），故又称 ATP7B 基因。经 5 年分子生物学研究表明，肝豆状核变性在 ATP7B 基因的第 2、5、7、8、10、12、

14 ～ 20 号外显子上均发现突变存在。杨任民等检测了 141 例具有不同临床类型的肝豆状核变性，进行 ATP7B 全长范围的突变分析，其中 4 例在 7 号外显子中发现存在一致的异常迁移带，进一步测定发现它们都是由一个新的、迄今未曾报道过的错义突变基因 Ser662Cys 所致，该突变位点在 ATP 酶第 1、2 跨膜区之间，由于 Ser 被 Cys 替代，后者易形成二硫键，从而影响 ATP 酶的二级结构（蛋白构象），破坏 ATP 酶跨膜区的形成，最终使 ATP7B 蛋白的功能不同程度地减弱乃至消失。因此，ATP7B 基因外显子突变的检测不仅有助于无症状型肝豆状核变性与携带者的鉴别和早期发现，也开辟了通向基因治疗的蹊径。

杨任民教授用 40 年的时间，对 1400 余肝豆状核变性进行了研究。认为中医药对肝豆状核变性的治疗应采用平肝息风之法，但是中药若予以龟甲、鳖甲、龙骨、牡蛎、僵蚕，乃至全蝎、蜈蚣等药治疗，临床上病情反而日趋加重。因为此类药皆属于含铜极高之品，故用之有害无益。杨任民认为应用清热利湿，通腑利尿之法，自拟肝豆汤（大黄、黄连、黄芩、穿心莲、半枝莲、萆薢），才适合本病治疗。并借鉴使用汞中毒的中医治疗之法，重症患者采用中西医结合的治疗方法疗效更为显著。

首先要在低铜饮食的基础上，使用排铜药物，如 DMPS、青霉胺和 DMSA 等，这类药在治疗肝豆状核变性中较其他的结合物应用得更加广泛，锌剂已成为肝豆状核变性的主要辅助治疗药物之一，单纯用中药治疗肝豆状核变性确实有一定的效果，但对于重症患者或长期患者，还必须采用中西医结合的方法进行治疗，才能发挥最佳的功效。

三、小舞蹈病

（一）中医传承创新研究

中医古籍中无“小舞蹈病”的记载。但《黄帝内经》有“诸热瞀瘛，皆属于火”之说。《张氏医通》云：“瘛者，筋脉拘急也；疭者，弛纵也。”故手足伸缩交替，抽动不已，称为瘛疭。《温病条辨·痉病瘛病总论》亦云：“瘛者蠕动引缩之谓，后人所谓抽掣、抽搦，古人所谓瘛也。”缘由小儿脏腑娇嫩禀体纯阳，易感时邪，从阳化热；或饮食失节，肠胃阻滞，化火生痰；猝受惊骇，气乱不定，最终引动肝风，故瘛疭常急性起病，其主要表现为手足牵引。或屈或伸，颇似舞蹈动作。究其因者，火郁发之，则民病呕逆瘛疭；或大病之后亡血失精，筋脉失养，虚风内动而发瘛疭；或风、湿、热三邪杂至，壅滞经脉，气血运行不畅，筋脉失养而拘急、抽掣作矣。

小舞蹈病与风湿热关系密切，一般认为是风湿热中枢神经系统损害的表现。免疫学研究发现，小舞蹈病患者丘脑底核、尾状核等部位抗链球菌 A 荚膜抗体沉积，证明小舞蹈病是链球菌 A 感染后由于抗原交叉反应而诱发的自身免疫性疾病，即机体针对链球菌感染的免疫应答反应中产生的抗体，与某种未知基底节神经元抗原存在交叉反应，引起免疫炎性反应而致病。

病理改变主要为黑质、纹状体、丘脑底核、小脑齿状核及大脑皮质等处出现可逆性炎症改变。

朱鸿铭介绍了小舞蹈病的治验。王某，女，14岁，学生，住曲阜城内西门大街。因上下肢不自主运动3天，于1971年5月12日来诊。近几日渐渐手脚乱动，不能控制，时眨眼扭嘴，耸肩缩颈，素日急躁易怒，睡眠不稳，有时头痛。四肢无目的、不规则、不自主、不协调快速地运动，下肢尤重，远端明显。体温36.7℃，扁桃Ⅰ°大，微红，心率80次/分，心尖区闻及轻度收缩期杂音。血压136/86mmHg。实验室检查：白细胞7.9×10^{12}/L，中性粒细胞76%，血沉26mm/h，苔白厚，脉弦滑。诊为小舞蹈病。用平肝息风镇痉法治之而痊。

曹生有等将60例小舞蹈病患者随机分为治疗组和对照组，每组30例。观察组给予牵正散加减治疗；对照组给予氟哌啶醇口服。总疗程4～6周。结果：观察组总有效率96.7%，对照组总有效率76.7%，2组总有效率比较，差异有统计学意义（$P<0.01$）。观察组3个月后复发2例，复发率为6.7%，对照组3个月后复发14例，复发率为46.7%。

（二）展望

西医学认为本病的病因大多与多种病毒、细菌性传染病，特别是风湿热有关，故又称感染性舞蹈病。本病早期应采取病因治疗，确诊后均需抗链球菌治疗，目的在于最大限度地防止或减少小舞蹈病复发及避免心肌炎、心瓣膜病的发生。也有报道使用激素或用血浆置换、免疫球蛋白静注治疗本病者，可缩短病程及减轻症状。如能与中药配合治疗，可减少激素的用量，减轻其副作用，并能达到较好的疗效；应在辨证论治的基础上加辨病用药，在本病早期采用祛风清热、除湿化痰等法，病情稳定后，多采用养血平肝息风等法以控制不自主运动，又能提高自身免疫力，缩短病程，促进早日康复。

第八章

神经系统变性疾病

神经系统变性疾病是一组原因不明的慢性进行性损害神经等组织的疾病。目前尚无有效的办法阻止变性疾病的发展，多数治疗只是暂时缓解和减轻症状的对症治疗。

第一节　运动神经元病

运动神经元病（motor neuron disease，MND）是一组病因未明的选择性侵犯脊髓前角细胞、脑干运动神经元、皮质锥体细胞及锥体束的慢性进行性神经变性疾病。临床表现为不同组合的上、下运动神经元受损，通常感觉系统和括约肌功能不受累。大多数为散发，5%～10%病例有家族史。发病率为每年（1～3）/10万，患病率为每年（4～8）/10万。MND病因尚不清楚，一般认为本病是随着年龄增长，遗传易感个体暴露于不利环境中所造成的，即遗传因素和环境因素共同导致了运动神经元病的发生。本病应属中医“痿病”的范畴，后期则出现“喑痱”的表现。

【病因病机】

（一）中医

本病主要症状是肌肉萎缩，肌无力，肌束颤动，腱反射亢进。起病隐袭，常无外感温热之邪，灼肺伤津的过程，大多数出现症状即表现为虚损之象。正如《景岳全书·痿证》所云：“痿证之义……元气败伤则精虚不能灌溉，血虚不能营养者亦不少矣。”因此本病主要是先天禀赋不足，后天正气乖戾，气机逆乱，五脏失调，加之饮食失节，劳倦过度，久病失治等因素损伤脾胃和肝肾，致使气血生化乏源，筋脉肌肉失养，发为本病。

1. 脾胃亏虚

脾为后天之本，津液气血生化之源，主四肢、肌肉。素体脾胃虚弱或因病致虚，或饮食不节，损伤脾胃，使脾胃受纳运化失常，气血生化不足，无以生肌，故四肢肌肉萎缩，肌无力，甚至语言含糊，咀嚼无力，口流涎等。或脾湿积热流注下焦伤及肝肾，筋骨失荣亦可发生痿证。

2. 脾肾阳虚

先天禀赋不足，或劳倦伤肾，肾阳亏虚，不能温煦脾阳，脾阳不振，不能运化水谷精微，濡养肌肉筋脉，故出现四肢肌肉萎缩、肌无力。肾者作强之官，仍需脾胃后天之滋养，脾肾两虚则骨枯髓虚，形瘦肉削，腰脊痿乏而无力。

3. 肝肾阴虚

肝藏血而主筋，肾藏精而主骨。倘若先天不足，或房事不节，或劳役过度，精损难复，水亏火旺，更灼津耗液，精血不灌养四末，则见肌肉萎缩，肌无力。甚者阴亏生风，则肌束颤矣。

4. 湿热浸淫，气血失运

久处湿地，或冒犯雨露，浸淫经脉，使营卫运行受阻，郁遏积热，久则筋脉肌肉失濡而弛纵不收，久则成痿。

（二）西医

1. MND 病因尚不清楚

一般认为是随着年龄增长，由遗传易感个体暴露于不利环境所造成的，即遗传因素和环境因素共同导致了运动神经元病的发生。目前有多种假说：遗传机制、氧化应激、兴奋性氨基酸介导的神经毒性、神经营养因子障碍、自身免疫机制、病毒感染、金属元素及环境因素等。

2. 目前较为公认的发病机制

在遗传背景基础上的氧化损害和兴奋性毒性作用共同损害了运动神经元，主要影响了线粒体和细胞骨架的结构和功能。

3. 病理

显著的病理特点是大脑皮质运动区的大椎体细胞、脑干的下运动神经元和脊髓前角运动神经元数量减少，皮质脊髓束、皮质脑干束变性及脱髓鞘改变，不同程度的胶质细胞增生。

【临床表现】

根据临床表现的不同，运动神经元病一般可以分为以下四种类型。

（一）肌萎缩侧索硬化症（ALS）

1. 本型是最多见的类型，多在 30 ～ 60 岁发病，起病隐匿，进展缓慢，男性多于女性。

2. 肌无力和萎缩常由远端开始，为非对称性，呈典型的上、下运动神经元同时损害的临床特征。

3. 常见首发症状为手部小肌肉无力、萎缩，以大、小鱼际肌、骨间肌、蚓状肌为著，受累部位常有明显肌束颤动。随着病程进展，逐渐出现双下肢痉挛性瘫痪、肌张力高、腱反射亢进、病理征阳性。

4. 常累及延髓支配肌，可出现构音不清，吞咽困难，累及呼吸肌出现呼吸困难，咳嗽无力。

5. 预后不良，多在 3 ～ 5 年内死于呼吸肌麻痹或肺部感染。

（二）进行性脊肌萎缩（PMA）

1. 发病年龄为 20 ～ 50 岁，起病隐匿，进展缓慢，男性多见。

2. 运动神经元变性仅限于脊髓前角细胞和脑干运动神经核，表现为下运动神经元损害的症状、体征。

3. 常见首发症状为一侧或两侧手部小肌肉萎缩、无力，逐渐向上累及前臂、上臂及肩胛带群。少数病例首发症状由下肢开始。受累肌肉萎缩明显，肌张力降低，可见肌束颤动和腱反射减弱，病理反射阴性。

4. 无感觉和括约肌功能障碍。

5. 病情进展较慢，病程可达 10 年或更长，最终常因肺部感染死亡。

（三）进行性延髓麻痹（PBP）

1. 本病少见，多在 40 ～ 50 岁以后起病。

2. 本病主要表现为延髓支配肌麻痹，出现构音障碍、声音嘶哑、饮水呛咳、吞咽困难、咀嚼无力等症状。

3. 咽反射消失，舌肌明显萎缩，并有肌束震颤。同时损害双侧皮质脑干束时，出现强哭强笑、下颌及掌颏反射亢进。

4. 病情进展迅速，多于 1 ～ 2 年内因呼吸肌麻痹和肺部感染死亡。

（四）原发性侧索硬化（PLS）

1. 本病罕见，多在中年以后发病，起病隐袭。

2. 临床表现以皮质脊髓束受累为主，首发症状为双下肢对称性痉挛性瘫痪，逐渐累及上肢，四肢肌张力增高、腱反射亢进、病理反射阳性。

3. 一般无肌萎缩和肌束颤动，无感觉和括约肌功能障碍。

4. 如双侧皮质脑干束受累，可出现假性延髓性麻痹。

5. 本病进展慢，存活时间较长。

【辅助检查】

（一）脑脊液检查

本项检查结果基本正常。

（二）肌电图检查

本病的肌电图检查呈典型的神经源性损害。主要表现为静息状态下可见纤颤电位、正锐波，小力收缩时运动单位时限增宽、波幅增大、多相波增加，大力收缩时募集相减少，呈单纯相；呈现进行性失神经支配和慢性去神经再生支配现象。运动神经传导检查可能出现复合肌肉动作电位（CMAP）波幅减低，较少出现运动神经传导速度异常，感觉神经传导检查多无异常。

（三）肌肉活检

肌肉活检可见神经源性肌萎缩。

（四）头、颈 MRI 检查

脊髓变细（腰膨大和颈膨大处较明显），余无特殊。

【诊断】

ALS 的诊断标准主要依靠临床表现及肌电图等辅助检查结果并结合临床表现进行诊断。

中华医学会神经病学分会参照世界神经病学联盟的诊断标准提出了我国肌萎缩侧索硬化的诊断标准（草案），内容如下。

（一）必须有下列神经症状和体征

1. 下运动神经元病损特征（包括目前临床表现正常，肌肉的肌电图异常）。

2. 上运动神经元病损的体征。

3. 病情逐渐进展。

（二）分程度诊断

根据上述 3 个特征，可做以下 3 个程度的诊断。

1. 确诊 ALS：全身 4 个区域（延髓、颈髓、胸髓、腰骶髓神经支配区）的肌群中，3 个区域有上下运动神经元病损的症状和体征。

2. 拟诊 ALS：在 2 个区域有上下运动神经元病损的症状和体征。

3. 可能 ALS：在 1 个区域有上下运动神经元病损的症状和体征，或在 2 ～ 3 个区域有上运动神经元病损的症状和体征。

（三）支持 ALS 的诊断

1. 1 处或多处肌束震颤。

2. 肌电图提示有神经源性损害。

3. 运动和感觉神经传导速度正常，但远端运动传导潜伏期可以延长，波幅低。

4. 无传导阻滞。

（四）ALS 不应有的症状和体征

1. 感觉障碍体征。

2. 明显括约肌功能障碍。

3. 视觉和眼肌运动障碍。

4. 自主神经功能障碍。

5. 锥体外系疾病的症状和体征。

6. Alzheimer 病的症状和体征。

7. 可由其他疾病解释的类 ALS 综合征症状和体征。

【鉴别诊断】

应与颈椎病（脊髓型）、延髓和脊髓空洞症、多灶性运动神经元病、颈段脊髓肿瘤、上肢周围神经损伤、良性肌束颤动等疾病相鉴别。

【治疗原则】

运动神经元病的主要治疗原则就是应该尽早地给予神经保护和支持治疗。如果患者已经出现了呼吸肌麻痹的情况，还需要选择应用呼吸机来进行辅助治疗。还可以采用干细胞的治疗方法，也能有效缓解病情。

【辨证论治】

中医根据其肌无力、肌萎缩等主症多归属于“痿病”范畴。后期出现舌喑不能语，足废不为用，应归属“喑痱”范畴。稽其病机以虚为本，或虚实错杂，多由先天禀赋不足，后天失养，劳倦过度，饮食不节，久病失治以致脾胃气虚，生化不足；或久病肝肾受损，精血亏耗，筋脉肌肉失之濡养发为本病。后期阴虚动风则可出现肌束颤动，腱反射增高的表现。根据临床常见表现，可分如下四型。

（一）辨证分型

1. 脾胃气虚型

主症：肢体痿软无力，肌肉萎缩，或有肌肉瞤动，少气懒言，语音低弱，咀嚼无力，口张流涎，食少便溏，腹胀纳呆，面色淡白无华，舌淡，有齿痕，苔白或腻，脉弱。

治法：补脾益气，健运强肌。

方药：补中益气汤加减。人参 10g，黄芪 20g，白术 12g，陈皮 10g，当归 10g，升麻 6g，柴胡 6g，甘草 6g，薏苡仁 15g，山药 12g。若见阳虚泄泻者，可加肉豆蔻 10g，补骨脂 15g。

2. 肺脾两虚型

主症：肢体无力，肌肉萎缩，甚至四肢不用，皮肤干枯，面色不荣，声音嘶哑，饮水呛咳，吞咽困难，食少消瘦，自汗畏风，甚至胸闷气短，咳唾涎沫，动则益甚，舌淡，苔白腻，脉细弱。

治法：健脾益肺，固护宗气。

方药：保元汤加味。黄芪 25g，人参 10g，肉桂 6g，炙甘草 6g，五味子 10g，杜仲 10g，茯苓 20g，紫菀 10g，僵蚕 6g，马钱子粉 0.2g（冲），蛤蚧粉 1g（冲）。若声音嘶哑者，加木蝴蝶 15g，胖大海 10g。

3. 肝肾阴虚型

主症：肢体肌肉萎缩，尤以手部远端为主，握固无力，活动受限，有时肌束颤动，下肢僵硬，甚者拘挛，筋惕肉瞤，耳鸣目眩，情绪不稳，少寐多梦，颧红潮热，口干咽燥，口红少津，脉细数。

治法：滋阴柔筋，补益肝肾。

方药：左归丸加减。熟地黄 20g，山药 20g，山萸肉 10g，杜仲 15g，菟丝子 15g，枸杞子 15g，牛膝 20g，龟甲胶 10g（烊化），木瓜 12g，甘草 6g。若筋惕肉瞤明显者，加羚羊角粉 2g，钩藤 15g。

4. 脾肾阳虚型

主症：肢体痿软，活动乏力，肌肉瘦削，足跗微肿，形寒肢冷，精神疲惫，腰膝酸软，少气懒言，耳鸣，或伴有阳痿早泄，月经量少，脘闷纳呆，小便清长，舌胖苔白，脉沉迟而细。

治法：温肾健脾，填精补髓。

方药：右归丸加减。制附子 15g，肉桂 6g，鹿角胶 10g（烊化），山萸肉 10g，牛膝 15g，山药 10g，党参 12g，黄芪 20g，紫河车粉 4g（冲），肉苁蓉 15g，熟地黄 20g，菟丝子 12g。若构音不清、吞咽困难者，可加僵蚕 10g，白附子 10g，石菖蒲 10g。

（二）中成药、中药制剂

中成药：六味地黄丸、金匮肾气丸、加减金刚丸、龟鹿补肾胶囊、大活络丹、人参再造丸、紫河车粉等。

中药制剂：黄芪注射液、参附注射液、参麦注射液、盐酸士的宁注射液、当归寄生注射液等。

（三）针灸

上肢取合谷、外关、阳溪、曲池；下肢取昆仑、解溪、足三里、阳陵泉、梁丘、髀关等。

【西医治疗】

1. 利鲁唑（riluzole）。利鲁唑具有抑制谷氨酸释放的作用，每次 50mg，每天 2 次，服用 18 个月，能延缓病程、延长延髓麻痹患者的生存期。

2. 维生素 E 和维生素 B 族口服，辅酶 Q10 肌注，胞二磷胆碱肌注等治疗可间歇应用。自由基清除剂依达拉奉在一定条件下可以延缓疾病的进程。

3. 针对肌肉痉挛，可用地西泮，口服，氯苯氨丁酸，分次服。

4. 可试用于治疗本病的一些药物，如促甲状腺激素释放激素、干扰素、卵磷脂、睾酮、半胱氨酸、免疫抑制剂以及血浆交换疗法等，但它们的疗效是否确实，尚难评估。

5. 干细胞治疗。近年来，随着干细胞技术的发展，干细胞治疗已成为治疗本病手段之一，可缓解并改善病情。

6. 患肢按摩，进行被动活动。

7. 吞咽困难者以鼻饲维持营养和水分的摄入。

8. 呼吸肌麻痹者以呼吸机辅助呼吸。

9. 预防肺部感染。

【预后】

运动神经元病的预后因不同的疾病类型和发病年龄而不同。原发性侧索硬化进展缓慢、预后较好；部分进行性肌萎缩患者的病情可以维持较长时间，但不会改善；肌萎缩侧索硬化、进行性延髓麻痹以及部分进行性肌萎缩患者的预后差，病情持续性进展，多于 5 年内死于呼吸麻痹或肺部感染。

【预防与调护】

1. 运动神经元病的病因和发病机制迄今尚未明了，因而目前尚无有效的预防措施。但研究表明抽烟及接触农药、重金属、有机溶剂、环境污染等可能是本病的危险因素。因此应保护环境，避免有害金属污染，提高饮用水的质量。

2. 开展体育锻炼，增强体质；饮食起居有规律，避免过劳，保持良好的心态，注意养身守志乃是预防疾病的基本方法。

【医案精选】

（一）裘昌林医案——肾虚痰浊上泛证

唐某，女，56 岁。2007 年 8 月 3 日初诊。

言语含糊，左侧肢体进行性加重半年余。咽喉部不适 1 年，言语含糊、说话费力半年余，伴饮水呛咳，左侧肢体无力，上肢尤甚，症状进行性加重，左上肢肌肉萎缩，以左手骨间肌、大小鱼际肌萎缩明显，舌肌轻度萎缩，伴肌肉跳动，言语含糊，舌淡红，苔薄腻，脉细。肌电图示双手第 1 骨间肌与胸锁乳突肌纤颤（++），可见巨大电位，多相波增多，胫前肌纤颤（+），正相波（++），多相波增多，考虑运动神经元病。头颅 MRI 示两侧大脑半球白质区有少量缺血灶。

辨证：肾虚痰浊上泛。

治法：滋肾阴，补肾阳，开窍化痰。

方药：地黄饮子加减。熟地黄 15g，山茱萸 12g，肉苁蓉 15g，巴戟天 12g，肉桂 5g（后下），淡附子 6g，全蝎 6g，蕲蛇 6g，砂仁 6g（后下），川石斛 12g，姜半夏 12g，石菖蒲 12g。配合炙马钱子胶囊 1 粒，每日 3 次，逐渐加量至 2 粒，每日 3 次维持。

药后自觉言语较前清晰，咽部不适感减轻，守原方继服，饮水呛咳好转，肢体肌力改善不明显，但肉跳感明显减少。上方为主，随症加减连服 3 个月，症状稳定。

（二）许振亚医案——肝肾亏虚，肺金失养，络脉痹阻

杨某，女，45 岁，农民。1996 年 6 月 18 日就诊。

患者 2 年前无明显原因出现右手拇食指无力，活动不灵便，继之两侧手肌无力，大小鱼肌、骨间肌及蚓状肌萎缩，以后前臂、上臂及肩胛带亦出现萎缩，有明显的肌束颤动，手不能摄物。2 年后又出现下肢无力，行走困难，呈剪刀样步态，甚时痉挛性阵发性轻瘫。当地医院按“脑梗死”治疗，症状不减，遂去某附属医院诊治，诊为“运动神经元病”，给予治疗。经治疗 1 年，症状不减，病情仍然进展，且又出现语言不利，构音不清，饮水呛咳，咽下不爽，四肢活动不利，小便点滴自出，咀嚼无力，舌淡红少苔，脉细弱。查体：双瞳孔等大等圆，对光反射灵敏，伸舌不利且右偏，心肺无异常，腹软，肝脾未扪及。上肢肌肉萎缩，远端为甚，肌张力不高，肌力Ⅱ级；下肢肌张力增高，肌力Ⅲ级，肌肉萎缩比上肢为轻。神经反射检查：肱头肌、肱三头肌反射亢进，霍夫曼征阳性，双膝腱反射亢进，双侧巴宾斯基征阳性。感觉正常。心电图、B 超检查结果均正常。

诊断：运动神经元病。

辨证：肝肾亏虚，肺金失养，络脉痹阻。

治法：补益肝肾，养肺通络。

方药：黄芪 20g，人参 10g，当归 10g，鸡血藤 30g，鹿角胶 10g（冲），巴戟天 10g，锁阳 10g，豹骨 10g，杜仲 12g，肉苁蓉 12g，淫羊藿 12g，菟丝子 15g，全蝎 3g（研末冲），蜈蚣 1 条（研末冲），马钱子 0.5g（碾粉冲），胎盘粉 3g（冲），炙甘草 6g。每日 1 剂，分两次服用。另外以理疗、针灸、按摩配合治疗。

二诊（1996 年 7 月 16 日）：经治疗 4 周，语言清晰，饮水不呛，四肢活动较以前有明显好转，按上方继服。

三诊（1996 年 8 月 15 日）：按上方加减配成粉剂又服用半年，诸症好转。

2 年后追访，病情尚稳定。

按语：中医认为运动神经元病多由肝肾亏虚、脾胃虚衰、邪热伤肺所致。临床以肝肾亏虚者多见，以正虚为本，邪热为标。故治疗时予以补益肝肾，益气养血，补肺，佐以通络，代表方有虎潜丸、加味金刚丸、补中益气、十全大补、保元汤合清燥汤、圣愈丸等。但笔者临证，每种证型必加马钱子粉和紫河车粉，后期延髓麻痹时加蛤蚧粉，其疗效更为显著。现代研究证明，马钱子有选择阻断运动神经元和中间神经元的突触后抑制作用，这与改善运动神经元病的病理非常吻合。马钱子有毒，其用量粉剂为 0.3 ～ 0.9g，使用时，必须经过严格炮炒后去皮毛，碾末冲服。现代药理研究证明紫河车能增强机体抵抗力和免疫力，有明显抗感染作用，有多种激素作用，对血凝有一定影响。所以运动神经元病，长期用以上两种药，对改善症状，稳定病情都有一定疗效。

第二节　多系统萎缩

多系统萎缩（multiple system atrophy，MSA）是成年期发病，累及锥体外系、锥体系、小脑和自主神经系统等多部位的神经系统变性疾病。临床表现为不同程度的自主神经功能障碍、对左旋多巴类药物反应不良的帕金森综合征、小脑性共济失调和锥体束征等症状。由于在起病时累及这三个系统的先后不同，所以造成的临床表现各不相同。但随着疾病的发展，最终出现这三个系统全部损害的病理表现和临床表现。国外流行病学调查显示 50 岁以上人群中 MSA 的年发病率约为 3/10 万。本病应属中医学“痿病”“颤病”“喑痱”“遗尿”等范畴。

【病因病机】

（一）中医

本病是一组成年期发病、散发性的神经系统变性疾病，临床表现为不同程度的自主神经功能障碍、帕金森综合征、小脑性共济失调和锥体束征等症状。主要症状是尿失禁、尿频、尿急，肌肉萎缩，肌无力，肌束颤动，腱反射亢进，共济失调，构音困难。起病隐袭，常无外感温热之邪灼肺伤津的过程，大多数出现症状即表现为虚损之象。正如《景岳全书·痿证》所云："痿证之义……元气败伤则精虚不能灌溉，血虚不能营养者亦不少矣。"因此本病主要是先天禀赋不足，后天正气乖戾，气机逆乱，五脏失调，加之饮食失节，劳倦过度，久病失治等因素损伤脾胃和肝肾，致使气血生化乏源，筋脉肌肉失养，发为本病。

1. 脾胃虚损

脾为后天之本，津液气血生化之源，主四肢、肌肉。素体脾胃虚弱或因病致虚，或饮食失节，损伤脾胃，使脾胃受纳运化失常，气血生化不足，无以生肌，故出现四肢肌肉萎缩，肌无力，甚至语言含糊，喑痱，咀嚼无力，口流涎等。或脾湿积热流注下焦伤及肝肾，筋骨失荣亦可发生痿证。

2. 脾肾阳虚

先天禀赋不足，或劳倦伤肾，肾阳亏虚，故出现尿频、尿急、尿失禁等症；不能温煦脾阳，脾阳不振，不能运化水谷精微，濡养肌肉筋脉，故出现四肢肌肉萎缩、肌无力。肾者作强之官，仍需脾胃后天之滋养，脾肾两虚则骨枯髓虚，形瘦肉削，腰脊痿乏而无力。

3. 肝肾阴虚

肝藏血而主筋，肾藏精而主骨。倘若先天不足，或房事不节，或劳役过度，精损难复，水亏火旺，更灼津耗液，精血不灌养四末，则见肌肉萎缩，肌无力。甚者阴亏生风，故出现肌强直、行走不稳，甚者肌束颤矣！

（二）西医

1. 病因不清

目前认为 MSA 的发病机制可能有两条途径：一是原发性少突胶质细胞病变假说，即先出现以 α- 突触核蛋白（α-synuclein）阳性包涵体为特征的少突胶质细胞变性，导致神经元髓鞘变性脱失，激活小胶质细胞，诱发氧化应激，进而导致神经元变性死亡；二是神经元本身 α- 突触核蛋白异常聚集，造成神经元变性死亡。α- 突触核蛋白异常聚集的原因尚未明确，可能与遗传易感性和环境因素有关。

2. 病理

MSA 的病理学标志是在神经胶质细胞胞浆内发现嗜酸性包涵体，其他特征性病理学发现还有神经元丢失和胶质细胞增生。病变主要累及纹状体 – 黑质系统，橄榄 – 脑桥 – 小脑系统和脊髓的中间内、外侧细胞柱和 Onuf 核。MSA 包涵体的核心成分为 α- 突触核蛋白，因此，MSA 和帕金森病、Lewy 体痴呆一起被归为突触核蛋白病（synucleinopathy）。

【临床表现】

（一）发病

成年期发病，男性较女性多见，50 ～ 60 岁发病多见，缓慢起病，逐渐进展。无明显家族史。

（二）自主神经功能障碍

自主神经功能障碍往往是首发症状，也是最常见的症状之一。常见的临床表现有尿失禁、尿频、尿急和尿潴留、男性勃起功能障碍、体位性低血压、吞咽困难、瞳孔大小不等和 Horner 综合征、哮喘、呼吸暂停和呼吸困难，严重时需气管切开。斑纹和手凉是自主神经功能障碍所致，有特征性。男性最早出现的症状是勃起功能障碍，女性为尿失禁。

（三）帕金森综合征

帕金森综合征是 MSA–P 亚型的突出症状，也是其他亚型的常见症状之一。MSA 的帕金森综合征的主要特点是运动迟缓，伴肌强直和震颤，双侧同时受累，但可有轻重不同。抗胆碱能药物可缓解部分症状，多数对左旋多巴（L–dopa）治疗反应不佳，1/3 患者有效，但维持时间不长，且易出现异动症等不良反应。

（四）小脑性共济失调

小脑性共济失调是 MSA–C 亚型的突出症状，也是其他 MSA 亚型的常见症状之一。临床表现为进行性步态和肢体共济失调，从下肢开始，以下肢的表现最为突出，并有明显的构音障碍和眼球震颤等小脑性共济失调。检查可发现下肢受累较重的小脑病损体征。当合并皮质脊髓束和锥体外系症状时常掩盖小脑体征的发现。

（五）其他

1. 20% 的患者出现轻度认知功能损害。

2. 常见吞咽困难、发音障碍等症状。

3. 睡眠障碍包括睡眠呼吸暂停、睡眠结构异常和 REM 睡眠行为异常等。

4. 其他锥体外系症状如肌张力障碍、腭阵挛和肌阵挛皆可见，手和面部刺激敏感的肌阵挛是 MSA 的特征性表现。

5. 部分患者出现肌肉萎缩，后期出现肌张力增高、腱反射亢进和巴宾斯基征、视神经萎缩。少数有眼肌麻痹、眼球向上或向下凝视麻痹。

【辅助检查】

（一）直立倾斜试验

测量平卧位和直立位的血压和心率，站立 3 分钟内血压较平卧时下降≥30/15mmHg，且心率无明显变化者为阳性（体位性低血压）。

（二）膀胱功能评价

膀胱功能评价有助于早期发现神经源性膀胱功能障碍。尿动力学检查发现逼尿肌反射兴奋性升高，尿道括约肌功能减退，疾病后期出现残余尿增加。膀胱 B 超有助于膀胱排空障碍的诊断。

（三）肛门括约肌肌电图

肛门括约肌肌电图可反映骶髓 Onuf 核的变性，有助于本病的早期诊断。

（四）影像学检查

MRI 发现脑干形态变细，壳核、桥脑、小脑中脚和小脑等有明显的萎缩，第四脑室、脑桥小脑脚池扩大。高场强（1.5T 以上）MRI T2 加权像可见壳核背外侧缘条带状弧形高信号（壳核裂隙征）、脑桥基底部十字形异常高信号影（十字征）和小脑中脑脚高信号。PET 显示纹状体或脑干低代谢。

【诊断】

1. 成年期缓慢起病、进行性发展，无家族史。

2. 临床表现为逐渐进展的自主神经功能障碍（尿失禁伴男性勃起功能障碍，或体位性低血压）。

3. 下列两项之一：①帕金森综合征：运动迟缓，伴强直、震颤或姿势反射障碍，对左旋多巴类药物反应不良；②小脑功能障碍：步态共济失调，伴小脑性构音障碍、肢体共济失调或小脑性眼动障碍。

4. 通过直立试验确立诊断。

5. 通过膀胱功能评价确立诊断。

6. 通过肛门括约肌肌电图确立诊断。

7. ^{123}I– 间碘苄胍（123I–MIBG）心肌显像有助于区分自主神经功能障碍是交感神经节前或节后病变。帕金森患者心肌摄取 ^{123}I–MIBG 能力降低，而 MSA 患者交感神经节后纤维相对完整，无此改变。

8. MRI 的检查结果对诊断本病至关重要。

【鉴别诊断】

在疾病早期，特别是临床上只表现为单一系统症状时，各亚型需要排除各自的相关疾患。在症状发展完全，累及多系统后，若能排除其他疾病则不难诊断。

（一）与 MSA–P 相鉴别的疾病

1. 血管性帕金森综合征（vascular parkinsonism，VP）

本病双下肢症状突出，表现为步态紊乱，并有锥体束征和假性球麻痹。

2. 进行性核上性麻痹

本病的特征表现有垂直性核上性眼肌麻痹，特别是下视麻痹。

3. 皮质基底节变性（corticobasal degeneration，CBD）

本病有异己手（肢）综合征（alien hand syndrome）、失用、皮质感觉障碍、不对称性肌强直、肢体肌张力障碍、刺激敏感的肌阵挛等有鉴别价值的临床表现。

4. Lewy 体痴呆

本病的肌强直较运动缓慢和震颤更严重，较早出现的认知功能障碍，特别是注意力和警觉性波动易变最突出，有自发性幻觉、对抗精神病药物过度敏感，极易出现锥体外系等不良反应。

（二）MSA-C 与其他病的鉴别

A-C 应与多种遗传性和非遗传性小脑性共济失调相鉴别。

【治疗原则】

本病目前尚无有效的治愈方法，只能根据患者的临床表现进行对症治疗，尽量提高患者的生活质量，延长生存时间。累及心脏者，可考虑安装心脏起搏器。

【辨证论治】

多系统萎缩虽然是一种变性疾病，通过中医的辨证论治，运用中药、针刺、艾灸、推拿、理疗多种方法治疗，可以缓解病情，使一部分症状得以改善。中药方面，以益气温阳法为主要治疗方法，或用补肾健脾升阳法、滋补肝肾益气升阳法、调和营卫除热法；及用方补中益气汤、生脉饮、大定风珠加减等。应根据患者个体情况辨证施治。另外，针灸治疗中，以针刺华佗夹脊穴配合电针，或配合醒脑开窍法、头项针法治疗，对部分症状可起到一定效果。

（一）辨证分型

1. 脾胃气虚型

主症：肢体痿软无力，肌肉萎缩，或有肌肉瞤动，少气懒言，语音低弱，咀嚼无力，口张流涎，食少便溏，腹胀纳呆，面色淡白无华，舌淡，有齿痕，苔白或腻，脉弱。

治法：补脾益气，健运强肌。

方药：补中益气汤加减。人参 10g，黄芪 20g，白术 12g，陈皮 10g，当归 10g，升麻 6g，柴胡 6g，甘草 6g，薏苡仁 15g，山药 12g。若见阳虚泄泻者，可加肉豆蔻 10g，补骨脂 15g。

2. 肺脾两虚型

主症：肢体无力，肌肉萎缩，甚至四肢不用，皮肤干枯，面色不荣，声音嘶哑，饮水呛咳，吞咽困难，食少消瘦，自汗畏风，甚至胸闷气短，咳唾涎沫，动则益甚，舌淡，苔白腻，脉细弱。

治法：健脾益肺，固护宗气。

方药：保元汤加味。黄芪 25g，人参 10g，肉桂 6g，炙甘草 6g，五味子 10g，杜仲 10g，茯苓 20g，紫菀 10g，僵蚕 6g，马钱子粉 0.2g（冲），蛤蚧粉 1g（冲）。若声音嘶哑者，加木蝴蝶 15g，胖大海 10g。

3. 肝肾阴虚型

主症：肢体肌肉萎缩，尤以手部远端为主，握固无力，活动受限，有时肌束颤动，下肢僵硬，甚者拘挛，筋惕肉瞤，步态不稳，构音障碍和眼球震颤，或肌强直，耳鸣目眩，情绪不稳，少寐多梦，颧红潮热，口干咽燥，口红少津，脉细数。

治法：滋阴柔筋，补益肝肾。

方药：左归丸、大定风珠汤加减。熟地黄 20g，山药 20g，山萸肉 10g，杜仲 15g，菟丝子 15g，枸杞子 15g，牛膝 20g，龟甲胶 10g（烊化），鳖甲 20g，牡蛎 20g，木瓜 12g，甘草 6g。若筋惕肉瞤明显者，加羚羊角粉 2g，钩藤 15g。

4. 脾肾阳虚型

主症：肢体痿软，活动乏力，肌肉瘦削，足跗微肿，形寒肢冷，精神疲惫，腰膝酸软，尿频、尿急、男性勃起功能障碍，少气懒言，耳鸣，或伴有阳痿早泄，月经量少，脘闷纳呆，小便清长，舌胖苔白，脉沉迟而细。

治法：温肾健脾，填精补髓。

方药：右归丸、地黄饮子加减。制附子 15g，肉桂 6g，鹿角胶 10g（烊化），山萸肉 10g，牛膝 15g，山药 10g，党参 12g，黄芪 20g，紫河车粉 2g（冲），肉苁蓉 15g，熟地黄 20g，麦冬 15g，五味子 10g，菟丝子 12g。若构音不清、吞咽困难者，可加僵蚕 10g，白附子 10g，石菖蒲 10g。

（二）中成药、中药制剂

中成药：六味地黄丸、金匮肾气丸、加减金刚丸、龟鹿补肾胶囊、大活络丹、人参再造丸、紫河车粉等。

中药制剂：黄芪注射液、参附注射液、参麦注射液、盐酸士的宁注射液、当归寄生注射液等。

（三）针灸

上肢取合谷、外关、阳溪、曲池；下肢取昆仑、解溪、足三里、阳陵泉、梁丘、髀关等。

【西医治疗】

目前尚无特异性治疗方法，主要是针对自主神经障碍和帕金森综合征进行对症治疗。

（一）体位性低血压

首选非药物治疗，如弹力袜、高盐饮食、夜间抬高床头等。无效可选用药物治疗。

1. 血管 α 受体激动剂

盐酸米多君能迅速升高血压（30 ～ 60 分钟），2.5mg，每日 2 ～ 3 次，最大剂量是 40mg/d，忌睡前服用（以免卧位高血压）。

2. 9–α 氟氢可的松

本药可口服，0.1 ～ 0.6mg/d，也有改善低血压的效应。

3. 其他

另外有麻黄碱、非甾体抗炎药如吲哚美辛等。

然而鉴于后两类药物副作用较多，不推荐用于 MSA 患者的体位性低血压的常规治疗。

（二）泌尿功能障碍

曲司氯铵 20mg，每日 2 次；奥昔布宁 2.5 ～ 5mg，每日 2 ～ 3 次；托特罗定 2mg，每日 2 次。能改善早期出现的逼尿肌痉挛症状。

（三）帕金森综合征

美多巴对少数患者有效，多巴胺受体激动剂无显著疗效；帕罗西汀可能有助于改善患者的运动功能；双侧丘脑底核高频刺激对少数 MSA–P 亚型患者可能有效。

（四）其他

肌张力障碍可选用肉毒杆菌毒素治疗。

【预后】

诊断为 MSA 的患者多数预后不良。从首发症状进展到合并运动障碍（锥体系、锥体外系和小脑性运动障碍）和自主神经系统功能障碍的平均时间为 2 年（1 ～ 10 年）；从发病到需要协助行走、轮椅、卧床不起和死亡的平均间隔时间各自为 3、5、8 和 9 年。研究显示，MSA 对自主神经系统的损害越重，对黑质纹状体系统的损害越轻，患者的预后越差。

【预防与调护】

1. 由于本病的病因不明，加之属进行性变性疾病，因而目前尚无有效的预防措施。

2. 保护环境，避免有害金属污染，提高饮水质量。

3. 开展体育锻炼，增强体质；选择合理的膳食，多食新鲜蔬菜水果和菌藻类食品。

4. 起居有规律，适当活动，保持良好的心态，保证足够的睡眠，保持精神愉悦乃是预防本病发生的基本方法。

第三节 神经系统变性疾病的中医传承创新研究及展望

传统认为，神经变性性疾病是一组原因不明的慢性进行性损害中枢神经系统的疾病，有时可累及周围神经系统。由于现在科技的发展，包括分子影像、分子病理、分子诊断和神经生物学的发展，使我们对许多变性性疾病的病因和发展有了新的认识。在当前社会老龄化加速的过程中，神经变性性疾病已成为一个备受关注的热点领域。

神经变性疾病常具有下列特征：

①多选择性损害特定的解剖结构和特定的神经元，如肌萎缩侧索硬化主要累及皮质、脑干、脊髓的运动神经元，表现出上运动神经元和下运动神经元损害的症状和体征。

②起病相对隐袭，缓慢进行性加重。在疾病早期有较长的无症状期，当出现临床症状时多无缓解过程。

③多具有家族聚集性，可分为家族性和散发性。

④治疗相对困难，多无对因治疗药物。但是目前对于神经变性疾病的药物临床试验已成为一个热点研究领域，尤其是中医药的对症治疗和病因治疗，给神经系统变性性疾病的治疗带来了希望，能延缓疾病的进程，缓解症状，希望不久的将来能研究出更有效的治疗方法。

一、运动神经元病（MND）

本病是一系列以上、下运动神经元损害为突出表现的慢性进行性神经系统变性性疾病。临床表现为上、下运动神经元损害的不同组合，其特征表现为肌无力和萎缩、延髓麻痹及锥体束征，通常感觉系统和括约肌功能不受累。多中年发病，病程为 2 ～ 6 年，亦有少数病程较长者。男性多于女性，患病比例为（1.2 ～ 2.5）：1。年发病率为 1.5/10 万～ 2.7/10 万，患病率为 2.7/10 万～ 7.4/10 万。本病最早是 1865 年首先由 Charcot 详细描述其临床表现和病理所见。在世界各地都有散发，而以西太平洋的马亚那群岛的关岛，日本的纪伊半岛古座川地区、穗原地区以及西新几内亚发病率最高。

关于运动神经元的病因和发病机制，目前有以下多种假说：遗传机制、氧化应激、兴奋性毒性神经营养因子障碍、自身免疫机制、病毒感染及环境因素等。虽然确切致病机制迄今未明，但目前较为统一的认识是，在遗传背景基础上的氧化损害和兴奋毒性作用共同损害了运动神经元，主要影响了线粒体和细胞骨架的结构和功能。有资料显示，老年男性、有外伤史者、过度体力劳动者（如矿工、重体力劳动者等）都可能是发病的易感人员。但在 20 世纪 50 年代，关岛地区肌萎缩侧索硬化的发病率聚集性增高，达到 200/10 万，约为世界其他地区的 100 倍，且常伴有肌萎缩侧索硬化 – 帕金森 – 痴呆叠加症，经过半个世纪的研究，学者认为寄生在苏铁根部的蓝藻菌产生的 b–N– 甲氨基 –L– 丙氨酸是其病的致病因素。目前对关岛地区的运动神经元的致病因素已经非常清楚，但对其他地区的神经元病的致病因素，还在探讨研究之中。

（一）中医传承创新研究

根据本病特点，有肌无力、肌肉萎缩等主症，应属于中医学的“痿病”范畴。本病尚有构音障碍、肢体拘挛等表现，又归于“痉病”“喑痱”范畴。结合西医学认识，本病的病因病机以虚为本，或虚实错杂，可因先天禀赋不足，后天失养，劳倦过度，饮食不节，久病失治等而发病，出现五脏虚损，正气乖戾，或兼湿热、痰浊、瘀血等标证。早在《素问・痿论》中即提出“五脏皆使人痿”，然其病机以五脏精血损伤为本源，《丹溪心法・痿》言“乃阴血不足”。《景岳全书》云：“元气败伤，则精虚不能灌溉，血虚不能营养，故肌痿软无力。”认为痿病是由内脏亏损所致。四肢皆禀气于胃，脾病不能为胃行其津液，四肢不得禀水谷气，筋骨肌肉皆无以生，则肉痿而不用。《脾胃论・脾胃胜衰论》云：“大抵脾胃虚弱，阳气不能生长，是春夏之令不行，五脏之气不生。脾病则下流乘肾，则骨乏无力，是为骨痿。”肾阳衰微，亦不能温养脾土，脾气不足，生化无权，经脉失于濡养而致四肢痿废，故脾肾阳虚也是本病的发病之主因；但临床上亦可见到挛缩舌痿、震颤的肝肾阴虚，水不涵木，阴虚风动之症；迁延日久，母病及子，脾不能散津于肺可见气短、汗出、咳吐痰涎等肺气虚之象，肺不能化生营气疏布五经，肌肤失养而肢体萎缩；又“湿热不攘，筋脉弛缓”“有渐于湿，以水为事，若有所留，居处相湿，肌肉濡渍，痹而不仁，发为肉痿”，湿热之邪侵淫，以致脾胃虚损，伤津耗液，而加重筋脉失养。病迁延日久，久则入络，故又兼见血瘀、痰浊壅滞经络，其病虚则致实，顽疾难愈。诚如《素问・玉机真脏论》曰：“大骨枯槁，大肉陷下，肩髓内消，动作益衰，真脏来见，期一岁死。”由此可见本病与脾、肺、肾、肝等脏密切相关，兼湿热、痰浊、瘀血等主要病理产物。

由于本病慢性隐匿起病，故在中医学上多从其证测其因，或仅论病时之病因病机。对于本病病因的认识多认为以五脏虚损、气机逆乱、正气乖戾为主。

脾胃虚弱：继承《黄帝内经》“治痿独取阳明”之旨，多数医家认为本病多因脾胃虚而起。许振亚认为本病由于饮食不节，或久处湿地，或思虑过度，脾胃受伤，运化失常，精微不能输送，肌肉失于荣养所致。

姚树田认为本病病机以中气不足，清阳下陷为主。

脾肾亏虚：邓铁涛认为脾肾亏虚是本病的基本病机，贯穿病程始终，风动、痰阻、血瘀是病变不同阶段的标象。周仲瑛亦认为脾肾亏虚是其发病本源，湿热瘀阻是本病主要病理因素。五脏虚损，湿热浸淫，经脉气血阻滞，势必生瘀成痰，湿、热、瘀交结不解，又可伤津耗液，脾肾亏虚更甚，而致气血津液不足，加重筋脉失养，如此恶性循环。

肾阴阳两虚：顾明昌认为运动神经元病主要损害脑及脊髓，部分患者有家族遗传史或出生时即具本病表现，或伴有生长发育异常，故因先天禀赋不足所致。

肝风内动：本病初期即有肌肉跳痛，不同于痿证，而类似中医的“肌肉瞤动”，中医学认为“风性主动”“肝主筋”，四肢肌肉还可出现痛性痉挛，手部小肌肉萎缩到了后期出现“爪形手”改变，尚尔寿认为这些症状属风气内动，是机体阳气亢逆所致筋脉不舒的一种病理状态，病位在肝、在筋，故本病辨证以“风”为主，尤应以“肝风”为主，宜从肝从风论治。

肝脾肾亏虚：根据肝肾同源及脾肾先后天之关系，不少医家认为本病同时存在肝、脾、肾的亏虚。林通国认为本病多与肝、脾、肾亏损有关。他指出，肝主筋、藏血，经脉之所宗；脾主肌肉，后天之本，生化之源，气血之枢纽；肾主骨，藏精，五脏六腑之本。倘若喜怒劳倦，房室过度，则骨髓枯竭而发为“痿厥”；命门火衰，三焦不化上焦失宣则见吞咽麻痹，肌弛腱硬之证。肝肾亏虚筋失所荣，而发为“筋痿”。筋痿、痿厥、麻痹为本证之标，真阳亏损，肝木失调为本证之本。刘茂才亦认为本病以元气亏虚为主，病位涉及肝、肾、脾。

肺脾两虚：本病患者常见声音嘶哑、吞咽困难等延髓麻痹表现，并可累及呼吸肌，常见气短、咳吐痰涎等肺气不足之症。赵晶等认为脾主肌肉四肢，属土，肺属金，土生金，脾为肺之母，肺为脾子，咽喉为肺门，“母病及子”或“母子同病”，肌萎缩、肌无力是本病的起点，呼吸衰竭则是病程的终点，是疾病的必然发展，提出肺脾两虚是本病的核心病机，需注意固护宗气。

许振亚等将本病辨证分为3型，每型均以马钱子和胎盘作主药。①肝肾亏虚型：治宜补益肝肾，方用虎潜丸加减。②脾胃虚衰型：治宜益气健脾，方用补中益气汤或十全大补汤化裁。③邪伤肺金型：治宜益气养肺，方用保元汤合清燥汤加减。倘若肺气虚衰，百脉不能来潮，又出现瘀阻经络之症，见有四肢痿废，或麻木不仁，唇紫舌青，脉涩不利，治宜益气养营，活血行瘀，方用圣愈汤加味，后期吞咽困难、饮水呛咳、构音困难，可加蛤蚧粉、三七粉或至宝丹鼻饲。

邓铁涛运用“脾肾相关”理论，根据本病肌肉萎缩、肢体无力、肌束颤动的临床表现，主要从中医脏腑学说的脾、肾、肝三脏考虑，认为本病以脾肾亏虚为主，虚风内动、痰瘀阻络为标，即脾肾亏虚是肌萎缩侧索硬化的基本病机，贯穿病程始终，虚风内动、痰瘀阻络是不同阶段所派生的标象，将本病主要分为脾胃虚损、脾肾阳虚、肝肾阴虚 3 个证型。

郑绍周认为肾虚是运动神经元的根本病机，肾虚为本，痰瘀为标，病程还可累及肾中之真阴真阳出现阳损及阴、阴损及阳的证候表现，提出“补肾固本、和调诸脏”的治疗法则。注意选择温而不燥，补而不滞的补肾药物，用药旨在温阳配以滋阴以求刚柔并济、温润并施而达到治痼疾的目的。偏阳虚者，以右归丸加减；偏阴虚者，方选左归饮加减；肾虚致气血亏虚兼有瘀者，方选补中益气汤或地黄饮子合温胆汤加减。

裘昌林分 4 型治疗：①肝肾阴虚型：临床最多见，治宜补益肝肾，滋阴柔筋，方用地黄饮子加减。②阴虚火旺型：治拟滋补肝肾，育阴清热，方用虎潜丸加减。③脾肾阳虚型：治拟温肾健脾，荣血养肌，方用右归丸加减。④气虚血瘀型：治拟益气活血，通络起痿，方药用补阳还五汤加减。

覃小兰等根据刘茂才经验，认为本病辨证以元气为主，病位在肝脾肾，采用大剂量补气药治疗。补元汤基本方：黄芪、党参、太子参、丹参、何首乌、白芍、鸡血藤、紫河车、山茱萸、杜仲、巴戟天、陈皮。加减：兼语謇、吞咽困难者，加全蝎、石菖蒲、马钱子粉（冲）以涤痰开窍；兼肌肉震颤者，加龟甲胶、当归、木瓜；兼咽干、心烦不寐者，加玄参、生地黄、麦冬，配合黄芪注射液静脉滴注，复方北芪口服液口服。治疗 31 例，显效 8 例，有效 15 例，无效 8 例，总有效率 74.19%。

李仲泰将本病分为脾胃亏虚型、肝肾亏虚型两种。脾胃亏虚者用参苓白术散加减，并用弥可保注射液分脾俞、胃俞，足三里、阴陵泉两组轮流穴位注射；肝肾亏虚者用健步虎潜丸加减，并用弥可保注射液分肝俞、肾俞，太溪、太冲两组轮流穴位注射；同时随证给予针刺治疗，其综合治疗方法总有效率 85.2%。

（二）展望

迄今为止，运动神经元病的病因仍未明了，病情呈隐匿起病，慢性进行性加重，目前尚无有效的措施能阻止或逆转本病的发展，因此，西医学不可能短时间就能治愈本病。中医药个体化的辨证论治体系以及多靶点、多方向的治疗逐渐表现出独特的优势。近年来有关中医治疗本病的报道日益增多，治疗方法及手段亦逐渐增多，包括辨证论治及单方、中药制剂的应用等，已在改善本病临床症状、提高患者生存质量方面，显示出良好的治疗前景。

根据本病的临床表现，运动神经元病在中医学中多属“痿病”范畴。然而由于其发病部位不一、临床进程不同、临床表现的症状不一，各个医家在本病的病名诊断上还存在一定争议，对本病病因病机的认识尚局限于其他常见痿病的普通认识中，这给对本病的病因病机认识和辨证施治带来一定的困难。对于本病证候的认识，总体认为以虚为主，但各家对脏腑病位孰轻孰重，乃至疾病证候演变规律缺乏全面认识，此外临床研究的设计科学性欠缺，无统一的临床疗效判定标准，缺乏大样本、多中心的随机对照研究等高级别的循证医学研究证据，基础研究极为薄弱，缺乏中医病证结合的动物模型，不能客观评价中医药疗效及其作用机制。在未来研究中，应当明确本病的中医名称、辨证分型乃至客观量化的疗效判定标准，建立规范化的临床辨证论治体系，并建立病证结合的动物模型，从而筛选出对本病有应用前景的中医药。

二、多系统萎缩

多系统萎缩（multiple system atrophy，MSA）是一种散发的，多部位受累的神经系统进行性变性疾病，临床主要表现为帕金森综合征、小脑性共济失调和自主神经功能障碍等不同形式。流行病学资料显示，MSA 在 50 岁以上人群中发病率为每年（0.60 ～ 3.00）/10 万，患病率为（1.90 ～ 4.90）/10 万，生存时间一般为 7 ～ 9 年。MSA 可分为以小脑性共济失调为主要临床表现的 MSA–C 型和以帕金森综合征为主要临床表现且对左旋多巴治疗反应欠佳的 MSA–P 型，两者均有不同程度的自主神经功能障碍。临床上主要累及基底核区、小脑、脑桥、自主神经系统和锥体束，故表现为帕金森综合征、小脑性共济失调、自主神经功能障碍和锥体束征，临床表现可出现各种形式的不同程度的组合。目前对 MSA 尚无有效治疗方法，只能采用药物进行对症治疗。脑深部电刺激术（deep brain stimulation，DBS）逐步取代丘脑核团毁损术，作为外科治疗帕金森病的首选，但作为 MSA 的一种治疗手段在国内报道较少。国外已有部分 MSA 患者接受 DBS 治疗，且在一定时间内具有一定程度的疗效。

（一）中医传承创新研究

MSA 在中医多属于“眩晕”“颤证”等范畴，中医也认为本病在治疗上存在一定难度。王元与韩景献根据中医整体观念和辨证论治的思路，创立了独特的枕三经刺及头皮针震颤区的针刺法治疗本病，经过 2 个月间断性治疗，患者头晕较治疗前明显减轻，行走步态欠稳，双下肢较治疗前有力。

张沛然等选取 65 例 MSA 患者连续接受益髓汤加西药治疗 3 个月以上，除吞咽功能较治疗前改善不明显外，其他伴随症状，例如走路不稳、直立性低血压、胃肠功能紊乱等症状均有明显改善。

高压氧辅助治疗。高压氧辅助治疗可促进脑血管收缩，减少局部组织液渗出，进而减轻水肿，改善微循环，降低颅内压，加速机体功能活动恢复。另外，高压氧辅助治疗还可提高脑组织氧分压，促进侧支循环建立，改善脑灌注，使缺氧状况得到缓解。但由于 MSA 患者多伴有自主神经功能障碍，因此，利用单人高压氧舱治疗时要特别注意患者体位的突然改变，防止由于体位性低血压引起不良后果。

嗅鞘细胞移植是修复神经功能受损的有效方法。

DBS 治疗 MSA。DBS 是一种治疗神经系统运动障碍性疾病的方法，其通过在脑深部特定核团埋置微电极，脑外刺激器控制，调整刺激电压、脉冲及频率等参数进行治疗。DBS 技术日臻成熟，其在治疗难治性运动障碍性疾病的安全性和有效性方面的效果得到公认。其作用靶点主要是丘脑底核、苍白球内侧部、丘脑腹内核和脑桥核等。临床根据患者不同临床症状，选择相应手术靶点。

（二）展望

MSA 是一组原因不明，累及锥体外系、锥体系、小脑和自主神经系统等多部位的神经系统变性疾病，包括以帕金森综合征为主的纹状体 – 黑质变性，以小脑症状为主的橄榄体 – 脑桥 – 小脑萎缩和以自主神经系统功能障碍为突出表现的 Shy–Drager 综合征三部分。本病确诊以后，多数患者预后不良。部分文献报道 DBS 治疗 MSA 有一些不良预后。但部分报道提示 DBS 可在术后一定时间内、一定程度上改善 MSA 运动症状，但尚不能证明 DBS 可延长患者生存期。鉴于本病所涉及的可研究样本量小，难以准确评估其疗效，今后值得进一步研究和探索 DBS 对 MSA 的治疗价值。

多系统萎缩虽然是一种变性疾病，通过中医的辨证论治，运用中药、针刺、艾灸、推拿、理疗多种方法施行治疗，可以缓解病情，使一部分症状得以改善。中药方面，以益气温阳法为主要治疗方法，或用补肾健脾升阳法、滋补肝肾益气升阳法、调和营卫除热法治疗。应根据患者个体情况，辨证施治。另外，针灸治疗中，以针刺华佗夹脊穴配合电针，或配合醒脑开窍法、头项针法治疗，对部分症状可起到一定效果。

第九章

脊髓疾病

脊髓病变（spinal cord lesions）包括急性脊髓炎、脊髓压迫症、脊髓空洞症、脊髓亚急性联合变性、脊髓血管病和脊髓发育异常。

脊髓自上而下分为31个节段，发出31对脊神经，包括颈神经（C）8对、胸神经（T）12对、腰神经（L）5对、骶神经（S）5对、尾神经（Co）1对。颈膨大（C5～T2）和腰膨大（L1～S2）分别发出支配上肢及下肢的神经根及脊神经。脊髓内部由灰质和白质组成，为各种运动和感觉的初级中枢和重要的反射中枢。

【脊髓疾病的临床表现】

本病的临床表现主要为运动障碍、感觉障碍、括约肌功能障碍及其他自主神经功能障碍，前两者对脊髓病变水平的定位很有帮助。

（一）不完全性脊髓损害

前角损伤为相应节段支配的肌肉萎缩，腱反射减弱或消失，无感觉障碍和病理反射，常伴有肌束震颤；脊髓半侧损害可引起脊髓半切综合征（Brown-Sequard syndrome），出现受损平面以下同侧上运动神经元性瘫痪、深感觉障碍及对侧痛温觉障碍，C8～T1侧角病变时产生Horner综合征等。

（二）脊髓横贯性损害

在受累节段以下有双侧上运动神经元瘫痪、感觉全部缺失、括约肌功能丧失。急性期严重损害可出现脊髓休克，表现为周围性瘫痪，2～4周后转变为中枢性瘫痪。

【脊髓疾病的定性】

（一）从病变位置判断

1. 后根

神经纤维瘤、神经根炎（带状疱疹）、椎间盘后突、继发性椎管狭窄。

2. 后根及后索

脊髓肿瘤、脊髓痨、多发性硬化、脊髓血管性病变。

3. 后索及脊髓小脑束

遗传性共济失调症。

4. 后索及侧索

亚急性联合变性、结核性脊膜脊髓炎。

5. 侧索及前角

肌萎缩侧索硬化、后纵韧带骨化、颈椎病。

6. 前角及前根

脊髓灰质炎、流行性乙型脑脊髓炎、脊髓前动脉综合征。

7. 脊髓中央灰质及前角

脊髓空洞症、脊髓血肿、脊髓过伸性损伤、髓内肿瘤。

8. 脊髓半切

脊髓髓外肿瘤、脊髓损伤、脊柱结核。

9. 脊髓横切

脊髓外伤、横贯性脊髓炎、脊髓压迫晚期、硬脊膜外脓肿、转移癌、结核等。

（二）从病变解剖层次上判断

1. 髓内病变

脊髓炎、脊髓血管病、血管畸形、代谢或维生素缺乏导致的脊髓病变、脊髓空洞症、室管膜瘤、星形细胞瘤、血管网织细胞瘤。

2. 髓外硬脊膜内病变

神经鞘瘤、脊膜瘤。

3. 髓外硬脊膜外病变

脊索瘤、转移癌、脂肪血管瘤、脓肿等。

第一节　急性脊髓炎

急性脊髓炎（acute myelitis）是指各种原因引起自身免疫反应所致的急性横贯性脊髓炎性病变，又称急性横贯性脊髓炎。

根据本病的临床表现，可属中医学的“痿证”“痿躄”；痉挛性瘫痪属“拘挛”；排尿障碍属“癃闭”。

【病因病机】

（一）中医

中医对急性脊髓炎的认识，基于《黄帝内经》之说，《素问·痿论》就有“五痿”（皮痿、脉痿、肉痿、筋痿、骨痿）之说。究其病因与客邪外袭，五脏内虚有关。客邪以热、毒、湿邪为多；脏虚以肺、脾、肝、肾为主。

该病早期上盛下虚，热移膀胱，加之素体脾虚、肝肾不足，升降失职，三焦运行失常，膀胱气化不利，发为“癃闭”；肺移热于大肠，津液受伤，肠道失濡，气机不运，传导失常，乃见“便秘”。

1. 感受温毒

温热毒邪内侵，或病后余邪未尽，低热不解，或温病高热持续不退，伤津耗气，肺热叶焦，津伤失布，五体失养而痿弱不用。如《素问·痿论》曰：“五脏因肺热叶焦，发为痿躄。”

2. 湿热浸淫

《素问·生气通天论》曰：“湿热不攘，大筋緛短，小筋弛长，緛短为拘，弛长为痿。”久处湿地或涉水冒雨，感受外来湿邪，郁而化热，或痰热内停，蕴湿积热，浸淫经脉，气血运行失畅，筋脉失于滋养而成痿。

3. 饮食所伤

素体脾胃虚弱或饮食不节，劳倦思虑过度，或久病致虚，脾胃受损，气血津液不足，正如《医宗必读·痿》曰：“阳明虚则气血少，不能润养宗筋，故弛纵；宗筋纵则带脉不能收引，故足痿不用。”或生痰湿，客于经脉；或恣食肥甘，内生湿热而成痿病。

4. 久病房劳

先天不足，或久病体虚，或房劳太过，伤及肝肾；劳役太过而伤肾，耗损阴津，肾水亏虚，筋脉失于灌溉濡养。如《儒门事亲·指风痹痿厥近世差玄说》云：“痿之为状……由肾水不能胜心火……肾主两足，故骨髓衰竭，由使内太过而致然。”

（二）西医

病因不明，多数患者有上呼吸道胃肠道感染病史，可能与病毒感染后自身免疫反应有关，并非直接感染所致。部分患者可能与疫苗接种、脱髓鞘、副肿瘤综合征有关，病变可累及脊髓的任何节段，胸髓（T3 ～ T5）最为常见；其次为颈髓和腰髓。

【临床表现】

（一）发病

本病可见于任何年龄，以青壮年多见，无性别差异。病前 1 ～ 2 周常有上呼吸道、消化道感染或疫苗接种史，或有外伤、劳累、受凉等诱因。急性起病，大多在数小时或 2 ～ 3 天内进展至高峰。

（二）临床特征

首发症状为双下肢麻木无力和椎体病变节段束带感，可有低热，亦可直接出现瘫痪。特征性表现为受累平面以下运动障碍、感觉缺失及膀胱、直肠括约肌功能障碍，病变累及高颈段时出现吞咽困难、构音障碍、呼吸肌麻痹，称上升性脊髓炎。

1. 运动障碍

早期出现下肢无力，行走困难，迅速进展出现完全性截瘫，可出现脊髓休克（肢体迟缓性瘫痪、肌张力减低、腱反射消失、病理反射阴性）。一般 2 ～ 4 周进入恢复期，肌力从下肢远端开始自下而上恢复，肌张力逐渐增高，腱反射活跃，出现病理反射。脊髓严重损伤时可出现总体反射（屈肌张力增高，表现为刺激下肢任何部位或膀胱充盈，可引起下肢屈曲反射和痉挛，伴有出汗、竖毛、尿便失禁），提示预后不良。

2. 感觉障碍

病变节段以下所有深、浅感觉减退或消失，在感觉缺失平面的上缘可有感觉过敏或束带感；少数轻症患者感觉障碍不明显，损害累及部分脊髓可出现脊髓半切综合征。随病情恢复感觉平面逐步下降，但较运动功能的恢复慢且差。

3. 自主神经功能障碍

（1）膀胱功能障碍：在脊髓休克期表现为无张力性膀胱和尿潴留，膀胱容量可达 1000mL，膀胱继续过度充盈，出现充盈性尿失禁。随着脊髓功能的恢复，膀胱容量缩小，尿液充盈到 300 ～ 400mL 即自行排尿，称为反射性神经源性膀胱，可出现充溢性尿失禁。

（2）直肠功能障碍：脊髓休克出现便秘或肛门括约肌松弛导致便失禁，肠蠕动减少导致腹胀。恢复期排便功能逐渐恢复。

（3）其他：病变平面以下无汗、皮肤菲薄、趾甲脆裂等。颈段病变因颈交感神经节损害可出现 Horner 综合征。

【辅助检查】

（一）脑脊液检查

压颈试验通畅，脑脊液压力正常，外观无色透明，细胞数和蛋白含量正常或轻度增高，以淋巴细胞为主，糖、氯化物正常。

（二）影像学检查

MRI 显示病变节段脊髓增粗，髓内多发片状长 T1 长 T2 信号，增强扫描可见斑片强化。部分病例可始终无异常。

【诊断】

根据急性起病，病前有感染或预防接种史，迅速出现脊髓横贯性损害的临床表现，结合脑脊液检查和 MRI 检查，排除其他原因所致的瘫痪即可诊断。

【鉴别诊断】

（一）视神经脊髓炎

本病表现为脊髓炎的症状和视神经病变（出现视力下降或 VEP 异常，可发生在脊髓症状之前、同时或之后）。

（二）脊髓血管病

1. 脊髓前动脉闭塞综合征

本病急性起病，迅速出现截瘫、痛温觉缺失、尿便障碍，但病前无感染史，病变水平根痛明显、深感觉保留。

2. 脊髓出血

本病临床少见，多由外伤或脊髓血管畸形引起，急骤伴有剧烈背痛，肢体瘫痪和尿便潴留。腰穿可见血性脑脊液，MRI 检查有助于诊断。

（三）急性脊髓压迫症

本病有脊柱外伤、结核或转移癌，造成椎体破坏、塌陷而压迫脊髓，出现急性横贯性损害。影像学检查可见椎体破坏、塌陷变窄或椎体寒性脓肿等改变，转移癌脊柱影像学检查外可做全骨扫描。

（四）急性硬脊膜外脓肿

本病常有其他部位的化脓性病灶及感染病史，急性起病，出现急性横贯性损害，病变部位有压痛，外周血白细胞增高，脑脊液白细胞与蛋白明显增高，椎管有梗阻现象，CT、MRI 可帮助诊断。

（五）急性炎症脱髓鞘性多发性神经病

四肢体呈弛缓性瘫痪，末梢型感觉障碍而非传导束型，可伴脑神经损害，括约肌功能障碍少见，脑脊液有蛋白－细胞分离现象。

（六）有特定病因的脊髓炎

系统性红斑狼疮等结缔组织病、梅毒、莱姆病、单纯疱疹病毒、人类T淋巴细胞病毒Ⅰ型、HIV等特异性感染均可导致脊髓炎，须加以鉴别。

【治疗原则】

一般治疗以加强护理，防治各种并发症为主。保持呼吸道通畅，呼吸困难者应吸氧，必要时气管切开行人工辅助呼吸。排尿障碍者应留置导尿。按时翻身、拍背、吸痰，预防压疮发生。

【辨证论治】

根据本病的临床表现，可属中医学的“痿证”“痿躄”；痉挛性瘫痪属“拘挛”；排尿障碍属“癃闭”。其病机多为肺热津伤，筋失濡润；湿热浸淫，气血不运；病久多为脾气亏虚，精微失运；后期多为肝肾亏损，髓枯筋痿。一般可分为四型施治。

（一）辨证分型

1. 湿热浸淫型

主症：四肢痿软，身体困重，或麻木微肿，尤以下肢多见，或足胫热气上腾，或有发热背痛，胸痞脘闷，小便短赤涩痛，苔黄腻，脉细数。

治法：清热利湿，通利筋脉。

方药：加味二妙散。黄柏10g，苍术20g，萆薢12g，防己12g，木通10g，薏苡仁20g，蚕沙10g，木瓜15g，牛膝20g，赤芍12g，红花10g，土鳖虫10g，甘草6g。

2. 肺热津伤型

主症：病起发热，或热后突然出现肢体软弱无力，皮肤枯燥，心烦口渴，咳呛少痰，咽干不利，小便黄少，大便干燥，舌质红，苔黄，脉细数。

治法：清热润燥，养肺生津。

方药：清燥救肺汤加减。人参10g，麦冬15g，石膏20g，桑叶10g，杏仁10g，麻仁15g，知母10g，金银花15g，连翘12g，薏苡仁20g，甘草6g。

3. 脾气亏虚型

主症：下肢痿软无力，肌肉萎缩，逐渐加重，肌肤不仁，神疲乏力，纳呆食少，面色不华，舌淡苔白，脉细无力。

治法：补脾益气，健运升清。

方药：参苓白术散合当归补血汤加减。党参12g，白术12g，茯苓20g，薏苡仁15g，山药15g，扁豆15g，莲子15g，陈皮12g，砂仁10g，黄芪20g，当归10g，制马钱子粉0.5g（冲），紫河车粉4g（冲），甘草6g。

4. 肝肾亏损型

主症：起病缓慢，下肢痿软，筋脉拘挛，腰脊酸痛，不能站立，伴有目眩发落，咽干耳鸣，遗精或遗尿，甚至步履全废，腿胫大肉渐脱，舌红少苔，脉细数。

治法：补益肝肾，滋阴清热。

方药：虎潜丸加减。虎骨（用狗前胫骨替代）30g，牛膝20g，锁阳12g，当归12g，赤芍12g，黄柏10g，知母10g，熟地黄20g，龟甲20g，鹿角胶15g，巴戟天10g，马钱子粉0.5g（冲），紫河车粉4g（冲），甘草6g。

（二）中成药、中药制剂

中成药：健步虎潜丸、猪脊髓粉胶囊、天麻丸、马钱子粉胶囊、补中益气丸、参苓白术丸、胎盘粉胶囊等。

中药制剂：黄芪注射液、当归注射液、盐酸士的宁注射液等。

（三）针灸

主穴：华佗夹脊、肾俞、伏兔、环跳、风市、足三里、承山、阳陵泉、三阴交、悬钟。

有排尿障碍者，可加中极、关元、气海、膀胱俞等。

【西医治疗】

药物治疗

1. 皮质类固醇激素

急性期可用甲泼尼龙短程冲击疗法，500～1000mg静脉滴注，每日1次，连用3～5天；或地塞米松10～20mg静脉滴注，每日1次，7～14天。使用上述药物后改用泼尼松口服，按1mg/kg或成人60mg/d，维持4～6周逐渐减量至停药。

2. 大剂量免疫球蛋白

可按0.4g/（kg·d）计算，成人每次用量一般20g左右，静脉滴注，每日1次，连用3～5天为一疗程。

3. 维生素B族

常用维生素B_1 100mg/d肌内注射；维生素B_{12} 500μg/d肌内注射，有助于神经功能的恢复。

4. 抗生素

根据病原学检查和药敏试验结果选用抗生素控制伴发的感染。

5. 其他

在急性期可选用血管扩张药，如烟酸、尼莫地平。神经营养药，如三磷酸腺苷、胞磷胆碱。自由基清除剂，如依达拉奉。双下肢痉挛者可服用巴氯芬 5 ～ 10mg，每天 2 ～ 3 次。

【康复治疗】

康复可以防止肢体、关节痉挛和关节挛缩，促进肌力恢复。

【预后】

如无严重并发症，多于 3 ～ 6 个月基本恢复。以下情况患者预后不良：完全性截瘫 6 个月后肌电图仍为失神经改变，MRI 显示髓内广泛信号改变、病变脊髓节段多且弥漫者，合并泌尿系统感染、压疮、肺部感染者。急性上升性脊髓炎和高颈段脊髓炎预后差，甚至短期内死于呼吸循环衰竭。

【预防与调护】

1. 平素要注意锻炼，增强体质，劳逸结合，起居有常。

2. 节房事，勿过劳，以防损伤脏腑及气血津液。衣食得当，虚邪贼风，避之有时，防止风寒燥湿之邪侵袭人体，预防和早治疗上呼吸道感染，避免外伤。

3. 饮食调养，宜新鲜清淡、富有营养、粗细间杂饮食，多食瓜果蔬菜及粗纤维食物。宜忌膏粱厚味及生冷黏滞、辛辣刺激之品。

4. 注意精神调养，平时保持精神乐观和良好的心态，患病以后要正确对待病情变化，要树立战胜疾病的信心和信念。医务人员要耐心地解释病情的发展和预后，鼓励患者早锻炼、早做康复，以尽早恢复。

【医案精选】

（一）蒲辅周医案——湿热熏灼

某女，42 岁，萍乡人。1950 年仲春，患筋脉弛纵，皮里灼热，口燥咽干，膝胫顽麻，足不任地，大便燥结，脉象虚数，舌绛无苔。

辨证：湿热熏蒸，阴经受损，肺热叶焦，灌溉失司。

治法：治痿独取阳明。

方药：以玉女煎合三妙散加减主之。玄参四钱，玉竹六钱，天门冬三钱，麦门冬三钱，紫菀四钱，石斛三钱，苍术二钱，黄柏二钱，生地黄三钱，知母二钱，怀牛膝三钱。水煎服。

6剂热退麻止，津回便润，脉转和缓，舌现薄苔，并能扶杖缓行，于原方去玄参、紫菀、知母，加虎胫骨五钱、宣木瓜三钱、杜仲三钱，10剂步履安详，恢复正常，继以知柏八味丸一料善后。

（二）丁甘仁医案——肺热津伤

温病后阴液已伤，虚火烁金，肺热叶焦，则生痿躄。两足不能任地，咳呛咯痰不爽，谷食减少，咽喉干燥，脉濡滑而数，舌红，苔黄。延经数月，恙根已深。

辨证：肺热津伤。

治法：养肺阴，清阳明，下病治上。

方药：南沙参三钱，川石斛三钱，天花粉三钱，生甘草五分，川贝母三钱，肥知母钱半，甜光杏三钱，络石藤三钱，怀牛膝二钱，嫩桑枝三钱，冬瓜子三钱，活芦根一尺（去节）。

二诊：前进养肺阴清阳之剂，已服十帖，咳呛内热均见轻减。两足痿软不能任地，痿者萎也，如草木之萎，无雨露以灌溉。欲草木之荣茂，必得雨露之濡润；欲两足之不痿，必赖肺液以输布，能下荫于肝肾；肝得血则筋舒，肾得养则骨强，阴血充足，络热自清。治痿独取阳明，清阳明之热，滋肺金之阴，以阳明能主润宗筋而流利机关也。

三诊：五脏之热，皆能成痿，书有五痿之称，不独肺热叶焦也。然而虽有五，实则有二：热痿也，湿痿也。如草木久无雨露则萎，草木久被湿遏亦萎。两足痿躄，亦犹是也。今脉濡数，舌质红张，此热痿也。迭进清阳明滋肺阴以来，两足虽不能步履，已能自行举起之象。药病尚觉合宜，仍守原法，加入益精养血之品，徐图功效。

北沙参三钱，大麦冬二钱，茯神三钱，怀山药三钱，川石斛三钱，小生地黄三钱，肥知母钱半，怀牛膝二钱，络石藤三钱，茺蔚子三钱，嫩桑枝三钱，猪脊髓两条（酒洗入煎），虎潜丸三钱（清晨淡盐汤送服）。

（三）许振亚医案——肝肾亏虚，脾精不输，筋脉失养

柴某，男，38岁，农民。2017年11月20日就诊。

患者因罹急性脊髓炎在市立医院住院治疗1月余，仍然下肢活动不灵便，行走不稳，痿软无力，腰背部酸软，不能久立，面浮而色无华，以低头时出现阵阵由脊背向下放射性针刺感，舌质淡，苔薄白，脉细数。检查：双下肢肌力4级，下肢腱反射亢进，屈颈时出现莱尔米特征。MRI脊髓病变部位增粗，病变节段髓内斑点长T1、长T2信号。中医诊断为痿证，西医诊断为急性脊髓炎恢复期。

辨证：肾亏虚，脾精不输，筋脉失养。

治法：滋补肝肾，健脾柔筋。

方药：《医学正传》鹿角胶丸化裁。鹿角胶25g（冲），鹿角霜25g，熟地黄25g，川牛膝25g，茯苓25g，菟丝子25g，当归15g，党参15g，炒白术12g，杜仲12g，龟甲 25g，全蝎 6g，蜈蚣 2 条，狗前胫骨 25g，马钱子粉（冲）0.5g，紫河车粉（冲）4g，甘草 6g。每日 1 剂，分 2 次服。

二诊（12 月 11 日）：上药连服 3 周，诸症均有明显改善，屈颈时莱尔米特征消失，上方减全蝎、蜈蚣，又服 3 周。

三诊（2018 年 1 月 2 日）：上方服用 3 周，诸症悉退，恢复正常。按上方碾成粉剂，以资巩固。

按语：肾主骨，肝主筋，脾主肌肉与四肢，倘若肝肾亏虚，脾精不输，筋骨肌肉失养，则痿证见矣，故益肝肾，补气健脾，强筋骨之方用之得当，再加马钱子透关节、壮筋骨，紫河车大补元阳、养精生髓，诸症悉除。

第二节　脊髓亚急性联合变性

脊髓亚急性联合变性（subacute combined degeneration of the spinal cord，SCD）是由于维生素 B_{12} 的摄入、吸收、结合、转运或代谢障碍导致体内含量不足而引起的中枢和周围神经系统变性的疾病。病变主要累及脊髓后索、侧索及周围神经等，临床表现为双下肢深感觉缺失、感觉性共济失调、痉挛性瘫痪及周围性神经病变等，常伴有贫血的临床征象。本病属中医学“痿证”范畴。

【病因病机】

（一）中医

1. 气血两虚

气为血之帅，血为气之母。人之一身贵在气血，气血旺盛畅达，则肌肉得养而强健有力。倘若先天不足，后天脾胃虚衰，气血不足，运动不畅，肌肉失其濡养，则肌肉痿弱无力。

2. 肝肾阴虚

肝藏血主筋，肾藏精主骨。精血充盛，则筋骨强健有力。倘若先天不足或久病伤及肝肾，精血暗耗；或素体阴虚，阴虚火旺，灼伤精血，精血亏虚则筋肉失养而痿软无力。

3. 脾胃阳虚

脾乃后天之本，气血生化之源，主肌肉而达四末。倘若素体中土虚衰，或劳倦过度而伐脾气，或久病伤及中气，致使脾失健运，中阳受损，四末痿废。

肾为先天之本，元阳宅于其中，倘若先天元阳不充，或后天劳倦伤及肾元而致肾元亏虚，必致脾肾元阳俱虚，筋脉肌肉失其温煦，则畏寒肢冷，肌肉无力，筋骨痿软而不用。

（二）西医

1. 维生素 B_{12} 缺乏

本病与维生素 B_{12} 缺乏有关，维生素 B_{12} 主要贮存于肝脏，贮存量很丰富，为 3000 ～ 5000μg，正常人维生素 B_{12} 日需求量仅 1 ～ 2μg。从食物摄取的游离维生素 B_{12} 必须与胃底腺壁细胞中内质网微粒体分泌的内因子结合成稳定复合物，才能不被肠道细菌利用，在回肠远端与黏膜受体结合，吸收入黏膜细胞。维生素 B_{12} 摄取、吸收、结合及转运任意一环节出现障碍均可影响中枢神经系统甲基化导致后索、侧索和周围神经髓鞘脱失、轴突变性，发为本病。

2. 唾液中 R 蛋白、转运维生素蛋白缺乏

先天性内因子分泌缺陷、萎缩性胃炎、胃大部分切除术等因素导致内因子缺乏或不足，回肠切除术、局限性肠炎影响维生素 B_{12} 的吸收，血液中运钴胺蛋白缺乏等均可导致维生素 B_{12} 代谢障碍。维生素 B_{12} 缺乏偶可伴其他吸收障碍性疾病，如乳糜泻、小肠盲袢、吻合术后、憩室及其他疾病导致肠管阻滞菌落过度生长，钴胺素代谢性鱼绦虫等寄生虫感染。维生素 B_{12} 缺乏偶见于乳品素食者，也可由罕见的甲基丙二酰辅酶 A 变位脱辅基酶遗传缺陷所致。

【临床表现】

（一）发病

本病多在中年以后隐匿起病，男女无明显差异，呈亚急性或慢性病程，逐渐进展。

（二）巨细胞性贫血

在神经症状出现前，多数患者出现贫血表现，部分胃酸缺乏患者合并轻度或严重贫血，出现倦怠、无力、心慌、头昏、腹泻、轻微舌炎及水肿等，部分患者神经症状可早于贫血。

（三）神经系统症状

神经系统典型表现为深感觉共济失调、锥体束征损害及周围神经损害。

1. 神经症状常表现为手指及足趾对称的感觉异常，如刺痛、麻木及灼烧感，呈持续性，下肢较重，感觉异常可向上延伸至躯干，肢端感觉客观查体多正常，少数患者有对称的手套、袜套样感觉减退。脊髓后索受损逐渐出现肢体动作笨拙、易跌倒、走路踩棉感、闭目或在黑暗中行走困难。查体可见双下肢音叉振动觉及关节位置觉减退或消失、走路不稳、步态蹒跚、步基增宽、Romberg 征阳性等。部分患者屈颈时出现由脊背向下肢放射针刺感（Lhermitte 征）。

2. 运动障碍通常较感觉障碍出现晚，双下肢可呈不完全性痉挛性截瘫，查体可见双下肢无力、肌张力增高、腱反射亢进及病理征阳性。如周围神经病变较重时，则表现为肌张力减低、腱反射减弱，但病理征常为阳性。尿失禁等括约肌功能障碍出现较晚。

3. 约 5% 的患者出现视神经萎缩及双侧中心暗点，视野缩小，视力减退或失明，视神经病变导致视力减退偶为恶性贫血最早或唯一临床表现，提示大脑白质与视神经广泛受累，但很少波及其他颅神经。

4. 少数患者可见淡漠、嗜睡、激惹、猜疑、抑郁及情绪不稳等精神症状，严重时出现精神错乱、谵妄、妄想、幻觉、类偏执狂倾向、认知功能减退、记忆力减退及 Korsakoff 综合征等，甚至可发展为痴呆。

【辅助检查】

（一）周围血象及骨髓涂片检查

1. 贫血患者，外周血象及骨髓涂片提示巨细胞低色素性贫血，血网织红细胞数减少，黄疸指数增高。

2. 血清维生素 B_{12} 含量降低，正常值为 110 ～ 660pmol/L（140 ～ 900μg/L），低于 100μg/L 考虑诊断维生素 B_{12} 缺乏症。

3. 注射维生素 B_{12}，100μg/d，10 日后出现显著的网织红细胞增多，有助于 SCD 临床诊断。

4. 血清抗内因子抗体有助诊断。

5. 维生素 B_{12} 缺乏，导致其代谢过程中的两种物质即同型半胱氨酸（HCY）和甲基丙二酸（MMA）在体内聚集增加。血清中 HCY 及 MMA 聚集可反映细胞内维生素 B_{12} 活性，即功能维生素 B_{12} 的情况。近年的研究认为全转运谷氨酸素（HoloTC）是维生素 B_{12} 缺乏的最早的参数，HoloTC 降低加上 MMA 浓度的增加预示代谢中的维生素 B_{12} 缺乏，此时可能仍然无临床症状，建议在亚临床时就进行治疗。但目前这些指标临床实效性仍有待验证。

（二）胃液分析

多数患者注射组胺做胃液分析，发现抗组胺性胃酸缺乏，少数患者胃液仍有游离胃酸。

（三）MRI 检查

MRI 检查示脊髓病变部位呈条形点片状病灶，脊髓后索、侧索 T1 低信号，T2 高信号。病变多位于后索，后、侧索同时受累者相对少见，一般无单纯侧索受累。

（四）电生理

对 SCD 患者常规行肌电图、体感诱发电位、运动诱发电位和视觉诱发电位等电生理检测，总的异常率较高，可在临床症状出现前或在 SCD 早期出现，对 SCD 诊断具有极高的敏感性。

【诊断】

根据中年以后缓慢隐匿起病，亚急性或慢性病程，脊髓后索、锥体束及周围神经合并受损表现，血清维生素 B_{12} 减少，维生素 B_{12} 治疗后神经症状改善可确诊。

【鉴别诊断】

（一）铜缺乏性脊髓病

本病临床表现与维生素 B_{12} 缺乏性亚急性联合变性十分相似。实验室检查方面主要特点为血清铜、铜蓝蛋白降低，可伴有贫血及粒细胞减少。脊髓 MRI 颈胸髓后索 T2 高信号。补铜治疗后症状可能有部分改善，预防性补铜无效。

（二）脊髓压迫症

病灶常自脊髓一侧开始，早期多有神经根刺激症状，逐渐出现脊髓半切至横贯性损害症状，表现为截瘫或四肢瘫、平面较确切的传导束性感觉障碍、尿便障碍，以及相应节段的肌萎缩。腰椎穿刺可见椎管梗阻、脑脊液蛋白增高。脊髓造影或脊髓 MRI 检查可供鉴别。

（三）视神经脊髓炎

本病起病较急，表现为横贯性或播散性脊髓损伤，病灶以下有感觉、运动、括约肌障碍，以及视神经改变，一般不伴有对称性周围神经损害，诱发电位、MRI 检查及脑脊液检查有助于鉴别。

（四）周围神经病变

本病可由多种原因造成，特别是营养不良性或合并肿瘤的周围神经病变可表现为对称性四肢远端感觉及运动障碍，但多不伴贫血及维生素 B_{12} 缺乏，无脊髓侧索及后索损害体征，症状体征好转与恶化通常与维生素 B_{12} 治疗无密切关系。

（五）脊髓痨

本病表现出后索及后根受损症状，如深感觉消失、感觉性共济失调、腱反射减弱或消失、肌张力明显降低、过电样痛等，但无锥体束征，脑脊液蛋白正常或轻度增高，90% 的患者有 CSF-IgG 增高及梅毒血清学检查阳性。

【治疗原则】

脊髓亚急性联合变性的治疗关键在于早期诊断和及时用药。一旦确诊或拟诊本病，医生会给予大剂量的维生素 B_{12} 治疗，同时纠正或治疗导致维生素 B_{12} 缺乏的原发病因。

【辨证论治】

脊髓亚急性联合变性临床表现以深感觉缺失、感觉性共济失调及痉挛性瘫痪为主，常伴有周围性感觉障碍。视神经与大脑白质也常常受累。本病属中医学“痿证”范畴。

（一）辨证分型

1. 脾胃亏虚型

主症：面色苍白，形体消瘦，倦怠乏力，心悸气短，头晕眼花，四肢麻木，不思饮食，大便溏薄，舌体胖或生疮，舌质淡，苔薄白，脉细弱等。

治法：健脾升清，益气养血。

方药：参苓白术散、四物汤加减。党参15g，炒白术12g，茯苓12g，熟地黄12g，炒白芍12g，当归15g，川芎12g，炒山药15g，薏苡仁30g，莲子肉10g，扁豆15g，砂仁10g，桔梗6g，炙甘草5g。

2. 肝经郁热型

主症：四肢笨拙无力，筋脉拘挛，情绪不稳，急躁易怒，舌红而干，苔薄黄或白，脉弦细或数。

治法：清肝养肝，润燥舒筋。

方药：滋水清肝饮加减。生地黄25g，山茱萸10g，茯苓15g，当归15g，牡丹皮12g，白芍15g，柴胡12g，山栀子12g，川木瓜15g，白术12g。

3. 肝肾阴亏型

主症：起病缓慢，下肢痿软无力，腰脊酸软，走路不稳，咽干耳鸣，头晕目糊，或见遗精、遗尿、大便失禁，或女子月经不调，甚至步履全废，腿胫大肉渐脱，舌红少苔、脉细数。

治法：补益肝肾，滋阴清热。

方药：知柏地黄丸加减。熟地黄20g，山茱萸10g，山药15g，茯苓15g，牡丹皮12g，当归15g，白芍12g，白术12g，知母12g，黄柏10g，龟甲12g，续断15g，杜仲15g，木瓜15g，枸杞子15g。

4. 痰瘀阻络型

主症：四肢痿软麻木，身体困重，胸闷脘痞，表情淡漠，嗜睡，甚至智能减退，或见痴呆，舌质紫暗或见瘀斑瘀点，苔腻，脉滑。

治法：祛湿化痰，活血通络。

方药：二陈汤桃红四物汤加减。陈皮12g，半夏12g，茯苓20g，白术12g，桃仁12g，红花10g，当归10g，赤芍10g，全蝎4g（研冲），熟地黄10g，川芎10g，杜仲

10g。若精神恍惚表情淡漠者加菖蒲、胆南星等豁痰开窍。

（二）中成药、中药制剂

中成药：补中益气丸、十全大补丸、归脾丸、金刚丸、六味地黄丸、人参再造丸等。

中药制剂：黄芪注射液、生脉注射液、当归注射液、人参注射液、红花注射液等。

（三）针灸

以揉、捏、拿、点、拨络等手法按摩患肢，再遵“治痿者独取阳明”之古训，行针刺治疗。

主穴：合谷、曲池、足三里、解溪、太冲。脾胃虚弱加三阴交，肝经郁热加阳陵泉，肝肾不足加悬钟、肝俞、肾俞，痰湿内盛加阴陵泉、丰隆、三阴交，瘀血阻络加血海、膈俞，痰蒙心窍加膻中、人中、丰隆。

【西医治疗】

纠正或治疗导致维生素 B_{12} 缺乏的原发病因和疾病，如纠正营养不良，改善膳食结构，给予含维生素 B 族的食物，如粗食、蔬菜和动物肝脏，并应戒酒；治疗肠炎、胃炎等导致吸收障碍的疾病。

药物治疗

1. 维生素 B_{12}

一经确诊或拟诊本病，应立即给予大剂量维生素 B_{12} 治疗，否则会发生不可逆性神经损伤。维生素 B_{12} 吸收障碍者需终生用药，合用维生素 B_1 和维生素 B_6 等效果更佳；无须加大维生素 B_{12} 剂量，因并不能加快神经恢复。常用剂量 500 ～ 1000μg/d，肌内注射，连续 2 ～ 4 周；然后相同剂量，每周 3 次，连续 3 月后改为口服 500mg，每日 2 次，总疗程 6 个月。

2. 铁剂

贫血患者常用铁剂如硫酸亚铁或 10% 枸橼酸铁胺溶液，有恶性贫血者，建议叶酸与维生素 B_{12} 共同使用。不宜单独应用叶酸，否则会导致精神症状加重。

3. 胃蛋白酶合剂

胃液中缺乏游离胃酸者，如萎缩性胃炎患者，可服用胃蛋白酶合剂或饭前服稀盐酸合剂。减少因胃酸缺乏引起的消化道症状，控制腹泻可选用适当抗生素及思密达等。

【康复治疗】

加强瘫痪肢体的功能锻炼，辅以针灸、理疗及康复疗法，促进肢体功能恢复。

【预后】

早期诊断并及时治疗是改善本病预后的关键，如能在起病3个月内积极治疗，多数可完全恢复；若充分治疗6个月至1年仍有神经功能障碍者，则难以恢复。如不加治疗，神经系统症状会持续加重，甚至可能死亡。

【预防与调护】

1. 积极采取各种预防措施，治疗引起维生素 B_{12} 缺乏的原发疾患，预防和及时控制感染，尤其是肠道感染，多吃新鲜蔬菜和动物蛋白质。

2. 对全胃切除的患者，可隔日给予维生素 B_{12} 肌注一次，每次250μg作为预防性补充治疗。

【医案精选】

叶照林医案——气血生化乏源，不能荣养四末（脊髓亚急性联合变性）

李某，男，42岁，农民。2001年7月13日初诊。

20年前因胃溃疡穿孔行胃大部切除术。1年前出现四肢对称性渐进性麻木，双下肢无力，尿便费力，厌油等，近两个月加重，双下肢已不能行走，由家人背入我科。现患者倦怠乏力，心悸气短，头目昏花，食少，厌油，大便溏薄，舌质淡、苔白微腻，脉细弱。查体：神清、精神差，形体消瘦，周身皮肤苍白，双下肢肌力Ⅳ级，肌张力略增强，双肘以下深感觉减退。双下肢腱反射亢进，左霍夫曼（+），双巴宾斯基征（+），双卡道克征（+），闭目难立征（+）。血常规检查提示巨细胞正常色素型贫血。胸段MRI检查未见异常。临床诊断：脊髓亚急性联合变性（痿证）。

辨证：血乏亏虚，四末失养。

方药：参苓白术散加减。党参15g，茯苓15g，白术15g，薏苡仁30g，莲子肉10g，砂仁10g，陈皮10g，熟地黄12g，白芍12g，当归15g，川芎15g，桔梗3g，炒山药15g，川木瓜15g，炙甘草5g。每日1剂，水煎温服。

肌注维生素 B_1 100mg，维生素 B_{12} 500μg，每日1次。针灸推拿，常规取穴，每日1次，10次1个疗程。1个疗程后患者即可下地行走，续治两个疗程，诸症消除。维生素 B_{12} 改为每周2次肌注，中药改服归脾丸口服，1个月后停药，随访至今未复发。

第三节　脊髓疾病的中医传承创新研究及展望

一、急性脊髓炎

（一）中医传承创新研究

急性脊髓炎根据其临床表现可属于中医学的“痿证”“拘挛”等范畴。是指肢体筋脉弛缓，手足痿软无力的一种病证，以下肢不能随意运动及行走者较为多见。

痿证是个古老的疾病，《素问·痿论》就是讨论痿证的专篇。该篇论述了痿证的病因、病机、证候分类及有关治疗大法。指出了痿证的主要原因是内热伤津，宗筋失润，以致痿软弛纵，发于痿证。并根据肺主皮毛、心主血脉、肝主筋膜、脾主肌肉、肾主骨髓等所属关系，提出“痿躄”“脉痿”“筋痿”“肉痿”“骨痿”等不同名称。治疗上提出了“治痿独取阳明”等重要法则，并指出“各补其荣而通其俞，调其虚实，和其逆顺”是针刺治疗痿证的原则。《素问·生气通天论》又指出：“因于湿，首如裹，湿热不攘，大筋緛短，小筋弛长，緛短为拘，弛长为痿。”认为湿热亦是痿证成因之一。汉代张仲景在《伤寒论》中论述了伤寒吐下后又复发汗，阴阳气血俱虚，不能濡养筋脉乃至久而成痿。《金匮要略·中风历节病脉症并治》又有“咸则伤肾，骨伤则痿”的记载。

隋代巢元方明确从外感、内伤两方面分析病因，《诸病源候论·风身体手足不随候》即论述其主因是外受风邪，内由脾胃亏虚，并运用脏腑经络理论，对其病理做了阐发。

隋唐至北宋时期，将痿列入风门。金代张从正《儒门事亲·风痹痿厥近世差玄说》强调“痿病无寒”，认为痿证的病机是“由肾水不能胜心火，心火上烁肺金，肺金受火制，六叶皆焦，皮毛虚弱，急而薄者，则生痿躄”。元代朱丹溪承张子和之说，力纠风痿混同之弊，在治法方面提出了“泻南方，补北方”的原则，在具体辨证方面又有湿热、湿痰、气虚、瘀血之别，对后世影响颇深。

明清以后对痿证的辨证论治日趋完善。明代《景岳全书·痿论》认为痿证“元气败伤则精虚不能灌溉，血虚不能营养者，亦不少矣”，清代邹滋九在《临证指南医案·痿》按语中，将痿证病机概括为“肝肾肺胃四经之病”，使治疗学的内容大大充实，辨证论治的内容日臻丰富完备，能有效地指导临床实践。

近代教科书也对本病进行了介绍。张伯臾主编的《中医内科学》，把“痿证”的病因病机和临床分型分为四大类型进行了阐述，使病因病机和临床治疗学的内容更为充实完备。王永炎主编的《中医内科学》，把“痿病”分为五大类型进行辨证论治。①肺热津伤型，治用清燥救肺汤加减；②湿热侵淫型，治用加味二妙散治之；③脾胃虚弱型，治用补中益气汤加减；④肝肾亏虚型，治用壮骨丸加减；⑤瘀阻络脉，治用圣愈汤加减。

冯福海报道了用清热解毒、燥湿通络法治疗急性脊髓炎。方药：黄柏、薏苡仁、川牛膝、连翘、赤芍各15g，苍术、川芎、当归各12g，金银花30g，丹参20g。加减：呛咳咽干、发热者加黄芩、沙参；脊背疼痛者加葛根；痉挛性瘫痪者去连翘、苍术，加白芍、鹿筋、鸡血藤、木瓜；肌肉瘦削枯萎者去连翘，加龟甲、鹿角胶、桑寄生；受刺激而下肢阵挛者加全蝎、蜈蚣、珍珠母。治疗14例，基本痊愈7例，有效4例，无效3例。

陆家龙认为本病急性期分两型论治。风温型：在卫分用桑菊银翘合方疏风清热，在气分则用人参白虎汤清热益气生津，适当加入沙参、麦冬、玉竹、天花粉等品；湿温型：以清热祛湿，通利筋脉为主，用四妙、四苓类。慢性期分为两型：脾胃亏虚、气阴两伤选用参麦六君汤加味；肝肾不足、阴虚有热选方六味地黄汤。并指出或清实热，或泻相火，兼顾阴液，为贯穿整个病程中的治疗大法。

何玉琴则按气虚血瘀法，方用补阳还五汤加味治疗7例急性脊髓炎。方药：黄芪30g，当归10g，川芎15g，桃仁10g，赤芍15g，红花10g，地龙10g，全蝎10g，僵蚕10g。其中黄芪起始剂量为30g，在症状改善后，每1～2周增加10g，无特殊不适则逐渐加大剂量，一般至60g维持该剂量长期服用，最大可加至80g。气虚甚者，加党参（或太子参）或合用四君子汤加减；湿热明显者，合四妙散（黄柏、苍术、牛膝、薏苡仁）加减；痰湿阻络者，可合二陈汤或菖蒲郁金汤加减；肝阳上亢者，加钩藤、生石决明；血瘀明显者，加丹参、三七粉；肝肾不足者，加牛膝、杜仲；遗尿者，加益智仁、覆盆子、桑螵蛸；肌张力明显增高者，加白芍、甘草。水煎服，开始每日1剂，治疗2个月症状有好转后，改为每周1～2剂，坚持服用半年。结果：治愈3例，显效2例，好转2例。

游建明用健脾利湿活血汤合西药治疗急性脊髓炎30例。方药：党参15g，茯苓20g，白术15g，陈皮10g，法半夏10g，苍术10g，黄柏10g，龟甲10g，牛膝15g，全蝎粉6g（冲服），当归15g，赤芍10g，川芎10g，红花5g，土鳖虫10g，甘草5g。每日1剂，水煎取汁分2次口服。7天为1个疗程，连用2个疗程。并以纯西药组对照，结果表明，治疗组排尿恢复时间、肌力改善时间及自行下地行走时间均早于对照组（$P<0.05$）。

（二）展望

西医学对急性脊髓炎的病因及发病机制尚未完全明确。对于本病，无论中医西医都缺乏特殊疗法及药物，因此应中西医合治以提高其疗效，辨病和辨证相结合，尤其是在急性期，使用激素、脱水剂、血浆置换、大剂量免疫球蛋白仍然是必须和有价值的，应当配合中医清热利湿之法，选择适当的中药及针刺治疗手段辅助治疗。在疾病的恢复期及后遗症期，应着重于中医中药治疗，意在滋补肝肾、强筋壮骨、疏通经络，针灸、推拿、理疗，以及康复治疗等配合应用，对于促进疾病的向愈将有很大的帮助。虽然纯以中医药治疗急性脊髓炎的临床报道不多，但综观内容，对本病的认识已从单一症状着眼，渐次对病因、病机、病位、病理都有所认识，较全面地按本病的发病规律进行了系统的辨证论治。尤其是通过临床实践，中西医结合综合治疗与单纯西药比较，疗效有显著性差异，进一步肯定了中医理论的指导意义，近年来多融合西医学知识，借助高科技的技术，选用抗病毒及增强机体免疫力的中药，并结合脊髓病变部位选穴施术，进一步提高了疗效，无疑对发展中医理论、提高中医药疗效是有一定裨益的。

二、脊髓亚急性联合变性

脊髓亚急性联合变性（SCD）是由于维生素 B_{12} 的摄入、吸收、结合、转运或代谢障碍导致体内含量不足而引起的中枢和周围神经系统变性的疾病。病变主要累及脊髓后索、侧索及周围神经等，临床表现为双下肢深感觉缺失、感觉性共济失调、痉挛性瘫痪及周围性神经病变等，常伴有贫血的临床征象。

（一）中医传承创新研究

本病属中医学“痿证”范畴。稽其病机，多为气血两虚、肝肾阴虚、脾肾阳虚。

气血两虚：气为血之帅，血为气之母。人之一身贵在气血，气血旺盛畅达，则肌肉得养而强健有力。倘若先天不足，后天脾胃虚衰，气血不足，运动不畅，肌肉失其濡养，则肌肉痿弱无力。

肝肾阴虚：肝藏血主筋，肾藏精主骨。精血充盛，则筋骨强健有力。倘若先天不足或久病伤及肝肾，精血暗耗；或素体阴虚，阴虚火旺，灼伤精血，精血亏虚则筋肉失养而痿软无力。

脾胃阳虚：脾乃后天之本，气血生化之源，主肌肉而达四末。倘若素体中土虚衰，或劳倦过度而伐脾气，或久病伤及中气，致使脾失健运，中阳受损，四末痿废。

肾为先天之本，元阳宅于其中，倘若先天元阳不充，或后天劳倦伤及肾元而致肾元亏虚，必致脾肾元阳俱虚，筋脉肌肉失其温煦，则畏寒肢冷，肌肉无力，筋骨痿软而不用。

中西医结合治疗脊髓亚急性联合变性：

西药：①维生素 B_{12} 500 ～ 1000μg 肌内注射，每天 1 次，3 个月后每周 2 次，每次 500μg，长期应用；②稀盐酸合剂，口服；③贫血者输血。

中医：①健脾益气养血用归脾汤加减；②滋阴补肾，养血柔肝用杞菊地黄汤加减；③补肾壮阳，益气健脾用金匮肾气丸加减。配合针灸、理疗、按摩等治法取得了好的疗效。

文钦生等观察了八珍汤联合维生素 B_{12} 治疗脊髓亚急性联合变性的临床疗效。方法：将 49 例 SCD 患者随机分为观察组（25 例）与对照组（24 例），对照组给予维生素 B_{12} 肌内注射，观察组在对照治疗基础上服用八珍汤，比较两组患者治疗前后症状改善情况及红细胞（RBC）、血红蛋白（Hb）和维生素 B_{12} 的变化。结果观察组总有效率为 96.0%。明显高于对照组的 62.5%（$P<0.05$）两组治疗后 RBC、Hb 和维生素 B_{12} 水平均明显升高（$P<0.01$），但观察组 RBC 和 Hb 水平比对照组升高更显著（$P<0.01$）。结论八珍汤联合维生素 B_{12} 治疗 SCD，既可明显提高疗效，还可以纠正患者的贫血。

周云雁观察了中西医结合治疗脊髓亚急性联合变性的疗效。方法：治疗组 30 例采用中西医结合方法即针灸推拿配合中药治疗并肌内注射 B 族维生素。结果：中西医结合治疗组临床疗效明显高于对照组。结论：针灸配合中药口服并采用肌内注射 B 族维生素等治疗脊髓亚急性联合变性病疗效满意。

（二）展望

脊髓亚急性联合变性早期以维生素 B_{12} 治疗为主，可收到显著疗效。但由于种种原因延误诊治，导致神经损害严重者，单用维生素 B_{12} 则不能取得满意疗效。如能应用中医中药治疗，健脾益气养血，滋补肝肾，配合推拿按摩等综合治疗，将会明显提高治疗效果。本病多于中年发病，起病呈亚急性或慢性，多数患者在神经症状出现前有贫血的一般表现，如倦怠、乏力、舌炎、腹泻等。最早出现的神经症状往往是四肢远端感觉异常，如刺痛、麻木、烧灼样感觉，多为持续性和对称性，可有四肢远端感觉减退呈手套、袜套样分布。随着病情进展，出现双下肢无力发僵，伴走路不稳，如踩棉毯样。可见步态蹒跚、步基增宽、深感觉缺失和感觉性共济失调。如锥体束变性为重时，则下肢肌张力增高，腱反射亢进；还可有膀胱括约肌障碍，先表现为排尿困难或尿急，其后是尿潴留或尿失禁。常见精神症状有易激惹、淡漠、嗜睡、多疑、情绪不稳，进而智能减退，甚至痴呆。由于本病病程较长，症状复杂多变，所以治疗需谨守病机，辨证施治。正如《证治汇补·痿躄》所云："七情六欲所夹多端，或行痰瘀，或清湿热，泻实补虚，是在神而明之。"然而脾胃亏虚乃疾病之本，健脾益气当贯穿疾病治疗之始终。痰湿瘀血阻络、痰蒙心窍多伴随其他证型而出现，本病失治误治日久，亦可出现阴阳两虚之候，当随机应变，随证选药。针灸推拿对该病的治疗也甚为重要，可明显减轻后遗症，缩短疗程，提高疗效。还要鼓励患者多进行肢体功能锻炼，最大限度地保存肢体功能，提高临床疗效。

急性脊髓炎、脊髓亚急性联合变性，中医无相应的专病名称，只笼统地归属于痿证的病名之中，痿证包括的西医学病种太多，除本章所述疾病外，还有急慢性脱髓鞘性多发性神经根神经病、多发性神经病、重症肌无力、周期性瘫痪、视神经脊髓炎、神经元病、多系统萎缩进行性肌营养不良症等，均属于痿证范畴，由于缺乏针对性，有碍对其专病的进一步深入研究。应有顶层设计，发挥中医学会作用，集中有关专家深入研讨，根据西医学模式制定中医的规范化病名设计，对辨证分型乃至客观量化的疗效判定标准，建立规范化的临床辨证论治体系，建立病证结合的新模式，统一辨证与辨病相融合的新模式。

第十章

周围神经疾病

周围神经疾病（peripheral nerve disease）是指原发于周围神经系统的以结构或功能损害为主的疾病。周围神经系统是位于脊髓和脑干的软脑膜外的所有结构，即除嗅、视神经以外的脑神经和脊神经、自主神经及其神经节。周围神经从功能上分为两部分：①感觉传入神经：由脊神经后根、后根神经节及脑感觉神经组成；②运动传出神经：由脊髓前角及侧角发出的脊神经前根和脑干运动核发出的脑神经构成。

根据神经纤维有无髓鞘包裹可分为两种：①有髓神经纤维：脑神经与脊神经的运动和深感觉纤维多属有髓纤维；②无髓神经纤维：痛温觉和自主神经多属无髓纤维。

周围神经疾病的病因复杂，可能与营养及代谢、药物及中毒、感染、缺血、免疫、肿瘤、遗传、外伤或机械压迫等原因相关。

周围神经疾病的临床表现是受损神经支配区的感觉、运动及自主神经功能异常。①感觉障碍：主要表现为感觉缺失、感觉异常、疼痛、感觉性共济失调。②运动障碍：主要表现为运动神经刺激（肌束震颤、肌纤维颤搐、痛性痉挛等）和麻痹症状（肌力减退或丧失、肌萎缩）。③自主神经受损：主要表现为无汗、竖毛障碍及直立性低血压，严重者可出现无泪、无涎、阳痿及膀胱直肠功能障碍等。④腱反射减弱或消失：周围神经疾病常伴有腱反射减弱或消失。

周围神经疾病的诊断主要依据病史、查体和必要的辅助检查。神经传导速度（NCV）和肌电图（EMG）检查对周围神经病的诊断很有价值，可发现亚临床型周围神经病，也是判断预后和疗效的客观指标。神经组织活检一般用于临床及其他实验室检查定性困难者。

周围神经病的治疗首先是病因治疗；其次给予对症支持处理，加给予止痛药物、B族维生素及其他神经营养药等。针灸、理疗及康复训练防止肌肉挛缩和关节变形。

本病属中医学“面痛”“㖞僻”“吊线风”“抽搐”“腰胯痛”等范畴。

第一节　三叉神经痛

三叉神经痛（trigeminal neuralgia）是原发性三叉神经痛的简称，表现为三叉神经分布区内反复发作的阵发性、短暂、剧痛而不伴三叉神经功能破坏的症状。

三叉神经痛属于中医“偏头痛”“面痛”等范畴。早在《灵枢・经脉》中就提到颌痛、颊痛、目外眦痛；《素问・缪刺论》有“齿唇寒痛”之症的记载。

【病因病机】

（一）中医

1. 病因

病因主要为风、火、痰、瘀、虚，其中以风邪、风火多见。

2. 病机

中医学认为，风邪上侵面部三阳经脉，多由外感或内伤所致。外感者或热化，或寒化，唯风可达，罹患头面，直至血脉壅闭，气机受阻而发疼痛；内伤者或因肝胆风火上逆，或由胃火炽盛上炎，或由阳明燥热上冲，或由夹痰浊上扰，以致风火攻冲头面，上扰清窍而作痛。此外，头面之疾瘀血气滞，寒阻三阳经络，不通则痛，亦为内伤致病之因；以虚为本者，常见病久不愈，钝痛持久。缘由气阴两亏者，络脉空虚，甚易风邪乘虚而入，窜至经络常与痰瘀搏结，而发本虚标实面痛之证。风为阳邪善行数变，夹痰致病忽聚忽散，故可来去突然，反复发作。

（二）西医

病因尚未明确。可能有以下几种原因。

1. 外周学说

病变位于半月神经节到脑桥之间部分，三叉神经后根受压（如微血管压迫），局部产生脱髓鞘变化而导致疼痛发作。

2. 中枢学说

三叉神经脊束核或脑干部位的病变导致感觉性癫痫样神经痛发作。

【临床表现】

（一）发病

中老年多见，70%～80%在 40 岁以上发病，女性多见。

（二）疼痛的部位及性质

疼痛部位发于面部，右侧多于左侧，由面部、口腔或下颌的某一点开始扩散到三叉神经某一支或多支，以第二支、第三支发病最为常见，第一支者少见。其疼痛范围绝对不超越面部中线，亦不超过三叉神经分布区域。偶尔有双侧三叉神经痛者，占3%，疼痛性质如刀割、针刺、撕裂、烧灼或电击样剧烈难忍的疼痛，甚至痛不欲生。

（三）疼痛的规律

三叉神经痛的发作常无预兆，而疼痛发作一般有规律。每次疼痛发作时间由仅持续数秒到1～2分钟，骤然停止。初期起病时发作次数较少，间歇期亦长，数分钟、数小时不等，随病情发展，发作逐渐频繁，间歇期逐渐缩短，疼痛亦逐渐加重而剧烈。夜晚疼痛发作减少。间歇期无任何不适。

（四）诱发因素

说话、吃饭、洗脸、剃须、刷牙以及风吹等均可诱发疼痛发作，以致患者精神萎靡不振，行动谨小慎微，甚至不敢洗脸、刷牙、进食，说话也很小心，唯恐引起发作。

（五）扳机点

扳机点亦称“触发点”，常位于上唇、鼻翼、齿龈、口角、舌、眉等处。轻触或刺激扳机点可激发疼痛发作。

（六）表情和颜面部变化

发作时常突然停止说话、进食等活动，疼痛侧面部可呈现痉挛，即“痛性痉挛”，常皱眉咬牙、张口掩目，或用手掌用力揉搓颜面以致局部皮肤粗糙、增厚、眉毛脱落、结膜充血、流泪及流涎。表情呈精神紧张、焦虑状态。

【诊断】

典型的原发性三叉神经痛根据疼痛发作部位、性质、面部扳机点及神经系统无阳性体征，易确诊。

【鉴别诊断】

（一）继发性三叉神经痛

本病疼痛为持续性，伴患侧面部感觉减退、角膜反射迟钝等，常合并脑神经损害症状。多有明确病因，如由三叉神经行径中的肿瘤、脱髓鞘疾病、血管性疾病及颅骨疾病等所致者，常见于多发性硬化、延髓空洞症、原发性或转移性颅底肿瘤等。

（二）牙痛

三叉神经痛常被误诊为牙痛，往往将健康牙齿拔除，甚至拔除全部牙齿仍无效，方引起注意。牙病引起的疼痛为持续性疼痛，多局限于齿龈部，局部有龋齿或其他病变，

X 线及牙科检查可以帮助确诊。

（三）副鼻窦炎

副鼻窦炎如额窦炎、上颌窦炎等，为局限性持续性痛，可有发热、鼻塞、浓涕及局部压痛等。

（四）青光眼

单侧青光眼急性发作常误诊为三叉神经第一支痛，青光眼为持续性痛，不放射，可有呕吐，伴有球结合膜充血、前房变浅及眼压增高等。

（五）颞颌关节炎

本病疼痛局限于颞颌关节腔，呈持续性，关节部位有压痛，关节运动障碍，疼痛与下颌动作关系密切，可行 X 线及专科检查协助诊断。

（六）偏头痛

本病疼痛部位超出三叉神经范围，发作前多有视觉先兆，如视力模糊、暗点等，可伴呕吐。疼痛为持续性，时间长，往往半日至 1 ～ 2 日。

（七）舌咽神经痛

本病易与三叉神经第 3 支痛相混，舌咽神经痛的部位不同，为软腭、扁桃体、咽舌壁、舌根及外耳道等处。疼痛由吞咽动作诱发。用 1% 可卡因等喷咽区后疼痛可消失。常见于年轻女性。

【治疗原则】

首选药物治疗，无效或失效时选用其他疗法。

【辨证论治】

三叉神经痛属于中医“偏头痛”“面痛”等范畴。早在《灵枢·经脉》中就提到颔痛、颊痛、目外眦痛；《素问·缪刺论》有“齿唇寒痛”之症等。后世医家对本病的证候特点有较细致的描绘和较深入的认识。如《医林绳墨》谓：“亦有浮游之火，上攻头目或齿异不定而作痛者。”

临床治疗三叉神经痛，需遵循以下原则：新病，由外邪引起者，以疏风为主；久病，由痰火瘀血所致者，以清热、涤痰、活血为主；疼痛即是闭阻不通所致，因而在治疗上应以通经活络为主，并以此为原则。

其病机一是外感风寒或风热，二是内伤七情、饮食或劳倦。

（一）辨证分型

1. 风寒外袭型

主症：常因冷天或感风寒而发作或加重，痛时面肌有紧缩感，呈阵发性短暂抽搐样剧痛，局部喜热敷，口不渴，舌苔薄白或白滑，脉浮紧。

治法：祛风散寒，温经止痛。

方药：川芎茶调散加减。川芎 30g，白芷 30g，制川乌 10g，藁本 10g，细辛 6g，荜茇 12g，甘草 6g。疼痛剧烈者加麻黄、制附子。

2. 胃火上攻型

主症：面颊呈阵发性剧痛。遇热诱发，痛如火燎肉裂，龈肿口臭，烦躁不安，口渴喜饮，大便干结，小便赤黄，或有胃脘隐痛，舌质红，苔黄厚或腻，脉滑数。

治法：清胃泻火祛痛。

方药：清胃散合调胃承气汤加减。川芎 10g，生大黄 12g（后下），芒硝 10g（分冲），板蓝根 15g，金银花 20g，枳壳 10g，僵蚕 6g，全蝎粉 3g（研冲）。火烙样痛加石膏、黄芩；第一、二支痛为主加葛根，第三支痛为主加升麻、牡丹皮。

3. 肝火上炎型

主症：患侧频发电击样疼痛，痛时面红目赤，烦躁易怒，怒则发作，胁肋作胀，口苦咽干，舌质红，苔黄腻，脉沉弦。如为虚火上炎，则抽搐剧痛，午后加重，颧红烦热，失眠健忘，舌红少苔，脉细弦数。

治法：泻肝降火止痛。

方药：清肝汤加减。川芎 30g，龙胆草 15g，生地黄 20g，当归 10g，白芍 12g，丹参 20g，黄芩 10g，白芷 20g，全蝎 3g（研冲），蝉蜕 8g，地龙 10g。便秘加大黄；血压高加钩藤、夏枯草；阴虚加女贞子、石决明、知母。

4. 痰瘀阻络型

主症：经久不愈，时作时止，剧痛时如锥刺刀割；如为痰阻，胸脘满闷，呕吐痰涎，便溏面晦，舌质暗淡，苔滑腻，脉沉滑；如为血瘀，痛处固定不移，午后加剧，舌质偏暗，或见瘀斑瘀点，脉细涩。

治法：化痰祛瘀通络。

方药：血府逐瘀汤加减。川芎 20g，羌活 10g，僵蚕 10g，秦艽 15g，细辛 6g，鸡血藤 30g，蜈蚣 2 条，全蝎 4g（研冲），甘草 6g，桃仁 10g，红花 10g，姜半夏 10g，胆南星 10g。瘀重加赤芍、丹参；寒重加制川乌。

（二）针灸

1. 针刺

主穴：鱼腰、四白、下关。

配穴：夹承浆。夹承浆穴位置：前正中线左右各旁开 2.5cm，口角下一横指凹陷处。

操作：第一支痛，取鱼腰。从鱼腰斜向下方刺入 0.3 ～ 0.5 寸，待有触电感传至眼及前额时，提插 20 ～ 50 次。第二支痛，取四白。从四白斜向上方约 45 度角进针，刺入 0.5 ～ 0.8 寸，待有触电样针感传至上唇与上牙等处时，反复提插 20 ～ 50 下。第二、三支或第三支痛，取下关。针法：直刺进针 1.5 寸深左右，当有触电样针感传至舌或下颌等处时，提插 20 ～ 50 次。效果不显加取承浆。针法：从承浆斜向前下方约 30 度角进针，刺入 0.5 寸左右，待有触电样针感传至下唇时，提插 20 ～ 50 次。均针患侧，隔日 1 次，10 次为 1 个疗程。症情重者每日 1 次。

2. 穴位注射

阿是穴位置：扳机点。

操作：用 654–2 注射液或注射用水。每次取阿是穴及 2 ～ 3 个配穴。以 4 号针头刺入皮内，注入 0.1mL 注射用水或 5 ～ 10mg 654–2 注射液。每日 1 次，发作不频繁者，隔日 1 次。

3. 电针

主穴：第一支痛：鱼腰。第二支痛：四白、下关。第三支痛：地仓。

配穴：阳白、水沟、承浆、迎香。

操作：据疼痛之神经支选穴，加取 1 ～ 2 个配穴，均取患侧。针刺得气后，接通 G6805 电针仪，采用可调波，频率 150 ～ 600 次 / 分，强度以患者耐受为度。留针通电 10 ～ 20 分钟。留针期间，根据患者感应，略增大电流量 1 ～ 2 次。每日治疗 1 次，重者每日 2 次。

4. 耳针法

选穴：肝阳、神门、面颊、颌、胃、肾。

方法：每次选 2 ～ 3 穴，毫针刺，每日 1 次，每次留针 30 分钟；亦可揿针埋藏或王不留行子贴压。

【西医治疗】

首选药物治疗，无效或失效时再选用其他方法。

（一）药物治疗

1. 卡马西平

卡马西平对 70% 的患者止痛有效，但大约 1/3 的患者不能耐受其嗜睡、眩晕、消化道不适等副作用。开始每日 2 次，每次 0.1g；以后可每日 3 次。每次 0.1 ～ 0.3g，每日极量 1.2g。以有效剂量维持治疗 2 ～ 3 周后，逐渐减量至最小剂量，再服用数月。若出现皮疹、共济失调、白细胞减少、再障、昏迷、肝功能损害、心绞痛、精神症状时需立即停药。孕妇忌服。对卡马西平耐受性差及老年患者可选择奥卡西平（0.6 ～ 1.8g/d）。

2. 苯妥英钠

苯妥英钠疗效不及卡马西平。初始剂量 0.1g 口服，每日 2 ～ 3 次。如无效可加大剂量，最大剂量不超过 0.4g/d。如产生头晕、步态不稳、眼球震颤等中毒症状即应减量至中毒反应消失为止。如有效即以此为维持量。

3. 加巴喷丁

第 1 日 0.3g，一次性口服，以后可根据临床疗效酌情逐渐加量，一般最大剂量为 1.8g/d。常见副作用有嗜睡、眩晕、步态不稳，随着药物的继续使用，症状可减轻或消失。孕妇忌服。

4. 普瑞巴林

普瑞巴林的起始剂量可为每次 75mg，每日 2 次，或每次 50mg，每日 3 次。可在 1 周内根据疗效及耐受性增加至 150mg，每日 2 次。最常见的不良反应有头晕、嗜睡、共济失调，且呈剂量依赖性。如需停药，建议至少用 1 周时间逐渐减停。

5. 大剂量维生素 B_{12}

维生素 B_{12} 每次 1000 ～ 2000μg，肌内注射，2 ～ 3 次 / 周，4 ～ 8 周为 1 个疗程。

（二）封闭治疗

服药无效或有明显副作用、拒绝或不适于手术治疗者，可试行用无水乙醇或甘油封闭三叉神经分支或半月神经节。不良反应为注射区面部感觉缺失。

（三）半月神经节经皮射频热凝治疗

本疗法是一种安全、简单、患者易于接受的治疗方法，有效率可达 90%。其理论依据是可选择性破坏三叉神经内的痛觉纤维，而保留触觉纤维。其方法是在 X 线或 CT 引导下将射频针电极插入半月神经节内，通电后逐渐加热至 65 ～ 75℃，对靶点进行毁损，持续时间 60 秒。此法适用于因高龄、不能或拒绝开颅手术的患者。

（四）微血管减压术（micorvascular decompression，MVD）

MVD 手术是目前原发性三叉神经痛首选的手术治疗方法。1967 年由 Jannetta 教授首次提出，手术适应证包括经影像学检查确认三叉神经为血管压迫者，其他治疗效果差愿意接受手术者。压迫三叉神经产生疼痛的血管称为“责任血管”。

1. 常见的责任血管

（1）小脑上动脉（75%）：小脑上动脉可形成一向尾侧延伸的血管袢，与三叉神经入脑干处接触，主要压迫神经根的上方或上内方。

（2）小脑前下动脉（10%）：一般小脑前下动脉从下方压迫三叉神经，也可与小脑上动脉一起对三叉神经形成夹持压迫。

（3）基底动脉：随年龄增长及血流动力学的影响，基底动脉可向两侧弯曲而压迫三叉神经根，一般多弯向较细小的椎动脉一侧。

（4）其他少见的责任血管：有小脑后下动脉、变异血管（如永存性三叉动脉）、脑桥横静脉、外侧静脉及基底静脉丛等。责任血管可以是一支也可以是多支，既可以是动脉也可以是静脉。

2. 微血管减压术的方法

全麻下，于患侧耳后、发际内做纵行 4cm 的直切口，颅骨开孔，直径约 2cm，于显微镜下进入桥小脑角区，对三叉神经走行区进行探查，将所有可能产生压迫的血管、蛛网膜条索都“松懈”开，并将这些血管以 Tefflon 垫片与神经根隔离，一旦责任血管被隔离，产生刺激的根源就消失了，三叉神经核的高兴奋性就会随之消失，恢复正常。绝大多数患者术后疼痛立即消失，并保留正常的面部感觉和功能，不影响生活质量。

【预后】

原发性三叉神经痛的预后与治疗时间、方法密切相关。初发患者经早期中西医结合治疗，多能控制症状，达到完全缓解。长期不治或治疗无效者，可转变为顽固性久治不愈性发作，在各种综合治疗无效后，手术虽可根治，但其术中、术后并发症，危险性及复发性仍不能低估。如继发性三叉神经痛，可针对病因治疗。

【预防与调护】

1. 虽然三叉神经痛的病因病机至今不是非常清楚，造成预防无从入手，但中医学说却给原发性患者的预防带来了许多新的启迪；如注意风寒、风热的侵袭，保持良好心态，劳逸结合，起居规律，避免过劳或忧思恼怒等精神刺激，增强体质。

2. 对于长期精神紧张者宜给予心理治疗及中医疏肝解郁之品，必要时服用镇静剂，以防范和减少本病的发作。

【医案精选】

（一）龚去非医案——风寒外束，寒邪阻滞证

高某，男，61 岁。半年前，患者突感右侧面颊部肌肉阵发性针刺疼痛，持续数分钟后自行缓解，日发两三次，未治疗，旬日后自愈。今年 4 月又作，日发四五次，痛如针刺，吃饭、喝水、说话均可致疼痛加重，致涕泪交流，心慌汗出难支，遇冷、风易诱发。经当地治疗，其效不显。某医院神经内科、五官科、口腔科等会诊，诊断为“三叉神经痛”，予以扑炎痛、苯妥英钠治疗 10 余天，疼痛大减。试减药量即加剧，故来诊治。观其面晦少荣，舌淡苔白润，脉紧而弦。

辨证：风寒外束，寒邪阻滞。

治法：温经散寒，解肌通阳。

方药：乌头桂枝汤加减。制川乌、知母、川芎、僵蚕、生姜、羌活、甘草各15g，白芍30g，北细辛10g，白术、白附子各12g，桂枝15g，蜂蜜60g。先煮制川乌、蜂蜜2小时后，再入诸药同煎半小时。温服，每日服3次。3剂。

药后诸症悉减，即逐渐减少西药量，1周后停用西药。守方随症加减，继服20余剂，诸症悉除，痛去病安。随访，未见复发。

按语：三叉神经痛，属中医“头痛”“牙痛”之范畴，以阵发性短暂剧痛为特征。“头为诸阳之会”，三阳经循行于头面，故其病状以头面部位疼痛为主症。本案证属风寒外束，寒滞经脉，不通则痛。乌头温经散寒，镇痛力著。再入羌活、北细辛、川芎、白附子、僵蚕增强通络止痛，祛风散寒之功；桂枝调和营卫，重用白芍、甘草、蜂蜜等柔肝缓急之品与乌头相伍，方证合拍，共奏温经散寒、解肌通阳、通痹止痛之效，其痛乃愈。

（二）许振亚医案——瘀血内阻，风痰痹络

王某，女，61岁，农民。2018年7月17日就诊。患有三叉神痛已十余年，多方医治仍然阵发不止，发作时痛如刀割，右侧下齿有扳机点，每天发作5～6次，面色晦暗，舌质暗淡，苔薄白，脉弦紧。由其他三叉神经痛患者治愈告之求余诊视。

辨证：瘀血内阻，风痰痹阻。

治法：化瘀通络，祛痰疏风。

方药：当归15g，川芎15g，地龙12g。上三药用高度白酒浸泡两小时后，去白酒晾干再和其他药物用水浸泡。天麻12g，细辛10g，红花10g，桃仁15g，夏枯草10g，白蒺藜12g，菊花10g，钩藤15g，全蝎5g（研末冲），天南星10g，威灵仙10g，石决明25g，白芷25g，蔓荆子12g，甘草6g。用1750mL温水浸泡两小时后再煎熬，用文火慢煎，剩300mL倒出。随即复煎，加开水1000mL，煎至剩250mL倒出，和第一次煎药合在一起，分2次服。

患者服用1剂后，疼痛不作。连服两周，不再发作。

按语：此患者初则风邪入侵经络，久则兼痰夹瘀凝滞经脉，阻塞三阳经络，不通则痛，正如《临证指南医案》所云：“初为气结在经，久则血伤入络。”故给予化瘀通络、祛痰疏风之品，药证合拍，辨证确切，用药得当，一剂而痛止，再服未见复发。

第二节　特发性面神经麻痹

特发性面神经麻痹亦称为面神经炎或贝尔麻痹（Bell’s palsy），是因茎乳孔内面神经非特异性炎症所致的周围性面瘫。

面神经麻痹在《黄帝内经》中称“口呙”“口僻”，《金匮要略》称“呙僻”，《三因极一病证方论》称“口眼㖞斜”及“吊线风”等。

【病因病机】

（一）中医

1. 正气不足，络脉空虚，卫外不固

风邪入中经络气血痹阻面部。《诸病源候论》早就阐明，“阳明经筋失于濡养，肌肉纵缓不收而发病，故令口㖞僻也”。但有寒热之别，风寒证多有面部受凉，风热证则常继发于感冒、聤耳之后。

2. 风性善行数变，深入脑户，致络阻面肌瘫痪

风邪为六淫之首，百病之长，其入中经络常使脑户及脉道收缩而拘急，血行不畅，缓慢成瘀，阻滞脉络，导致气血失去相对平衡，病侧面肌歪向健侧，形成口眼㖞斜。

3. 风痰阻络，经脉瘀滞失养

风邪入中经络，每与寒、热、痰等邪兼夹为患，尤其是邪气郁久成瘀或炼津为痰，痰凝血滞，络道不利，致肌肉、经脉营血亏虚，则面肌瘫痪，口眼㖞斜，病程迁延难愈。

总之，风、痰、瘀阻滞经脉是面瘫基本病机。鉴于外风与内风之间互为影响，外风可以引动内风，内风亦可兼夹外风，内外合邪为患，进而使病情错综复杂。

（二）西医

1. 面神经炎病因未明可能因风寒、病毒感染或自主神经功能障碍导致骨性面神经管内段的面神经缺血、水肿和受压而发病。

2. 早期病理改变主要为神经水肿和脱髓鞘，严重或晚期可出现轴索变性。

【临床表现】

（一）发病

任何年龄均可发病，多见于 20 ～ 40 岁，男性多于女性。多急性起病，数小时至数天达高峰。病前常有受凉或感冒和疲劳史，部分患者病前 1 ～ 2 日有病侧耳后持续性疼痛和乳突部压痛。

（二）临床特征

1. 患侧周围性面瘫

患侧面部表情肌瘫痪，额纹消失，不能皱额蹙眉，眼裂不能闭合或闭合不全，查体可见贝尔（Bell）征（患侧闭眼时眼球向外上方转动，露出白色巩膜）；鼻唇沟变浅，口角下垂，露齿时口角歪向健侧；鼓气、吹口哨漏气（口轮匝肌瘫痪）；食物滞留病侧齿龈（颊肌瘫痪）。

2. 面神经受损表现

（1）鼓索以上面神经病变：可出现同侧舌前 2/3 味觉消失（鼓索神经受累）。

（2）镫骨肌神经以上部位受损：同时有舌前 2/3 味觉消失及听觉过敏。

（3）膝状神经节受累：除有周围性面瘫，舌前 2/3 味觉消失及听觉过敏外，患者还可有乳突部疼痛，耳郭、外耳道感觉减退和外耳道、鼓膜疱疹，称为 Ramsay–Hunt 综合征。

【诊断】

1. 急性起病，通常 3 天左右达到高峰。

2. 单侧周围性面瘫，伴或不伴耳后疼痛、舌前味觉减退、听觉过敏、泪液或唾液分泌异常。

3. 排除继发原因。

【鉴别诊断】

1. 吉兰 – 巴雷综合征

病本多为双侧周围性面瘫，伴对称性四肢迟缓性瘫痪和感觉障碍，脑脊液检查有特征性的蛋白 – 细胞分离。

2. 耳源性面神经麻痹

本病常有明确的中耳炎、迷路炎、乳突炎、腮腺炎、肿瘤病史及特殊症状，头颅 X 线及 CT 检查有助诊断。

3. 后颅窝肿瘤或脑膜炎

本病表现为周围性面瘫，起病缓慢，常伴有其他脑神经受损症状及各种原发病的特殊表现。

4. 神经莱姆病

本病为单侧或双侧面神经麻痹，可累及其他脑神经，常伴有发热、皮肤游走性红斑、动脉炎等多系统损害。

【治疗原则】

治疗原则为改善局部血液循环，减轻水肿，缓解神经受压，促进神经功能恢复。

【辨证论治】

面神经麻痹在《黄帝内经》中称“口喎”“口僻”，《金匮要略》称“喎僻”，《三因极一病证方论》称“口眼喎斜”及“吊线风”等。其病机为正气不足，络脉空虚，卫外不固，风邪入中经络，气血痹阻面部发为本病；或风痰阻络，经脉瘀滞失养，亦造成颜面神经麻痹。总之正气不足，风、痰、瘀阻滞经脉是面瘫的基本病机。根据临床表现可分如下四型。

（一）辨证分型

1. 风寒袭络型

主症：起病突然，口眼㖞斜，眼睑闭合不全，伴畏风恶寒，或头痛鼻塞，面肌发紧，肌肉关节酸痛，舌苔薄白，脉浮紧。

治法：祛风散寒，温经通络。

方药：小续命汤加减。麻黄 10g，防己 10g，杏仁 10g，桂枝 10g，防风 15g，川芎 10g，赤芍 10g，党参 10g，白附子 10g，甘草 6g，僵蚕 10g，全蝎 6g。

2. 风热灼络型

主症：起病骤然，口眼㖞斜，头痛面热，或发热恶风，心烦口苦，耳后疼痛，舌红，苔薄黄，脉浮数。

治法：祛风清热，通经活络。

方药：大秦艽汤加减。秦艽 10g，川芎 10g，独活 10g，当归 10g，赤芍 12g，石膏 15g，羌活 10g，防风 10g，细辛 5g，黄芩 10g，生地黄 15g，僵蚕 10g，全蝎 6g，茯苓 15g，甘草 6g。

3. 风痰阻络型

主症：发病急骤，口眼㖞斜，面肌麻木或抽搐，颜面作胀，泪溢痰涎，头重身软，舌质淡胖，苔白腻，脉弦滑。

治法：祛风豁痰，化瘀通络。

方药：牵正散合导痰汤加减。陈皮 15g，半夏 15g，茯苓 15g，制南星 10g，枳实 10g，僵蚕 10g，全蝎 6g，白附子 10g，桃仁 10g，红花 10g，白芥子 10g，甘草 6g。

4. 瘀血阻络型

主症：口眼㖞斜，日久不愈，面肌抽动频繁，或见神疲倦怠及颜面肌肉萎缩，舌质紫暗，苔薄，脉弦涩。

治法：活血祛瘀，通络止痉。

方药：牵正散合通窍活血汤加减。赤芍 10g，川芎 10g，桃仁 10g，白附子 10g，红花 10g，全蝎 6g，僵蚕 10g，地龙 10g，白花蛇 10g，甘草 6g，穿山甲 6g，鬼箭羽 10g，白芥子 10g。

（二）中成药、中药制剂

中成药：面瘫丸、散风活络丸、大活络丹、牵正散、秦艽升麻散、坎离砂等。

中药制剂：黄芪注射液、当归注射液、天麻素注射液、复方樟柳碱注射液等。

（三）针灸

主穴：地仓、颊车、下关、合谷、翳风、阳白、颧髎。

配穴：百合、大椎、风池、太冲、睛明等。

【西医治疗】

（一）药物治疗

1. 皮质类固醇

急性期尽早使用皮质类固醇，如地塞米松 10 ～ 20mg/d，连用 7 ～ 10 日，逐渐减量。或口服泼尼松 30mg/d，顿服或分 2 次口服，1 周后渐停用。

2. B 族维生素

维生素 B_1 100mg，维生素 B_{12} 500μg，肌内注射，每日 1 次，促进神经髓鞘恢复。

3. 阿昔洛韦

拉姆齐·亨特综合征（Ramsay Hunt Syndrome）患者可口服 0.2g，每日 5 次，连服 7 ～ 10 日。

（二）理疗

急性期在茎乳孔附近行超短波透热疗法、红外线照射或局部热敷等，有利于改善局部血液循环，减轻神经水肿。

（三）护眼

可用抗生素眼药水、眼药膏及戴眼罩等保护角膜及结膜，预防感染。

【康复治疗】

当面肌麻痹开始恢复即应进行自我康复，如皱眉、闭眼、鼓腮、吹口哨等面肌的随意运动。

【预后】

约 80% 患者可在数周或 1 ～ 2 个月内恢复，完全性面瘫患者一般需 2 ～ 8 个月甚至 1 年的时间恢复，且常遗留后遗症。年轻患者预后好，老年患者伴乳突疼痛或合并糖尿病、高血压、动脉硬化等病者预后较差。

【预防与调护】

1. 虽然特发性面神经麻痹的病因至今尚未完全阐明，但防止局部受凉、避免病毒感染和冷风吹面，增强体质、提高免疫能力是最关键措施。

2. 本病痊愈患者，据统计尚有 3% 的复发率，复发的时限多为半个月甚至 10 年不等，故恢复后仍需注意劳逸结合，宜调养，忌过劳汗出，避免寒凉刺激。对于病毒感染及其他原因所致者，更应针对病因治疗。

【医案精选】

（一）姜桂美、贾超医案——（周围面神经麻痹）风寒型

患者女，36 岁。2002 年 11 月 6 日就诊。

主诉：左侧口眼歪斜 2 天。

患者 2002 年 11 月 5 日早上起床感觉左侧面部不适，面部板滞感，饮水漏水，左侧嘴内存饭，当时未予重视。第 2 天症状加重，故前来就诊。查体见左侧额纹消失，眼睑闭合不全，闭眼露白睛，鼻唇沟消失，口角下垂。味觉检查示舌前 2/3 味觉消失。听觉检查示左侧听觉过敏，外耳道无疱疹，无感觉减退。舌淡，苔薄白，脉浮紧。

中医诊断：面瘫（风寒型）。

西医诊断：周围性面神经麻痹。

针灸处方：太阳、阳白透鱼腰、四白、地仓透颊车、下关、承浆、翳风（均为患侧）、合谷、风府、阳陵泉、足三里，艾灸翳风穴，1 日 1 次，10 次为 1 个疗程。

中药处方：白附子 12g，僵蚕 12g，全蝎 6g，蜈蚣 1 条，防风 6g，荆芥 6g，甘草 6g。每日 1 剂。

西药治疗：口服强的松 10mg，1 日 2 次，维持 5 天，7 ～ 10 天后逐渐减量。

患者经 10 次治疗后，已基本痊愈，再治疗 2 次巩固疗效，已痊愈。

（二）许振亚医案——风痰阻络

陈某，男，52 岁。农民。2018 年 6 月 6 日就诊。

1 周前因汗出进入空调房间，加之电扇吹其面部，随之出现右侧面部瘫痪，在某医院治疗 1 周后不好转，求余诊治。患者右侧表情肌完全瘫痪，额纹消失，不能皱额蹙眉，眼裂变大闭合不全，闭眼时显露白色巩膜（Bell 征阳性），患侧鼻唇沟变浅，口角下垂，示齿时口角歪向健侧，鼓气时漏气，患侧耳后疼痛，舌淡红，苔白腻，脉弦滑。

辨证：风痰阻络。

治法：祛风豁痰，化瘀通络。

方药：祛风活血牵正散加减。秦艽 10g，防风 10g，独活 10g，当归 12g，赤芍 12g，川芎 12g，红花 10g，白附子 12g，僵蚕 10g，全蝎 4g（研末冲），胆南星 10g，甘草 6g。黄酒 40mL 兑服。每日 1 剂，分 2 次服。并嘱患者把两手搓热，患侧逆上按摩。

二诊（6 月 20 日）：患者服用两周后明显好转。上方去独活、防风，加黄芪、威灵仙。

三诊（6 月 27 日）：患者又服两周后痊愈。

随访一年未再复发。

按语：患者夏季纳凉，用空调加之电扇，风寒袭入经络，夹痰阻滞经脉，风痰瘀壅遏气机，面神经失养而麻痹致使面瘫。祛风豁痰，化瘀通窍，药证合拍，辨证得当，故两周而病去大半，4 周而愈。

第三节　坐骨神经痛

坐骨神经痛是以坐骨神经径路及分布区域疼痛为主的综合征。坐骨神经痛的绝大多数病例是继发于坐骨神经局部及周围结构的病变对坐骨神经的刺激压迫与损害，称为继发坐骨神经痛；少数系原发性，即坐骨神经炎引起的坐骨神经痛。坐骨神经发自骶丛，由 L4 ～ S3 神经根组成。坐骨神经痛根据其临床表现应属于中医学“腰股痛”“腰胯痛”“筋痹”等范畴。

【病因病机】

（一）中医

1. 外感风寒，经络阻滞

病因主要为感受寒湿。久居湿冷之地，或涉水冒雨，劳汗当风，衣着湿冷等均可感受寒湿之邪，寒邪凝滞收引，湿邪黏聚不化，痹着腰部阻滞经络，不通则痛。若兼夹风邪更使疼痛反复难愈。此外感受湿热亦可成病，如岁气湿热行令，或寒湿蕴积日久，郁而化热，转为湿热，流注膀胱经脉而发腰腿痛。

2. 跌仆损伤，气滞血瘀

跌仆撞击，损伤经脉，或体位不正，腰部用力不当，腰椎间盘脱出，压迫神经根，屏气闪挫，均可导致气滞血瘀而引发本病。

3. 内伤肾虚

腰为肾之府，乃肾之精气所溉之域，倘若先天禀赋不足、后天失养或劳役伤肾，肾精亏虚，无以濡养筋脉而发腰腿痛。古今医家对肾虚引起的腰痛很重视，认为肾虚是发病的关键，风寒湿热之邪痹阻不行，常因肾虚使然，否则虽感外邪，亦不致出现腰痛。正如《杂病源流犀烛·腰脐病源流》指出：“腰痛，精气虚而邪客病也……肾虚其本也，风寒湿热痰饮，气滞血瘀闪挫其标也，或从标，或从本，贵无失其宜而已。”

（二）西医

1. 原发性坐骨神经痛

本病又称坐骨神经炎。临床少见，病因未明。可能与受凉、感冒、牙龈炎、鼻窦炎、扁桃体感染侵犯周围神经外膜致间质性神经炎有关。

2. 继发性坐骨神经痛

绝大多数患者的坐骨神经痛是继发于坐骨神经局部及周围结构的病变对坐骨神经的刺激压迫与损害，其中以腰椎间盘突出引起者最为多见。少数继发于全身疾病如糖尿病、痛风、结缔组织病等。

【临床表现】

（一）一般症状

1. 疼痛主要限于坐骨神经分布区，如大腿后部、小腿后外侧和足部，疼痛剧烈的患者可呈特有的姿势，如腰部屈曲、屈膝、脚尖着地。如病变位于神经根时，椎管内压力增加（咳嗽、用力）可加重疼痛。

2. 肌力减退的程度可因病因、病变部位、损害的程度不同而有显著差异，可有坐骨神经支配肌肉全部或部分力弱或瘫痪。

3. 可有或无坐骨切迹处坐骨神经干的压痛。

4. 有坐骨神经牵拉征、拉塞格征（Lasegue 征）及其等位征阳性。三者的存在常与疼痛的严重程度相平行。局麻坐骨神经根或神经干，此征可消失。

5. 跟腱反射减退或消失，膝反射可因刺激而增高。

6. 可有坐骨神经支配区域的各种感觉的减退或消失，包括外踝的振动觉减退，亦可有极轻的感觉障碍。

（二）坐骨神经炎

坐骨神经炎常伴随各种类型的感染及全身性疾病发生，如上呼吸道感染。因坐骨神经较为浅表，受潮、受寒时易发生坐骨神经炎，全身性疾病发生坐骨神经炎时应注意有无胶原病及糖尿病等并发。

坐骨神经痛大多数为单侧，不伴有腰、背痛；疼痛一般为持续性，亦可为发作性，椎管压力增加时症状加重，亦可沿坐骨神经径路放射。

（三）继发性坐骨神经痛

1. 腰椎间盘突出

腰椎间盘突出是坐骨神经痛最常见的原因，多发于 L4 ～ 5 及 L5 ～ S1，约 1/3 病例有急性腰部外伤史，多数患者发生于 20 ～ 40 岁。

2. 腰椎骨性关节病

腰椎骨性关节病多见于 40 岁以上者，亚急性慢性起病，多有长期腰痛史，坐久站起困难，站久坐下困难，临床上可表现为一侧或两侧的坐骨神经痛及腰部的症状。

3. 腰骶椎先天畸形

腰骶椎先天畸形有腰椎骶化、骶椎腰化、隐性脊柱裂，后者除可表现有坐骨神经痛外，常有遗尿史，体检常有足畸形，腰骶部皮肤异常，如肛门后方的小凹、骶部中线上的小血管瘤，此常常客观而准确地指示椎板未愈合的部位。

4. 骶髂关节炎

骶髂关节炎常见于类风湿、结核性病变，在关节囊有渗出破坏时刺激 L4 ～ 5 神经干，部分患者可有坐骨神经痛症状。

【辅助检查】

（一）影像学检查

影像学检查在本病的诊断中具有重要地位，包括腰骶椎、骶髂关节 X 线片，脊柱 MRI，脊髓造影加 CT，除临床的盆腔物理诊断外还可做盆腔的 CT 或 MRI 检查。

（二）电生理检查

①椎旁肌的 EMG 可以协助鉴别根性坐骨神经痛与远端病变；②股二头肌短头的 EMG 可协助鉴别坐骨神经外侧与腓总神经病；③有骨盆或股骨骨折的患者难以进行常规体检，EMG 可协助评价神经功能；④股神经及腓总神经运动神经传导速度及 F 波可能有异常，坐骨神经传导速度很难刺激到病变近端。

（三）其他

应用皮质类固醇或局麻药物注入梨状肌，如果疼痛缓解则有助于梨状肌综合征的诊断。

【诊断】

根据病史，临床症状和体征如疼痛分布范围、加剧及减轻诱因、压痛点，Lasegue 征、踝反射减弱及影像学检查本病即可诊断。

【鉴别诊断】

应注意与腰肌劳损、臀部纤维组织炎等臀部及大腿后部疼痛的疾病相鉴别，这些均是局部疼痛，无感觉障碍、肌力减退、跟反射减退等神经系统体征。

【治疗原则】

坐骨神经痛的治疗应建立在明确的诊断上。大部分患者源自腰椎的病变，建议采取中医药保守治疗，包括休息、腰部锻炼、药物治疗等。对于紧急情况或保守治疗无效者，医生会根据病情推荐手术治疗。

【辨证论治】

坐骨神经痛根据其临床表现应属于中医学“腰股痛”“腰胯痛”“筋痹”等范畴。稽其病机多由风寒湿邪侵袭人体，痹阻经络；或湿热蕴结阻滞经脉；或痰、瘀血内停，闭塞经脉；或气血不足，肝肾亏虚，筋脉失养所致。

（一）辨证分型

1. 寒湿闭阻型

主症：腰腿局部疼痛，痛势剧烈，或拘急之感。疼痛以夜间尤甚，患肢屈曲，不敢活动，咳嗽、用力加剧，环跳、委中、承山穴压痛明显，舌苔白，脉弦紧。

治法：散寒除湿，通痹止痛。

方药：蠲痹镇痛汤加减。制川乌 10g，制草乌 10g，细辛 6g，牛膝 15g，苍术 12g，防己 12g，制乳香 10g，制没药 10g，川芎 15g，桂枝 12g，甘草 6g。水煎服，每日 1 剂，日服 2 次。

2. 痰瘀互结型

主症：腰腿痛持续剧烈，咳嗽、解便、行走均使疼痛加剧，坐卧屈膝则痛稍减，疼痛如刺，痛处拒按，下肢麻木，头晕目眩，口多流涎，舌质紫暗，苔白腻，脉弦沉。

治法：祛风除湿，活血化瘀，涤痰通络。

方药：通经止痛汤加减。鸡血藤 50g，川牛膝 20g，土鳖虫 12g，制南星 10g，白芷 10g，白芥子 15g，川芎 10g，红花 10g，羌活 10g，威灵仙 25g，苍术 15g，桃仁 15g，炮穿山甲 6g，延胡索 15g，桂枝 12g，甘草 6g。水煎服，每日 1 剂，日服 2 次，3 天为 1 个疗程。

3. 风寒阻络型

主症：腰腿痛势剧烈，遇寒加剧，拘急而有冷感，夜甚，舌质淡，苔白，脉沉迟。

治法：祛风散寒，活血通络。

方药：蛇蝎汤加减。乌梢蛇 10g，炒地龙 10g，僵蚕 10g，桂枝 20g，川芎 10g，甘草 10g，全蝎 6g，制川乌 10g，制草乌 10g，蜈蚣 4g，白芍 20g，甘草 6g。加温水 1500mL 浸泡 2 小时后，煎至 300mL 倒出，复煎加开水 1000mL 再煎至 250mL 倒出，与头煎合在一起，分 2 次服，每日 1 剂。

4. 阳虚气弱型

主症：腰腿疼痛日久，遇冷加剧，周身乏力，少气懒言，肢体见有萎缩，舌质淡有齿痕，脉沉细而迟。

治法：温阳益气，散寒祛湿。

方药：阳和汤和黄芪桂枝五物加减。熟地黄 15g，麻黄 10g，鹿角霜 20g，白芥子 15g，桂枝 20g，炮姜 6g，黄芪 20g，细辛 6g，白芍 20g，甘草 6g。

5. 肝肾亏虚型

主症：腰腿疼痛缠绵不愈，遇劳更甚，卧时减轻，腰膝酸软，肢体乏力，患肢萎弱，舌淡红，脉细弦。

治法：补养肝肾，祛邪通络。

方药：独活寄生汤加减。独活 15g，桑寄生 15g，细辛 6g，防风 10g，秦艽 20g，杜仲 15g，桂枝 15g，川牛膝 20g，鸡血藤 30g，赤芍 15g，黄芪 30g，甘草 6g。若腰腿冷痛麻木者，加附子 12g，淫羊藿 15g；若肌肉萎缩者，加党参 20g，芡实 15g。

（二）中成药、中药制剂

中成药：小活络丹、健步壮骨丸、壮骨关节丸、伸筋丹、龙血竭胶囊、强力天麻胶囊等。

中药制剂：当归寄生注射液、细辛注射液等。

（三）针灸

主穴：腰 2 ～ 5 夹脊穴、阿是穴、环跳、委中、承山等。

若风寒湿痹加阳陵泉、腰阳关、命门；若瘀血阻滞加阳陵泉、膈俞、血海；若正气不足加足三里、三阴交；若肝肾亏虚加肾俞、肝俞、太溪、三阴交。

【西医治疗】

（一）病因治疗

首先应针对病因治疗，如腰椎间盘突出急性期，卧硬板床休息 1 ～ 2 周可使症状稳定。

（二）药物治疗

疼痛明显可用止痛药（如吲哚美辛、布洛芬）、卡马西平等。肌肉痉挛可用地西泮 5 ～ 10mg 口服，2 次 / 日。也可加用神经营养剂，如维生素 B_1，每次 100mg，1 次 / 日，肌内注射。

（三）封闭疗法

采用 1% ～ 2% 普鲁卡因或加泼尼松龙各 1mL 椎旁封闭。

（四）物理疗法

急性期可用超短波、红外线照射，疼痛减轻后可用感应电、碘离子透入及热疗等方法，也可用针灸、按摩等。

（五）手术治疗

疗效不佳或慢性复发病例可考虑手术治疗。

（六）锯峰齿鲛软骨粉

目前，在美日欧等发达国家，因为考虑到通常的药物只能治标不治本，而且有种种副作用，所以更偏向于使用纯天然的锯峰齿鲛软骨粉来治疗坐骨神经痛。

因为坐骨神经痛多由腰椎间盘突出刺激中枢神经，导致臀部以下神经疼痛，所以解决腰椎关节问题才是坐骨神经痛的根本和关键，而锯峰齿鲛对于关节的改善效果、软骨再生效果已经在各个先进国家的临床中得到验证，成为有可能彻底解决坐骨神经痛的代替疗法。锯峰齿鲛软骨粉 7.5g，分 3 次用温水冲服。

【预后】

坐骨神经痛的预后依其病因不同而异。肿瘤引起者预后较差，但如属早期且属良性者，手术治疗后坐骨神经痛症状可望缓解。对于腰椎结核、盆腔炎、骶髂关节炎等，在有效控制原发病后，坐骨神经痛亦能得到缓解。而由腰椎间盘突出引起者，往往呈反复发作倾向，其原因为患者多为青壮年，腰部着力、活动受损机会大，加上急性期处理不当，或突出较严重者容易发病。因此初发病例，急性期必须充分休息并得到正确治疗。腰椎管狭窄症呈反复发作表现，如症状严重，可考虑手术切除椎板减压，效果良好。原发性坐骨神经炎及一部分原因不明的坐骨神经痛经中医中药或中西医结合疗法治疗后一般均可得到缓解，但仍有部分患者反复发作，时好时坏。

【预防与调护】

1. 腰椎间盘突出引起的坐骨神经痛往往由不适当的腰部活动和损伤引起，因此应避免腰部突然受力、弯腰负重、扭伤和闪挫，避免跌仆损伤。

2. 对于已有腰椎间盘突出的患者平时可用腰围护腰。

3. 此外，应注意劳逸适度，增强体质，使腰肌韧带发育良好，经常适当地做伸延运动来减少疼痛和预防坐骨神经痛。选择硬度适中的床垫。还应注意腰和下肢避免受寒受湿，及时治疗盆腔炎症或其他疾病，以消除致病因素。

【医案精选】

（一）施今墨医案——阳虚寒凝证

张某，男，32 岁。去年 1 月间曾患腰痛，连及右腿酸楚，不能直立，夜间痛甚不能安眠。曾住协和医院 40 余日。近日，斯症再发，已服西药及注射药针，并经针灸治疗，未见好转。舌质淡，苔薄白，脉象沉迟。

辨证：风寒之邪，入侵络道，阳气不充，寒凝致痛。

治法：强腰肾，温命门，以逐寒邪。

方药：杭白芍 12g，金狗脊 15g，宣木瓜 10g，川桂枝 6g，大熟地黄 10g，茯苓、茯神各 10g，川附片 10g，春砂仁 3g，乌蛇肉 24g，北细辛 3g，油松节 30g，川杜仲 10g，沙蒺藜 10g，功劳叶 15g，川续断 10g，刺蒺藜 10g，酒川芎 4.5g，炙甘草 10g，虎骨胶 6g（另烊兑服）。

二诊：服 2 剂无变化，药力未及也。拟依前方加重药力。

杭白芍6g，川桂枝6g，熟地黄10g，茯苓10g，茯神10g，川附片10g，补骨脂10g，巴戟天10g，川杜仲10g，春砂仁3g，乌蛇肉24g，北细辛3g，川续断10g，左秦艽6g，薏苡仁18g，炙草节10g，虎骨胶6g（另烊兑服）。

三诊：上方服3剂，已经生效力，疼痛减轻，腰脚有力。前方加黄芪24g，追地风10g，千年健10g，威灵仙10g，去茯苓、茯神、薏苡仁。

四诊：药服3剂，更见好转，基本已不疼痛，行动便利。用丸方巩固。

以上三诊处方3剂，共研细面，炼蜜为丸，每丸10g，早、晚、午各服1丸。

（二）许振亚医案——瘀血阻络证

梁某，男，28岁，农民。2011年5月15日就诊。

1周前因抬机器腰部挫闪，随即出现左腰臀部向下放射痛，痛为刀割，麻如触电，放射至小腿后外侧，行走不便，需人扶持，舌质淡红，苔薄白，脉弦。CT示腰3、4、5椎间盘突出0.5cm，腰骶1椎间盘突出0.3cm。检查：患侧膝腱反射减弱，踝反射消失。直腿抬高试验阳性。诊为腰椎间盘突出压迫神经根。

辨证：瘀血阻络。

治法：活血化瘀，通络止痛。

方药：身痛逐瘀汤加减。当归15g，川芎12g，桃仁15g，红花12g，制没药10g，五灵脂10g，香附12g，川牛膝25g，地龙10g，秦艽12g，川乌10g，细辛10g，制马钱子4g（去皮毛、捣碎），甘草6g。煎熬方法：用40度温水1600mL，浸泡两小时后，再煎熬。文火煎至300mL倒出。复煎加开水1000mL，文火煎至300mL倒出和头煎合在一起，分2次服，早晚空腹服用。

二诊（5月22日）：患者服用1周，疼痛基本消失。效不更方。

三诊（5月29日）：患者又服1周疼痛不作，活动自如，基本痊愈。

按语：患者负重扭伤腰部，致使间盘突出压迫神经根故疼痛发作，中医认为血瘀阻滞经络，故治用活血化瘀止痛之法，再加马钱子“透关节、止疼痛远胜他药”，西医学研究马钱子有收缩腰椎间盘作用。1周而效显，再周而愈。

第四节　周围神经疾病的中医传承创新研究及展望

一、三叉神经痛（又称痛性抽搐）

（一）中医传承创新研究

三叉神经痛属于中医“偏头痛”“面痛”等范畴。早在《灵枢·经脉》就提到颔痛、颊痛、目外眦痛；《素问·缪刺论》有“齿唇寒痛”之症等。

本病病因初起以风邪、风火为多见，病久则多兼痰，兼瘀。病机复杂，概而言之有外感与内伤之别，同时又与风邪密切相关。因头为“诸阳之会”“清阳之府”，手足三阳经均会于此，五脏六腑之气血精华上注于头。大凡外感致病，高颠之上，唯风可达，风邪升发，多夹寒、夹热之邪气。《证治准绳》云：“面痛皆属于火……暴痛多实。”《丹溪心法》谓：“伤风头痛或半边头痛，皆因冷风所吹，遇风冷则发。”风邪每与寒、火、痰、瘀兼夹合邪，以致风寒凝滞，或风火灼伤，或风痰瘀壅遏三阳经络而发为疼痛，风为阳邪，善行而数变，故可来去突然，反复发作。内伤致病，每与肝胆郁热，胃热炽盛上炎、阴虚阳亢而化风等密切相关，进而风火攻冲头面，上扰清窍，而致疼痛；或由头面气血瘀滞，阻塞三阳经络，不通则痛，亦为内伤致病之由。外邪致病，日久不愈，反复发作，常可循经入里，化热伤阴；病久则血行迟涩，血瘀络痹而成顽疾。诚如《临证指南医案》所云：“初为气结在经，久则血伤入络。”而内伤致病亦多随感受外邪，使病情加重，故内外合邪为患是本病发生的又一临床特点。

现代西医多数学者倾向于论述三叉神经痛的原发部位，而非中枢神经系统，支持病因的有血管压迫学说，如临床观察发现70%～80%的三叉神经痛存在动脉压迫，静脉压迫者有2%～4%。包括静脉畸形、局灶性脑梗死、肉眼难见的神经内微血管压迫等；局部变化学说，如三叉神经根入桥脑区位于中枢与周围神经交界处，缺少神经胶质细胞的保护，且又缺少与周围组织的纤维联系，是该部位最易受累的原因。

马海霞将三叉神经痛辨证分为7个类型，认为多由风、湿、火、瘀引起，经辨证论治取得了良好的成果。

陈治林临床10余年中运用滋养肝肾、祛风止痛法治疗原发性三叉神经痛52例，疗效满意，临床治愈5例，显效21例，有效22例，无效4例，总有效率92.3%。

肖霞用川芎止痛散加减治疗三叉神经痛45例，治疗2个疗程。结果：痛止，1年以上未复发者29例；痛止，0.5年内偶有复发，但轻微者12例；痛无改变者4例。总有效率91.1%。

孙国明运用加味芍药甘草汤辨证加减治疗原发性三叉神经痛40例，临床治愈17例，显效10例，有效9例，无效4效，总有效率90.0%。

张建宾运用虫类药如全蝎、白僵蚕、蜈蚣、蝉蜕、蛇蜕、斑蝥、蟾蜍等治疗本病，收到了较好的效果。

周利亭运用针刺配合火针治疗本病38例。方法为取天枢（双侧）、足三里（双侧）、阿是穴，天枢、足三里平补平泻。找出痛点，常规消毒，火针加热至火红，迅速点刺痛点5～6针。结果临床治愈20例，显效8例，好转7例，无效3例，总有效率92.1%。

（二）展望

头痛是常见的临床症状，致残率较高，疾病负担重。产生头痛的主要机制：①颅内外动脉的扩张，多见于颅内感染、代谢性疾病、中毒性疾病等；②颅内痛觉敏感组织被牵拉或移位，多见于颅内肿瘤、颅内血肿、脑积水和低颅压等；③颅内外感觉敏感组织炎症；④颅外肌肉收缩；⑤传导痛觉的脑神经和颈神经直接受损或有炎症；⑥眼、耳、牙齿病变疼痛的扩散等；⑦高级神经活动障碍，见于神经症和重症精神病。最新研究发现，在发生上述头痛过程中有致痛的神经介质参与，如 P 物质、神经激肽 A、5- 羟色胺、组胺、降钙素基因相关肽（CCRP）、血管活性肠肽和前列腺素等。偏头痛是一种常见的原发性头痛，通常表现为反复发作的一侧或双侧搏动性头痛，常伴有恶心、呕吐、畏光、畏声等症状。全世界约有 10.4 亿人患有偏头痛，其致残率仅次于脑卒中。其发病机制的最新研究：①血管学说：认为偏头痛是原发性血管疾病，由血管舒缩功能障碍引起。②神经学说：认为偏头痛是原发性神经功能紊乱性疾病。偏头痛先兆是由皮层扩展性抑制引起。③三叉神经血管学说：当三叉神经节及纤维受刺激后，可引起 P 物质、降钙素基因相关肽和其他神经肽释放增加，引起血管扩张而出现搏动性头痛，还可使血管通透性增加，血浆蛋白渗出，产生无菌性炎症，刺激痛觉纤维传入中枢，形成恶性循环。其治疗除了按传统的一、二、三级药学防治外，近年来，出现了一些新型偏头痛治疗药物，具有独特的作用机制和明确的治疗效果，新型偏头痛药物目前主要有两类：①降钙素基因相关肽抑制剂（CGRP）：这类药物包括针对 CGRP 受体或其配体的单克隆抗体注射药剂，以及可口服的小分子 CGRP 受体拮抗剂。目前可用于偏头痛发作期急性治疗的主要是瑞美吉泮、乌布吉泮等小分子 CGRP 受体拮抗剂。②选择性 5- 羟色胺 IF 受体激动剂（5-HT）：代表药物是拉米地坦，具有中枢神经系统渗透性，选择性作用于三叉神经通路的 5-HT 受体，而不具有血管收缩作用，可用于因心血管危险因素而不能使用曲坦类药物的患者。此外还有神经调控治疗，比如经颅磁刺激、经皮眶上神经刺激、无创三叉神经刺激、无创迷走神经刺激等。手术治疗方面，卵圆孔未闭的偏头痛可以手术治疗。顽固性偏头痛亦可采用手术治疗：①岩浅大神经切断、脑膜中动脉切断结扎术。②血管、神经肌肉联合手术或血管、神经联合切除术。

二、特发性面神经麻痹

（一）中医传承创新研究

特发性面神经麻痹亦称为面神经炎或贝尔麻痹，是因茎乳孔内面神经非特异性炎症所致的周围性面瘫。19 世纪后期习惯将各种原因所引起的面神经麻痹统称 Bell 麻痹，而现在 Bell 麻痹仅指尚未明确病因的特发性面神经麻痹，简称面神经炎。临床表现以一侧面部表情肌瘫痪为特点，部分患者可以自行缓解。本病的病因尚未完全阐明，激发因素可能系风寒、病毒感染和自主神经不稳引起局部神经营养不良或血管痉挛，导致神经缺血水肿、脱髓鞘，严重者可有轴突变性。

面神经麻痹在《黄帝内经》中称“口㖞”“口僻”,《金匮要略》称“㖞僻”,《三因极一病证方论》称“口眼㖞斜”及“吊线风”等。中医学认为本病多由于人体正气不足，络脉空虚，风邪乘虚入中头面阳明脉络，使颜面一侧营卫不和，气血痹阻，经脉失养，肌肉弛缓不收而发病。《诸病源候论》偏风口候指出：“偏风口是体虚受风，风入于夹口之筋边，足阳明之筋，上夹于口，其筋偏虚，而风因乘之，使其经筋急而不调，令口僻也。”病起以风邪为主，风邪为六淫之首、百病之长，风邪入中经络，易与寒、热、痰等邪兼夹，故初期病邪在络，夹寒热之邪，中期病邪深入内居筋肉与痰湿相杂，风痰互结，流窜经络。若久治不愈，正气亏耗，气虚血瘀，颜面长期失去气血濡养则枯槁萎缩，难以恢复；若痰瘀不去，新血不生，则血虚不能濡养经脉、肌肉而成抽搐挛缩之内风之象。其病程有时不可截然分开，虚实可互相兼夹，外风可引动内风，内风亦可兼夹外风，故内外合邪、虚实兼夹为本病的病因病机特点。

许金水等治疗了400例面瘫患者，辨证为风寒袭络、风热郁结、湿热疫毒证，治疗结果：风寒袭络证有效率94.5%，其次为风热郁结证78.1%。

陈全新认为热毒伤证络单独依靠针刺治疗，疗效欠佳，强调在用大剂量清热解毒药物治疗的同时配合针灸等方法，面瘫才能得到更好的控制与纠正，并可避免后遗症，缩短病程。陈氏治疗热毒伤络型面瘫50例，中药予板蓝根、葛根、甘草、鱼腥草、延胡索、田七胶囊、黄芩、丹参、连翘、蜈蚣，根据症状加减。并结合针灸、电针、耳针、耳穴、红外线治疗，结果痊愈41例，有效7例，无效2例，总有效率96%。

吴沛田主张以“通畅络脉”为目的，分期辨证治疗。早期以络实为主，当祛邪通络，兼和营卫，方选牵正散、大秦艽汤加减；中期虚实夹杂，当化痰消瘀，通畅脉络，方选牵正散、二陈平胃汤、通窍活血汤加减；晚期以络虚为主，当培补肝肾，健脾益气，化瘀通络，方选牵正散、二至丸、大补阴丸、温经汤、桂枝茯苓丸加减。

钱彦方用祛风揉筋汤（升麻、羌活、白芍、炙甘草、柴胡、白附子、僵蚕、全蝎、当归随证加减）中药内服加外敷治疗46例，结果：治愈36例，占78.3%；显效5例，占10.9%；有效3例，占6.5%；无效2例，占4.3%；总有效率95.7%。

李正中在临床上以中西医结合方法治疗风邪中经络面神经麻痹51例。方法：以中医古验方牵正散和针灸配合维生素B_1、维生素B_{12}、地塞米松、利多卡因穴封注射进行综合治疗。结果：51例患者经过中西医综合治疗面神经麻痹全部治愈，口眼歪斜全部纠正，言语表达流利，无复发症发生。结论：古验方结合针灸及穴位注射治疗面神经麻痹无风险，安全、便捷、有效、价廉、技术简单、操作简易、疗效佳，临床上取得良好效果。

戴果福治疗面瘫患者 80 例，将患者辨证分型并采用不同的治法。风袭经络型：治以疏风通络，取手足阳明、少阳经穴双侧风池、外关、合谷，患侧取翳风、下关、阳白、地仓、迎香、颊车，针用平补平泻手法，或初期捻转泻法，后期用捻转补法；肝肾阴虚型：治以滋补肝肾，舒络息风，取少阴、厥阴、手少阳、阳明经穴为主，针用捻轻补法，穴取双侧太溪、三阴交、太冲、风池、足三里，患侧取地仓透迎香、颊车、颧髎、下关。总有效率为 100%。

（二）展望

特发性面神经麻痹引起的面瘫，中医、西医均有较好的疗效，尤其在早期治疗中，各有所长，都能获得满意的效果。经过数千年的临床经验积累，中医药对面神经炎已摸索出一套成熟的治疗方法：急性期以祛风为主，常选用大秦艽汤、麻黄、附子、细辛以温通经络、祛风散寒。根据“治风先治血，血行风自灭”的理论，一周以后治以养血活血，辅以祛风涤痰通络治法，以加速瘫痪面肌的恢复。常选用桃红四物、鸡血藤、丹参、炮山甲等药；祛风涤痰通络常选用防风、荆芥、葛根、白芷、天麻、白附子、白芥子、白蒺藜、胆南星、僵蚕、全蝎等药；后期益气首选黄芪、党参、白术等。临证时可根据不同证型，有所侧重，但是在治疗面神经麻痹的整个过程中均可加入杨氏牵正散。该方中白附子能入阳明，善治头面之风痰；僵蚕能祛络中之风，兼能化痰；全蝎祛风活络，长于止掣，三药合用药简力宏，共奏祛风化痰通络之功，其用散剂优于汤剂，临床医者，不得不明。大凡后世诸多经验效方，皆根据面神经炎发病以虚、风、痰、瘀为主的病机特点，在牵正散的基础上，再按上述辨证施治原则变通组方，能收到显著疗效。

越来越多的学者认识到，针灸在治疗本病治疗中起着重要作用，多主张早期局部浅刺手法轻柔，时间宜短，多灸少针，中、后期以取穴为主。值得欣喜的是，在中西医结合施治的基础上加入针灸的综合治疗，取得了良好的效果。对于恢复期或后遗期的患者，采用中药、针灸、理疗、穴位敷贴、埋线、按摩等多种方法综合治疗，常可获良好效果。

三、坐骨神经痛

坐骨神经痛是以坐骨神经径路及分布区域疼痛为主的综合征。坐骨神经痛的绝大多数病例是继发于坐骨神经局部及周围结构的病变对坐骨神经的刺激压迫与损害，称为继发性坐骨神经痛；少数系原发性，即坐骨神经炎引起的坐骨神经痛。坐骨神经发自骶丛，由 L4 ～ S3 神经根组成，是全身最长最粗的神经，经梨状肌下孔出骨盆后分布于整个下肢。如果腰椎间盘突出、椎管狭窄、骨质增生压迫神经根，即可导致坐骨神经痛，就目前门诊来就诊的患者，大部分是由压迫神经所致。其中腰椎间盘突出引起者最为多见。坐骨神经痛根据其临床表现应属于中医学“腰股痛”“腰胯痛”“筋痹”等范畴。

（一）中医传承创新研究

中医学认为，本病为下肢腰腿经络阻滞，气血运行不畅所致。其病因病机错综复杂，又与体质强弱、生活环境、气候条件等密切相关。一般来说，本病的发生，以肝肾不足、气血两虚为内在因素，以风寒湿热，跌仆闪挫等为外在因素。

就目前临床所见以瘀血内停、闭塞经脉为最多。《素问·刺腰痛》曰：“举重伤腰……恶血归之。”跌仆外伤，或体位不正，用力不当，屏气闪挫，损伤经脉气血，气血运行不畅，皆可致瘀血内停，经络气血阻滞不通而疼痛遂生。风寒湿邪，侵袭人体，气血痹阻亦发疼痛；湿热蕴结，阻滞经脉，闭塞不行而为痛；病久体虚或年老体弱，或房事不节，以致肝肾亏虚，筋骨失养，则不荣而痛作。

范新霞运用身痛逐瘀汤加味（方药：秦艽 9g，川芎 12g，桃仁 15g，红花 12g，羌活 9g，独活 g，炒没药 9g，炒乳香 g，当归 12g，地龙 15g，牛膝 15g，五灵脂 10g，香附 6g，鸡血藤 30g，炙甘草 6g）治疗 78 例坐骨神经痛患者，治愈 58 例，好转 17 例，无效 3 例，治愈率为 74.36%，有效率为 96.15%。

张桂芳采用马钱制痛煎（制马钱子、熟附片、黄芪、桂枝、白芍、川断、川牛膝、生姜、甘草。加减：病程日久，顽痛不已者，加全蝎、蜈蚣；心烦失眠者，加炒酸枣仁；血虚，加当归；脾失健运，加炒白术、鸡内金）治疗本病 50 例，痊愈 31 例，显效 15 例，无效 4 例，总有效率为 92%。

刘才金等以补阳还五汤为基础方［方药：黄芪、桃仁、红花、当归、赤芍、地龙、川芎。随症加减：腰痛较甚者，选用巴戟天、淫羊藿、杜仲、续断；下肢为重者，加牛膝、桂枝；疼痛较剧者，选用三七（研末冲）、穿山甲（先煎）、白花蛇；气虚症状较明显者，加党参、白术］治疗本病 38 例，治愈 26 例，好转 10 例，无效 2 例，总有效率为 94.7%。

许廷生采用杜仲川归汤，并根据患者具体情况随症加减（方药：杜仲、川芎、当归、桃仁、防己、狗脊、骨碎补、黄芪、桑寄生、甘草。痛重者，加制草乌先煎 60 分钟、醋延胡索；沉困者，加木瓜、苍术；腰腿酸软者，加川续断、山茱萸；舌质暗者，加红花；气血亏虚者，加党参、当归）治疗本病 78 例，治愈 48 例，显效 20 例，有效 7 例，无效 3 例，总有效率为 96.15%。

杨先礼采用自拟五藤艽仙汤（忍冬藤、红藤、鸡血藤、海风藤、络石藤、秦艽、威灵仙。若气虚，可加人参、黄芪；血虚，可加当归、熟地黄；瘀血重，可加红花、乳香、没药、苏木；寒湿盛，可加制附子、桂枝；湿热盛，可加防己、蚕沙）治疗 38 例本病患者，显效 22 例，有效 13 例，无效 3 例，总有效率为 92.11%。

张征等以循经取穴为主，以经络辨证取穴为辅治疗坐骨神经痛：①疼痛部位在腰背部以及下肢后侧：大肠俞穴、环跳穴、委中穴、承山穴；②疼痛部位在臀部及下肢外侧：环跳穴、阳陵泉穴、丰隆穴、悬钟穴；③兼具上述症状：大肠俞穴、环跳穴、秩边穴、阳陵泉穴、昆仑穴。针刺手法采用提插或捻转，针刺30分钟，每10分钟行针1次，每日针刺1次，6次/周。共治疗140例，结果实验组痊愈47例，有效19例，无效4例，总有效率88%。

赵景文采用穴位埋线疗法。足太阳经型：肾俞、关元俞、秩边、殷门、承山；足少阳经型：大肠俞、环跳、风市、阳陵泉、绝骨；混合型：以上穴位每次取4～5穴。伴游走性疼痛，加风市、三阴交；伴脾胃虚弱，纳差，加脾俞、足三里；伴肝肾亏虚，腰膝酸软，加肾俞、三阴交；伴疼痛剧烈或外伤者，在委中穴三棱针点刺放血加拔罐。每次选取6～8穴埋线。治疗85例中，痊愈62例，显效13例，进步8例，无效2例，总有效率97.65%。

曾云等采用针灸治疗坐骨神经痛。方法：80例坐骨神经痛患者随机分为两组。对照组患者采用西药治疗，治疗组患者采用针灸治疗，治疗时间为2个疗程。对两组患者的疗效进行比较分析。结果：研究组患者总有效率92.3%，明显高于对照组75.3%，具有显著差异（$P<0.05$）。结论：针灸治疗坐骨神经痛具有较好的治疗效果，能够提高疗效，适合于临床推广。

（二）展望

坐骨神经痛的治疗应根据病因分别对待。如果腰椎间盘突出、椎管狭窄、骨质增生压迫神经根即可导致坐骨神经痛，就目前门诊来就诊的患者，大部分是由压迫神经所致。其中腰椎间盘突出引起者最为多见。中医中药综合疗法治疗坐骨神经痛已经取得了可喜的成果，特别是急性期针灸治疗，慢性反复发作患者注重手法推拿，以及中药标本兼治以巩固疗效，均为西医西药所不能及。对于有严重病理改变者，应采用中西医结合疗法，可提高疗效。腰椎间盘突出者，急性期用中药、针灸、牵引及推拿治疗，必要时结合睡硬板床、扎腰围等法，均能缓解患者疼痛，减少痛苦。中药身痛逐瘀汤、独活寄生汤是常用的方剂，在此基础上，再加入马钱子、土鳖虫、七叶莲、肿节风、川乌、细辛、蜈蚣、乌梢蛇等药，疗效更为显著，尤其是马钱子，有透关节、止疼痛的作用，最新研究马钱子有收缩腰椎间盘韧带的作用，能使突出的椎间盘回缩，但是用量一定要适当。当轻度出现口咀嚼肌发紧，头目不适，下肢活动欠灵便时，即是马钱子的作用。如果剂量再大就会出现马钱子中毒症状。马钱子的作用与炮制加工有密切相关，一般炮制有砂烫法和切片油炸法，两法均以使马钱子内质地发黄为度，如果质地发灰黑色，其疗效大为减少。马钱子粉可用0.3～0.6g，煎剂可用4～6g不等，对马钱子耐受性，个性差异非要大，应从小剂量开始服用，逐渐加大剂量，直至达到有效程度。针灸取穴常用大肠俞、委中、昆仑等穴，以疏通太阳经脉，祛邪外出。针刺环跳、阳陵泉、悬钟等穴通经活血，行气止痛。局部点刺放血，使瘀血从皮肤排出，再加电针，结合艾灸和梅花针行气止痛，然后拔火罐，一方面可针对性地祛风除湿、温通经络、止痛消肿，另一方面可增强局部血流量、加速血液循环，以增强疗效。

关于临床治疗研究问题，本病症状比较简单，虽属中医“骨痹”“痛痹”范畴，但在中医学缺乏一个专有的病名及统一的辨证治疗标准，对疗效的评价亦没有统一的标准，研究课题缺乏多中心、大样本的研究，目前课题设计存在缺乏严谨性、样本少、对远期疗效观察少、预防性治疗少的现象。这些在一定程度上阻碍了中医药治疗坐骨神经痛前进的步伐，不利于对其进行深入的研究，加之目前治疗本病方药杂乱，给临床观察与总结带来了一定的困难。如果能在某些范围内制定较为统一的标准，应该会给临床观察与总结带来一定的方便。若能多做些前瞻性设计，配合一定客观指标，并提高观察病例数量，通过统计方法学对证型标准化，也许可以进一步找到中医治疗本病的规律和更好的方法。

第十一章

自主神经系统疾病

第一节 雷诺病

雷诺病（Raynaud’s syndrome，RD）是由于寒冷或情绪激动引起发作性的手指（足趾）苍白、发紫然后变为潮红的一组综合征。没有特别原因者称为特发性雷诺病；继发于其他疾病者，则称为继发性雷诺现象。本病一般属中医学痹证范畴，是由于经络阻滞、气血不畅等因素所致。

【病因病机】

（一）中医

1. 阳虚寒凝

四肢乃诸阳之本，脾主肌肉、四肢，若劳倦伤脾或久病损伤脾阳，脾阳不振，或素体阳气不足，肾阳亏虚不能温煦脾阳，四肢失于温养，复加寒邪外袭，寒主收引，则四肢血脉凝涩不畅，故可见肢端冰冷、发紧、麻木、苍白。

2. 气滞血瘀

情志不畅则肝气郁结，气不行则血瘀阻滞经络，致脉络不充，四末失于荣养，可见肢端青紫、疼痛等。

3. 气血亏虚

患者素体虚弱，气血不足，或病久气血亏损，腠理空疏，风寒之邪深入，留连于血脉，气血运行受阻，四肢失养，故见肢端苍白、麻木、冰冷等。

4. 瘀热阻络

寒邪凝滞，瘀血内阻，郁久化热，瘀热蕴结脉络，则肢端肿胀发红，灼热疼痛，甚至日久肉腐而见溃疡或坏疽。

（二）西医

1. 特发性雷诺病相关因素

本病病因不明，可能与以下因素有关。

（1）寒冷刺激：患者对寒冷刺激比较敏感，在寒冷地区本病的发病率较高。

（2）神经兴奋：患者多是交感神经兴奋型，可能与中枢神经功能紊乱、交感神经功能亢进有关。

（3）职业因素：长期从事震动性机械的工人如气锤操作工，其发病率高达 50%，具体机制不明。

（4）内分泌紊乱：此病女性占 70% ～ 90%，症状在月经期加重，妊娠期减轻，可能与性激素有关。

（5）其他原因：遗传、疲劳、感染等。

2. 继发性雷诺现象常伴有的疾病

（1）全身性硬皮病。

（2）系统性红斑狼疮。

（3）皮肌炎或多发性肌炎。

（4）类风湿关节炎。

（5）50 岁以上患者的四肢动脉粥样硬化。创伤和药物如麦角诱导剂、长春新碱、巴比妥酸等亦可引起本病。

雷诺病发病机制目前认为是肢端小血管对寒冷和应激的过度反应，可能与支配周围血管的交感神经功能紊乱有关。

【临床表现】

（一）发病

本病多发生在 20 ～ 40 岁，女性多于男性，起病缓慢，开始为冬季发作，时间短，逐渐出现遇冷或情绪激动即可发作的情况。

（二）临床特征

本病主要临床表现为间歇性肢端血管痉挛伴有疼痛及感觉异常，典型临床发作可分三期。

1. 缺血期

寒冷或情绪激动时双手苍白、发凉，肢端皮温降低，手部出冷汗，常伴有麻木、疼痛和蚁行感等，也可同时累及足趾、鼻尖、外耳，持续数分钟至数小时。

2. 缺氧期

局部缺血持续存在，毛细血管扩张淤血，肢端青紫、疼痛，持续数小时至数日后消退或转入充血期。

3. 充血期

动脉充血，皮肤潮红，皮温上升，然后恢复正常。部分患者开始出现青紫而无苍白或苍白后即转为潮红，也可从出现苍白或青紫之后即恢复正常。反复发作者偶有出现指端营养性改变者，如指甲脆裂、指尖溃疡或坏疽等。

（三）体格检查

除指 / 趾发凉、手部多汗外，其余正常。桡动脉、尺动脉、足背动脉及胫后动脉搏动均存在。

【辅助检查】

（一）激发试验

1. 冷水试验

将手指或足趾置于 4℃的冷水中 1 分钟，可诱发上述典型症状发作。

2. 握拳试验

两手握拳 1 分钟，在弯曲状态下放开，也可诱发上述症状。

（二）指动脉彩超或造影

寒冷刺激时前者可发现手指的血流量减少，后者可见动脉内膜增厚、管腔狭窄，偶见动脉闭塞。

（三）实验室检查

血沉、C- 反应蛋白、类风湿因子、抗核抗体等免疫指标的检测有助于诊断及鉴别诊断。

【诊断】

诊断依据：①青年女性、寒冷及情绪激动诱发，出现手指或伴有足趾对称性，界限分明的苍白、青紫及潮红等变化；②病史 2 年以上；③排除其他引起血管痉挛发作的疾病。

【鉴别诊断】

（一）雷诺现象（Raynaud phenomenon，RP）

雷诺现象是指继发于其他疾病的肢端动脉痉挛现象，常见于血栓闭塞性脉管炎、自体免疫性疾病等，与雷诺病的鉴别如下（表 11–1）。

表 11-1 雷诺病与雷诺现象的鉴别

特点	雷诺病	雷诺现象
起病	20 ~ 40 岁	30 ~ 40 岁
性别	女性为主	男性多见
严重程度	较轻	较严重
组织坏死	少见	常见
分布	对称、双手和双足	非对称
甲皱毛细血管	正常	扩张，管腔不规则，血管袢增大
病因	不明	结缔组织病，血管性及神经血管性高凝状态，血液病，肿瘤，药物，损伤等

（二）肢端发绀症

双手、足肢端对称发绀，寒冷、情绪激动加重，温暖环境可略缓解，不能完全恢复，无界限分明的苍白、青紫及潮红变化，不伴有肢端坏死。

【治疗原则】

治疗目的是预防发作，缓解症状，防止肢端溃疡发生。

【辨证论治】

本病一般属中医学“血痹”“痛痹”“脉痹”“厥证”“阴疽”“肢端青紫症”等范畴。在一些经典中医书籍中可见到与本病相类似的记载，如《素问・五脏生成》曰：“卧出而风吹之，血凝于肤者为痹。”首先是血瘀为本病之病因病机。嗣后《伤寒论》提道：“手足厥寒，脉细欲绝者，当归四逆汤主之。”开治疗本病之先河。

（一）辨证分型

1. 寒凝痹阻型

主症：四肢指、趾发凉畏寒，轻则麻木，重则疼痛，遇热减轻，遇冷加重，皮色苍白或青紫，舌质淡，苔薄白，脉沉细而迟或弦紧。

治法：温阳散寒，活血通络。

方药：当归四逆汤加味。当归 12g，红花 15g，桂枝 15g，赤芍 12g，干姜 10g，细辛 6g，木通 8g，炙甘草 5g，丹参 20g，川乌 10g，黄芪 30g。若寒重拘挛疼痛者，加附子；五指疼痛者，加片姜黄、制乳香、没药；病在下肢者，加川牛膝以引药下行；重症者用阳和汤加味。

2. 热毒熏灼型

主症：患病日久，肢端肿胀灼热，疼痛较重，指端紫红，伴麻木而痛，甚则发生溃疡或坏疽，舌质红，苔黄或黄腻，脉细数或滑数。

治法：清热解毒，活血通脉。

方药：四妙勇安汤加减。金银花 20g，赤芍 12g，蒲公英 15g，紫花地丁 20g，桃仁 15g，连翘 15g，当归 12g，玄参 30g，红花 10g，僵蚕 10g，黄芩 10g。热毒甚者，加野菊花；血瘀疼痛者，加乳香、没药、丹参。

3. 气滞血瘀型

主症：因精神因素或遇冷而诱发，肢端苍白、青紫、潮红、疼痛，情绪激动时症状加重，呈持续性，患部轻度肿胀，舌质暗或绛，有瘀斑，苔薄白，脉弦细而涩。

治法：理气活血，通络止痛。

方药：身痛逐瘀汤加减。秦艽 10g，威灵仙 10g，桃仁 12g，红花 12g，甘草 6g，羌活 10g，葛根 15g，乌梢蛇 5g，当归 15g，丹参 30g，川芎 12g，白芍 20g，全蝎 10g，土鳖虫 12g。肝郁甚者，加郁金 12g，香附 10g；胁下隐痛者，加炒五灵脂、延胡索各 15g；血瘀甚者，加乳香、没药各 10g，血竭 3g（冲）。

4. 脾肾阳虚型

主症：面色少华，四肢不温，畏寒怕冷，遇寒则四肢末端冷甚，指、趾皮肤色苍白，或发青紫，麻木疼痛，腰酸膝软发凉，舌质淡，苔白，脉细沉弱。

治法：益脾肾，通经脉。

方药：右归丸加减。山萸肉 10g，桂枝 12g，附子 10g，当归 10g，菟丝子 12g，枸杞子 12g，淫羊藿 10g，炮姜 10g，杜仲 10g，鹿角霜 15g，丹参 20g。若气虚者，加黄芪、党参；寒邪重者，加干姜、小茴香；脾虚腹泻者，加白术、茯苓。

（二）中成药、中药制剂

中成药：大活络丹、小活络丹、复方丹参片、活血通脉胶囊、东莨菪碱片、二妙丸、伸筋丹、舒筋活血片等。

中药制剂：丹参注射液、三七皂苷注射液、654–2、细辛注射液、黄芪注射液、当归寄生注射液等。

（三）针灸

1. 针刺法

主穴：上肢取曲池、内关、外关、合谷；下肢取足三里、阴陵泉、阳陵泉、三阴交。

2. 温针法

取穴：上肢取阳池、八邪、合谷、外关、曲池；下肢取八风、太冲、足临泣、解溪、足三里。病发于手指者取上肢穴，病发于足趾者取下肢穴，病发于手指和足趾者同时取上下肢穴。15 天为 1 个疗程。

3. 电针法

取穴：采用患侧循经取穴与局部取穴相配合，上肢取曲池、手三里、外关、合谷，八邪、十宣点刺放血；下肢取足三里、三阴交、解溪、太冲、八风、十宣点刺放血。每日 1 次，10 次为 1 个疗程，疗程之间间隔 3 天。

【西医治疗】

（一）预防发作

1. 避免各种诱发因素。注意保暖，减少肢体暴露在寒冷环境；避免精神紧张和情绪激动；避免指 / 趾损伤；戒烟；避免应用麦角胺、β– 受体阻断剂和避孕药等。

2. 理疗，冷热交替治疗。

3. 加强锻炼，提高机体耐寒能力。

（二）药物治疗

经一般治疗无效，血管痉挛发作影响患者日常生活或工作，以及出现了指 / 趾营养性病变时应考虑药物治疗。

1. 钙离子拮抗剂

（1）硝苯地平：首选，口服每次 20mg，3 次 / 日。能明显减少发作次数，甚至可完全消失。不良反应严重者可使用缓释剂或氨氯地平。

（2）维拉帕米：口服每次 45 ～ 90mg，3 次 / 日。

2. 血管扩张剂

血管扩张剂是主要治疗用药，对原发性者疗效较好，对病情较重的患者疗效较差。

（1）草酸萘呋胺：口服每次 0.2g，3 次 / 日，可缩短发作时间及减轻疼痛。

（2）烟酸肌醇酯：可缩短发作时间及减少发作次数，但服药 3 个月后疗效才明显，用法为 4.0g/d。

（3）利血平：0.25mg/d；分 3 次口服。此外还可以服甲基多巴、盐酸妥拉唑和罂粟碱。

3. 前列腺素

前列环素（PGI2）和前列地尔（PGE1）俱有较强的扩张血管和抗血板聚集作用。PGI2 类药如伊洛前列素，用法为每分钟 0.5 ～ 2ng/kg，静脉滴注持续 5 ～ 12 小时，3 ～ 6 天为 1 个疗程。

4. 其他药物

继发感染者，应用抗生素；伴有严重硬皮病患者可静脉注低分子右旋糖酐；巴比妥类镇静药及甲状腺素也有减轻动脉痉挛作用；硝酸甘油软膏局部涂擦可减少发作。充血期可给予 B 族维生素、谷维素。

（三）其他治疗

1. 手术治疗。对病情严重、难治性患者，可考虑交感神经切除术或阻断术。

2. 血浆交换治疗。

3. 条件反射和生物反馈疗法。对药物无反应者可考虑交感神经切除术，但疗效有待进一步观察。

【预后】

1. 早期若患者注意保护，积极采取中西医结合治疗，预后良好，部分患者可获痊愈。

2. 晚期患者病情严重者，可发生皮肤营养障碍，预后不佳。

3. 部分患者发作频繁，或出现皮肤溃疡、坏疽，预后不良，影响正常的生活和工作。

【预防与调护】

1. 避免精神刺激，保持乐观情绪，劝导患者消除对疾病的恐惧及忧虑，向患者解释清楚，只要注意防护，10%～20%的患者可以逐渐缓解或自愈，大部分患者经药物治疗后病情稳定或好转。

2. 避寒保暖，寒冷是雷诺病的激发因素，要嘱患者防寒保暖，避免在寒冷的室外作业，避免接触冰冷物体，外出时要注意保暖，加厚衣服，冬天应戴上保暖手套，穿羊毛袜和棉鞋。

3. 戒烟，吸烟可诱发血管痉挛，加重病情，宜劝患者绝对戒烟。

4. 避免外伤，雷诺病患者在日常生活及工作中应避免外伤、保护手指（足趾）。刺伤、切伤、挫伤肢端皮肤容易引起溃疡或其他营养性改变。

5. 用药注意，不用缩血管药物麦角醇等，并避免应用避孕药。

6. 及时确诊，早期治疗。若出现肢端皮色改变、疼痛或感觉异常，应及时就医，早期治疗，以防病情发展。

【医案精选】

吴永刚医案——寒凝经脉，阳气不能达于四末

朱某，男，35岁，司机，深圳罗湖。2009年6月3日初诊。

现病史：该患者是货柜车司机，常年从事长途运输。自述两年来每遇凉就出现双手指麻木、刺痛难忍，手指变白、冰冷，保暖后手指变得潮红，又有胀痛的感觉。冬天夜晚行车或睡眠不佳时手指胀痛不已。初期每遇寒冷或情绪激动时就出现上述手指的变化，呈阵发性，尚有间歇期，日久手指的颜色始终呈苍白色、肿胀疼痛难耐、冰冷，抓握方向盘都很困难。常年手不敢沾凉水，身高，体形魁梧，手却不能任重物。早期寻求中医治疗，以风湿、类风湿治疗效果不显著。后经市内综合性医院诊断为雷诺病。常规口服烟酸、尼莫地平、镇静剂等也无明显疗效。经朋友推荐寻治于此。

刻下症：中年男性，患病两年余。双手指肿胀疼痛不已、苍白、冰冷，手掌手背潮红，抓握不利，遇冷加剧。余则无所苦，舌质淡苔薄，脉沉细。抗核抗体（ANA）（+）。诊断：雷诺病。

辨证："阴阳气不相顺接"，此乃厥证。

治法：温经散寒，扶阳通脉。

方药：当归四逆汤加减。炙附子 30g（先煎），炙甘草 30g，干姜 20g，桂枝 30g，白芍 30g，当归 20g，细辛 5g，通草 10g，地龙 15g，淫羊藿 30g。3 剂，水煎服。

二诊（2009 年 6 月 8 日）：上方后手指由白渐暗，手指渐暖。余如前。舌脉如前。调方如下：炙附子 60g（先煎），炙甘草 30g，干姜 30g，桂枝 30g，白芍 30g，当归 20g，细辛 5g，通草 10g，地龙 15g，淫羊藿 30g，土鳖虫 10g，川芎 15g。7 剂，水煎服。

三诊（2009 年 6 月 15 日）：上方后手指颜色渐变，肿胀疼痛减缓，指尖仍凉，舌脉如前。守方 7 剂，水煎服。

四诊（2009 年 6 月 26 日）：服上方后手指肿胀疼痛消失，手凉转暖，唯手握欠佳，舌脉如前。守方再进 7 剂巩固疗效。

按语：雷诺病是指在寒冷刺激、情绪激动等因素影响下，发生肢体末梢动脉阵发性痉挛，呈现以手足皮肤颜色由苍白－紫绀－潮红－正常的间歇性变化为主的一类疾病。有人将此病称为"肢端（末梢）动脉痉挛病"。该病发病原因不明。临床除常规的扩血管药物，尚无很好的针对性治疗方法。属临床疑难病，该例病患中药治疗月余痊愈，实属不易！

雷诺病的手指冰冷、苍白、疼痛、肿胀等症状恰符合当归四逆汤证。所以该患以当归四逆汤加减治之。原方为桂枝汤去生姜，倍用大枣加当归、细辛、通草而成。当归补肝养血行血，桂枝温经通阳，白芍和营养血，细辛温散血中之寒凝，通草通行血脉，大枣、甘草益脾养血。诸药合用共奏散寒邪、养血脉、通阳气之功，是临床治疗血虚寒凝证的首选方。

该患后期手指冰冷、苍白、疼痛持续不缓解，表明寒凝经脉甚，非大辛大热之品难以祛除，因此，方中重用附子、干姜、淫羊藿以祛除在经凝滞之寒邪，取其力大用为君药。临床依据患者肿痛情况，附子可增可减，取效甚捷。久病寒凝多见血瘀，故于方中配伍走窜之性的血肉有情之品地龙、土鳖虫，以助全方之药力。

综观该病，临证之时抓住血虚寒凝之病机，权衡病机之变化，审证用药，药证相符。此病虽难治，但可治！

第二节　红斑性肢痛症

红斑性肢痛症（erythromelalgia）是一种以肢端皮肤红、肿、热、痛为特征局限性阵发性肢端血管扩张性疾病，又称为“红痛症”“脚痛综合征”“足灼热综合征”等。本病少见。可分为原发性、继发性和特发性红斑肢痛症。本病应属中医的“热痹”“红斑”等范畴。

【病因病机】

（一）中医

1. 湿热痹阻

患者外感风热之邪，或久处湿地，风湿热合而为患；或素体阳盛，感受外邪后易从热化，或因寒湿之邪侵袭日久郁而化热，湿热蕴结，浸淫肌肤及关节，痹阻脉络，气血运行不畅，导致肢体红、肿、热、痛等症。

2. 血热蕴蒸

外感热邪，或寒湿之邪郁久化热，热毒内盛，热为阳邪，其性急迫，波及血分，血热相搏，痹阻脉络，可见肢端剧烈灼痛、灼热、肤色红赤。

3. 瘀热阻络

风寒湿热诸邪流窜肌肤及关节，痹阻脉络，导致瘀血凝滞，瘀久化热，瘀热阻滞脉络，可见肢端红肿热痛，痛如针刺，夜发较多；脉络不通，肌肤失养，则皮肤指甲变厚。

4. 风寒阻络

患者正气不足，腠理空疏，风寒湿邪乘虚侵入机体，寒主收引，湿性黏滞，寒湿阻于脉络，脉络不通，故致肢端疼痛，遇冷痛甚，皮肤冰冷。正如《灵枢·周痹》曰：“风寒湿气，客于外分肉之间，迫切而为沫，沫得寒则聚，聚则排分肉而分裂，分裂则痛，痛则神归之，神归之则热。”

（二）西医

1. 原发性红斑肢痛症

其病因及发病机制不清楚。由于本病呈两侧性分布，目前认为与自主神经或血管舒缩神经中枢功能紊乱有关。由于在某些原因如受热、炎症刺激（5-HT 升高）、遗传等因素的作用下，血管的神经体液调节机制紊乱，引起毛细血管前动静脉短路开放过多，使局部皮肤动脉血增加，血管张力增高，产生压力和刺激邻近的神经末梢，从而引起特征性烧灼感，出现红、肿、痛、热等临床表现。

2. 继发性红斑肢痛症

本病可继发于糖尿病、各种结缔组织病、痛风、恶性贫血、真性红细胞增多症、血小板增多症、多发性硬化症、周围神经炎、脊髓炎、血栓闭塞性脉管炎、一氧化碳中毒、心力衰竭、高血压、脓胸、肾炎、更年期综合征、重金属中毒、营养不良、精神紧张等。其机制可能与末梢血管神经功能失调、毛细血管前动静脉短路开放过多有关。

3. 特发性红斑肢痛症

本病与气温的突然变化、寒冷刺激有关，青春期好发本病。可能与青春期、发育期自主神经和内分泌系统不稳定，对外环境变化的适应能力较差，某种生物性致病因子或营养缺乏有关。

本病的早期病理变化主要是发作时皮肤血管迅速高度扩张充血，局部皮温升高，红细胞外渗、组织水肿，足背和胫后动脉搏动增强，不伴有局部组织的器质性异常和营养性改变。

【临床表现】

（一）原发性红斑肢痛症

本病男多于女，手足均可被侵犯，但以双足为主，多为对称性。典型症状为手足局部的红、肿、痛、热，发作时皮肤呈潮红色，多有灼热感或刺痛，过敏样感觉，局部皮肤温度明显升高，多汗。严重时抱足呼叫，坐卧不安，影响睡眠，即使是冬季也爱赤足行走，一般止痛药常难以奏效，须凉风吹拂或将足浸入冷水中方可缓解。多无全身症状。大多数患者都有引起发作的临界温度，临界温度一般为 30 ～ 36℃。当环境温度降低时，上述症状可以减轻，肢体活动或下垂时，症状可加重。患肢动脉搏动增强。久病后可有肢端感觉减退，趾甲弯曲增厚，甚至肌萎缩。可行激发试验，即将手或足浸泡在 32 ～ 36℃温水内，若有症状出现或加重，即为阳性。腹部加热，或用毛毯裹住肢体，引发疼痛发作者亦为阳性。原发性红斑肢痛症虽然红、肿、痛、热症状显著，痛苦较大，但并不会引起严重的后果，通过综合治疗，可获治愈，预后良好。部分患者愈后又可复发。

（二）继发性红斑肢痛症

本病除原发性疾病的表现外，红、肿、痛、热症状比较轻，而且不一定同时存在，一般以热痛为主，晚间较重，常喜将足伸在被外，用冷水浸泡可使疼痛减轻。部分患者既畏热又畏寒，或伴有感觉过敏、感觉迟钝和失眠等。继发性红斑肢痛症除有局部症状外，还伴有其他系统性损害，如糖尿病、结缔组织病等，所以除治疗局部症状外，还应加强对原发病的治疗。原发病的有效控制，对继发性病变的治疗有益。

（三）特发性红斑肢痛症

本病好发于我国南方地区，每年的二三月间气温突然变化时可有流行发生，青年女性多见，绝大多数患者的症状轻微，剧痛难忍者少，多不影响学习、工作和生活。疼痛以热痛为主，刺痛、胀痛和痒痛者少。静止时疼痛减轻，活动时加重。日轻夜重，因而影响睡眠。发病部位不一，双手、双足、单手、单足、一侧手足以及单指（趾）或是数指（趾）均可发生。局部充血性肿胀或潮红，少数有灼热感、关节痛、心悸和头痛。特发性红斑肢痛症临床症状较轻，是自限性疾病，多在发病后 2 ～ 15 天自愈，超过 15 天者少，不治自愈。

【诊断】

1. 任何年龄均可发病，但以青壮年多见，多在气温突然下降、受寒或长途行走后急性发病。

2. 本病主要侵犯手足部，尤以两足常见。

3. 发作时表现为一侧或两侧远端（手、足）的烧灼样疼痛，局部皮肤发红、皮温升高，肿胀，出汗，常呈阵发性发作，可持续数分钟，或数小时，甚至数日，发作大都在晚间。

4. 局部受热、运动、长久站立，或肢体下垂，均可诱发或加剧疼痛；休息、冷敷、将患肢抬高，可使症状减轻以至消失。

5. 患肢动脉搏动增强。久病后可有肢端感觉减退，趾甲弯曲增厚，肌肉萎缩。

6. 血中 5-HT 增高。甲皱微循环检查示毛细血管袢轮廓模糊，动静脉口径扩张，其内压力增高，给予热刺激后更为严重；异型管袢增多，血流可呈泥流状，血管运动计数呈节律性开放，运动次数增多，频率加快。肢体阻抗血流图呈高血容量型异常。

【治疗原则】

本病目前尚无明确有效的治疗方法，主要采取中医药治疗，对症治疗，加强护理。首先要明确是原发性红斑肢痛症，还是继发性红斑肢痛症。原发性红斑肢痛症的治疗以镇痛为主，可运用药物镇痛及手术或药物注射阻断治疗。如果属于继发症，应查明病因积极治疗原发病。

【辨证论治】

中医认为，患者以青壮年为多，素体阳热偏盛，内有蕴热，外受风寒湿及热毒之邪侵袭，营卫不和，寒湿入里化热，湿热蕴蒸，痹阻脉络，气血瘀滞，气血不荣四末而发病。病初以邪实为主，依病邪之偏而分为风湿热痹型、湿热下注型、寒凝血瘀型及热毒炽盛型；久病热伤营阴，则表现为阴虚血热之象或反复发作的热象，以血瘀脉络之证为主。本病病位在血脉，病变性质为血脉为邪气瘀痹，所以应始终重视祛邪与活血通络治法的运用，同时注重顾护正气。

（一）辨证分型

1. 风湿热痹型

主症：起病较急，局部肌肤红肿疼痛，灼热感明显，皮肤潮红，伴恶风，患肢多汗，唇干，舌红苔薄黄，脉浮数。

治法：清热疏风，宣通气血。

方药：白虎加桂枝汤加减。生石膏 20g，忍冬藤 20g，桑枝 12g，知母 15g，桂枝 12g，川芎 10g，赤芍 12g，秦艽 12g，防己 10g，苍术 12g，木瓜 12g，甘草 6g。若湿热明显者，可用四妙丸加味。

2. 湿热下注型

主症：下肢肤色焮红，肿胀，偶有水肿，自觉灼热，剧痛，遇热痛剧，胸闷，纳呆，便溏，舌质红，苔黄腻，脉滑数。

治法：清热利湿，活血通络。

方药：四妙勇安汤加减。金银花 20g，玄参 20g，当归 12g，赤芍 12g，牛膝 15g，黄柏 12g，黄芩 12g，栀子 12g，连翘 12g，苍术 15g，防己 12g，紫草 12g，生甘草 6g，红花 10g，木通 8g。若瘀血明显者，加丹参、川牛膝。

3. 血热炽盛型

主症：患肢皮肤鲜红，如汤泼火燃，遇热加重，放入凉水中浸泡则舒，口渴，便秘，溲赤，舌质红绛，苔黄，脉洪数。

治法：清热解毒，凉血化瘀。

方药：黄连解毒汤合清热解毒汤加减。水牛角粉 20g，生地黄 20g，赤芍 12g，牡丹皮 10g，黄芩 12g，黄连 10g，黄柏 10g，栀子 20g，玄参 20g，当归 12g，丹参 20g，延胡索 12g。若毒邪旺盛者，加金银花、连翘。

4. 脉络瘀阻型

主症：发病日久，肢体剧痛，痛如针刺，固定不移，夜间尤甚，皮肤暗红，肢端皮肤、指甲变厚或溃疡，舌质紫暗，有瘀斑，脉弦细。

治法：活血化瘀，通络止痛。

方药：桃红四物汤加减。桃仁 12g，红花 12g，当归 12g，赤芍 12g，生地黄 20g，川芎 12g，丹参 20g，川牛膝 20g，土鳖虫 12g。若伴有气滞者，加枳壳 15g，路路通 12g，王不留行 20g。

5. 寒凝血瘀型

主症：肢端卒痛难忍，时痛时止，得热则减，遇寒则剧，肤色潮红不甚，伴有手足挛急麻木，舌淡，苔薄白，舌底脉络显露，脉弦紧。

治法：散寒祛瘀，通络止痛。

方药：乌头汤加减。川乌 10g，麻黄 10g，赤芍 12g，白芍 15g，黄芪 20g，独活 10g，牛膝 20g，当归 12g，桂枝 15g，炙甘草 6g，蜈蚣 2 条。若阳虚寒凝者，可用阳和汤加味。

外治疗法：如肤色焮红，剧痛者，可外用玉露散（芙蓉叶，晒干，适量）研细末，冷开水调敷患处，每日 1 ～ 2 次；或外用如意金黄散（天花粉 100g，黄柏、大黄、姜黄、白芷各 50g，厚朴、陈皮、甘草、苍术、天南星各 20g，上药共研细末）凉茶水调成糊状，外涂患处，每日 1 ～ 2 次；或应用芒硝 30g，冰片 10g，冷湿敷于患处。

（二）中成药、中药制剂

中成药：四妙丸、复方丹参片、活血通脉胶囊、血府逐瘀口服液、清瘟败毒丸、清瘟消肿九味丸、双黄连口服液等。

中药剂：双黄连注射液、灯盏花注射液、复方丹参注射液等。

（三）针灸

主穴：三阴交、太溪、太冲。

配穴：复溜、内庭、行间、解溪、侠溪。上肢出现红肿热痛时，取外关、合谷、间使、神门、大陵。

【西医治疗】

（一）一般治疗

发作时应卧床休息，抬高患肢，局部冷敷，避免运动、饮酒、药物等引起局部血管扩张的刺激。

（二）病因治疗

继发性红斑性肢痛症患者积极治疗原发病。

（三）药物治疗

1. β- 受体阻滞剂

普萘洛尔 20 ～ 30mg，3 次 / 日，口服，可减轻疼痛。

2. 5- 羟色胺再摄取抑制剂

文拉法辛 18.75 ～ 75mg，2 次 / 日；或舍曲林 25 ～ 200mg，1 次 / 日。部分患者对此类药物极为敏感。

3. 5- 羟色胺拮抗剂

二甲麦角新碱 2mg，3 次 / 日，可获得完全缓解。

4. 阿司匹林

对继发于血小板增多症等血液疾病的红斑性肢痛症患者，50 ～ 100mg/d，口服。

5. 其他

三环类抗抑郁药物、钙通道阻滞剂、血管收缩剂、自主神经调节剂、维生素类等均有治疗作用。

（四）物理疗法

用超声波或超短波治疗，也可用短波紫外线照射的方法。

（五）封闭疗法

1. 选踝上做环状封闭。
2. 骶部硬膜外封闭。
3. 腰交感神经节阻滞。

（六）外科治疗

个别病例各种治疗无效的、疼痛明显的可选外科手术治疗。

【预后】

1. 良性类型患者，对药物治疗反应好，预后好。
2. 大多数患者往往因反复发作，经长期治疗不愈。
3. 晚期患者皮肤、指（趾）甲变厚，甚至有溃疡形成。

【预防与调护】

1. 注意营养，加强锻炼，增强体质，提高机体抵抗力。
2. 避免引起局部血管扩张的刺激，如热水洗脚、行走过多，久站等。
3. 患者要穿透气的鞋子袜子，可避免足部受热。

【医案精选】

张建强医案——湿热痹阻，血热伤阴

患者彭某，男，57 岁。因双足烧灼样疼痛肿胀 20 天于 1995 年 10 月 12 日初诊。自述 20 天前无明显诱因出现双足烧灼剧痛，呈阵发性，日数次，入夜尤甚，难以成眠，将双足放入冷水中自能缓解。体检：患者一般情况好，痛苦面容，双下肢及足背浮肿（Ⅲ），足部有红斑，触之灼热，足背及胫后动脉洪数有力，寸口脉数，舌红绛，苔黄腻。肝肾功能及血尿常规检查均正常。

诊断：红斑性肢痛症。

辨证：湿热痹阻，血热伤阴。

治法：凉血养阴，清热利湿。

方药：生地黄 100g，黄芩、忍冬藤各 50g，泽泻 30g，赤芍、薏苡仁各 30g，牡丹皮 12g，蒲公英 15g，丝瓜络 10g，延胡索 10g。水煎服，日 1 剂。同时依法给予外洗治疗。

患者用药第 1 天后疼痛减轻，晚上可以休息；第 3 天后疼痛大减，浮肿明显消退；连续治疗 8 天，诸症悉除，可以下地活动而无不适，病告痊愈。随访 1 年无复发。

按语："血受热则煎熬成块"致络脉瘀滞。我们根据热入血分最易致瘀和动血的特点，其治疗当以滋阴降火、清肝利湿、凉血化瘀为原则，标本兼治，随症加减，疗效显著。方中生地黄清热凉血，养阴生津，大剂量应用以安沸腾之血而为主药甚为对证。赤芍、牡丹皮均入肝经相须为用作用增强，赤芍以清血分实热，散瘀血留滞见长。牡丹皮善清血热，而又活血，有凉血散瘀的功效，使血流畅而不留瘀，血热清而不妄行。对血热炽盛，肝肾火旺及瘀血阻滞等症，其效尤佳，又牡丹皮配生地黄则滋肾泻火，配山栀则又清肝泄热。现代药理研究证实芍药所含芍药苷具有较好的解痉作用及镇痛、镇静、解热和抗炎作用，与生地黄、牡丹皮相配共为主药。栀子既轻清上行泻肺火去肌表热，又苦寒泄降泻三焦火，凉血清心热，既能清气分热，又能清血分热。黄芩清热泻火，动物实验证明其有解热、镇静作用。玄参为咸寒之品，质润多液，其功滋阴降火、凉血解毒，配生地黄、牡丹皮、赤芍可加强清热凉血之功。延胡索活血、行气、止痛。现代药理研究证实延胡索内服会产生类似吗啡及可待因的效果，能显著提高痛阈，有镇痛作用。四药共同清热凉血，行气止痛而为辅药，且延胡索性温有防大量苦寒药伤中败胃之虞。薏苡仁渗湿除痹防生地黄超量应用而腻膈滞胃，为佐药。络石藤凉血通络，引诸药直达病所而为使。上数味药相辅相成，共奏养阴、清热、凉血、止痛之功。中药作用原理可能与使远端毛细血管网充分开通，减少毛细血管网前动静脉短路，降低动脉内高含氧血流量，缓解局部动脉张力，从而减少对临近神经末梢的刺激有关。其作用机理有待进一步研究探讨。

第三节　自主神经系统疾病的中医传承创新研究及展望

一、雷诺病

特发性雷诺病的病因至今未明，但多数学者认为雷诺病与寒冷刺激、神经因素、内分泌功能紊乱（性腺功能）、遗传、血液高凝状态、免疫等因素有关。

继发性雷诺现象的原因为其原发病，常见原发病有结缔组织病（如硬皮病、系统性红斑狼疮、类风湿关节炎、风湿性关节炎、皮肌炎、结节性动脉周围炎、白塞病等）、振动综合征、血管系统疾病（血栓闭塞性脉管炎、动脉硬化、胸廓出口综合征）、神经系统疾病（末梢神经炎、进行性肌萎缩、交感神经炎、脊髓空洞症、外伤性神经痛、腕管压迫综合征等）、化学药物中毒（麦角、铅、亚硝酸、水银等中毒）、其他疾病（冷球蛋白血症、真性红细胞增多症、阵发性血红蛋白尿、高黏滞血症、甲状腺病、肾上腺肿瘤、卵巢功能异常、溃疡性结肠炎、骨髓增生性疾病、冻伤、战壕足、浸渍足、各种外伤、打字员及钢琴家手指振动伤等）。

特发性雷诺病与继发性雷诺现象病理改变发生在细小的末梢动脉，分为末梢动脉痉挛型和末梢动脉闭塞型两种类型。末梢动脉痉挛型的表现是末梢动脉无明显的病理性改变，血管暂时性的痉挛、变细后能恢复正常状态，并不造成远端肢体坏死，是非器质性病变；末梢动脉闭塞型表现为受累动脉内膜和中层增厚、弹性纤维坏死断裂、继发血栓形成而导致管腔不同程度狭窄甚至闭塞，从而引起供血区域的组织缺血、营养障碍直至肢体末梢的溃疡或坏死。

（一）中医传承创新研究

《素问·五脏生成》曰："卧出而风吹之，血凝于肤者为痹。"首次提到外风、血瘀为本病之病因病机。嗣后《伤寒论》提道："手足厥寒，脉细欲绝者，当归四逆汤主之。"开治疗本病之先河。《诸病源候论》进而指出："经脉所引皆起于手足，虚劳则血气衰损，不能温其四肢，故四肢逆冷也。"本病病因主要与外界气候寒冷、气血失和、脏腑功能失调有关，其病机主要如下：先天禀赋不足，以致脏腑气血生化功能虚衰，气虚难以运血，致血脉流行不畅，络道阻滞，指（趾）肌肤失于气血温煦、濡养而麻木，皮色变苍白，指（趾）端发凉。

李桂梅自拟祛痹解凝汤加减治疗雷诺病 36 例。方法：采用祛痹解凝汤口服。结果：36 例，治愈 12 例，好转 19 例，无效 4 例，总有效率 88.9%。结论：自拟祛痹解凝汤治疗雷诺病疗效可靠。

赵知荣对应用四逆散与四逆汤联合对患有雷诺病的患者实施治疗的临床效果进行了研究。方法：抽取 54 例患有雷诺病的患者，随机分为对照组和治疗组，平均每组 27 例。对照组采用四逆散治疗；治疗组采用四逆散与四逆汤联合治疗。结果：治疗组患者雷诺病病情控制效果明显优于对照组；肢端痉挛症状消失时间和治疗方案实施总时间明显短于对照组；治疗后病情复发率明显低于对照组；两组治疗期间未出现药物不良反应。结论：应用四逆散与四逆汤联合治疗雷诺病临床效果非常明显。

张茹莲等观察了用刺五加注射液治疗雷诺病。刺五加有镇静、扩血管、改善微循环、降血压、降血脂及增强机体非特异性防御能力作用。张茹连等报道应用刺五加注射液治疗 17 例，以刺五加注射液 60mL 加入 5% 葡萄糖盐水 300mL 内，以每分钟 30 滴静脉滴注，每日 1 次，连用 2 周为 1 个疗程，其中用药 1 个疗程 6 例，2 个疗程 11 例。结果：显效 15 例，有效 2 例。

王艳秋等报道了中西医结合治疗雷诺病 26 例。西药予西比灵，每次 5 ～ 10mg，每日 1 次，口服。中药用艾叶 25g，桂枝 25g，细辛 10g，炮姜 25g，川椒 25g，透骨草 25g，炙川乌 15g，桃仁 25g，红花 25g。装入沙布袋内，放入搪瓷盆中加开水烧开后，先熏擦洗，待水温降至 50℃左右时，将病变手或足浸泡在药液中，至水温不热时结束，再用时重复此法，每日 2 次，3 ～ 4 天更换一次药袋，10 天为 1 个疗程。6 例用 1 个疗程，16 例 2 ～ 3 个疗程，4 例 4 个疗程，结果：治愈 18 例，有效 8 例。

（二）展望

雷诺病，又称“肢端动脉痉挛症”，是一种血管神经功能紊乱引起的肢端小动脉痉挛性疾病。现代西医学目前尚无令人满意的治疗方法。中医学中无此专有病名，一般归属于“四肢逆冷”“血痹”等范畴。

现代中医最早报道治疗雷诺病的临床文章，发表于 1963 年，运用温阳祛寒法治疗 2 例获愈。20 世纪 70 年代，国内外的针灸医生将针灸疗法亦用于本病的治疗。但直至 70 年代末，仍以个案为主。近 10 余年来本病的中医药治疗逐渐受到重视。现代医家在整理、继承前人经验的基础上，对本病做了进一步的探讨。

雷诺病在临床上并非少见，但至今为止尚无理想的治疗方法。目前西医治疗常用血管扩张剂，通过改善肢体远端血液循环而缓解症状。但药物无选择性且多数患者小剂量治疗无效，大剂量应用则会导致胃肠反应、低血压、减少心和脑的血液供应等副反应。

经多年中医界的临床报道和多位专家经验可以筛选出如下有效方剂：

1. 阳和汤加减

熟地黄 30g，鹿角胶 9g，白芥子、生甘草各 6g，肉桂 3g，炮姜炭、麻黄各 2g。发于上肢者，加片姜黄；发于下肢者，加川牛膝；痛甚者，加乳香、没药；发作频繁者，加蜈蚣；情绪诱发者，加柴胡、白芍。本方有温阳散寒、活血通脉之功。方法：每日 1 剂，水煎取汁，分 3 次服用。

2. 通痹汤加减

柴胡、香附、肉桂、川芎、枳壳各 10g，白芍 30g，桂枝 20g，炮山甲 6g，蜈蚣 1 条。周身畏寒者，加肉苁蓉、细辛、薤白；情绪紧张者，加郁金、远志；气血不足者，加黄芪、黄精、鸡血藤、当归。本方有温经通络、舒筋止痛之功。方法：每日 1 剂，水煎取汁，分次服用，6 剂为 1 个疗程。

3. 温经汤加减

当归、川芎、桂枝、赤芍、白芍、鹿角霜各 10 ～ 15g，党参、牡丹皮（无虚热之候改用丹参）15 ～ 24g，炙甘草、干姜、吴茱萸各 6 ～ 10g，阿胶 15 ～ 20g（烊化）。肝郁气滞者，加柴胡、香附；血虚较甚者，加熟地黄、鸡血藤；气虚甚者，加黄芪；阳虚寒凝甚者，加附片、细辛。本方有温经活血、宣阳通脉之功。方法：每日 1 剂，水煎取汁，分 3 次服用，1 个月为 1 个疗程。

4. 温经通络汤加减

当归、芍药各 15g，桂枝 20g，细辛 3g，附子、水蛭、黄芪 30g。畏寒肢冷甚者，加干姜 10g，白芷 15g；疼痛甚者，加没药、延胡索各 10g；皮肤紫绀甚者，加五灵脂、生蒲黄、红花各 10g。本方有温经活血、通络止痛之功。方法：每日 1 剂，水煎取汁，分 3 次温服；药渣加水适量煎煮后熏洗患处，每日 2 ～ 3 次。连用 10 天为 1 个疗程。

5. 加减四安汤

金银花、玄参各 30g，赤芍、当归、牛膝、红花各 15g，连翘、黄柏、黄芩、栀子、苍术、紫草、防己、地龙各 10g，木通、桂枝各 8g。上肢发病者，加姜黄；下肢发病者，加牛膝；发作频繁者，加蜈蚣；疼痛甚者，加乳香、没药；情绪诱发者，加白芍、柴胡。本方有温通经脉、解毒散结之功。方法：每日 1 剂，水煎取汁，分 3 次服用。

6. 益血通脉汤加减

黄芪 50g，当归、赤芍、地龙、鸡血藤、桑枝各 30g，桃仁、红花、川芎各 15g。病变累及下肢者，加牛膝 30g；寒甚，患肢发凉、怕冷、肢端麻木疼痛者，加桂枝 15g；舌质紫暗，有瘀斑，脉沉涩者，加三棱、莪术各 10g；情绪激动，病情发作或加重者，加柴胡、香附各 10g；有血热者，加黄柏、黄连各 10g。本方有益气活血、通络止痛之功。方法：每日 1 剂，水煎取汁，分 3 次服用。

对于病程较长，症状严重、出现营养障碍，中西医结合药物治疗无效的患者，可考虑采取手术疗法，选用动脉周围末梢交感神经切除术，并采取围手术期中西医结合治疗，即手术前后密切配合中医药辨证施治，调整患者的整体心状态，使之更适应手术治疗及促进康复。

目前中医药及中西医结合治疗雷诺病虽然取得了一定进展，但尚存在一些问题亟待解决，如雷诺病病证结合诊断的研究，辨病施治与辨证论治相结合的规律研究，中西医结合治疗规范的研究，中药新药研制的研究等。

二、红斑性肢痛症

红斑性肢痛症（erythromelalgia）是一种原因不明的肢端远端皮肤阵发性皮温升高，皮肤潮红、肿胀，并产生剧烈灼热痛为特征的一种自主神经系统疾病。环境温度升高可诱发或加剧疼痛；温度降低可使疼痛缓解。任何年龄均可起病，但以青壮年多见。

1878 年 Mitchell 首先报道以指端皮肤红、肿、热、痛为特征的一种疾病，并命名为红斑性肢痛症。1964 年 Babb 等将此病分为原发性和继发性两类，1995 年还将主要发生在中国南方的一类具有流行性特点的红斑性肢痛症定义为特发性红斑肢痛症。近 30 年来，中国南京、西藏、贵州和两广等地区，曾在健康人群中大批流行性发病。

三、原发性红斑性肢痛症

发病机制不清。目前认为与自主神经或血管舒缩神经中枢功能紊乱有关，不过在血管舒缩系统、下丘脑中枢或神经节并未发现导致疾病发生的病理基础。

在切除有些患者的交感神经后，其临床症状获得改善。因此有人就提出交感神经功能异常学说，认为红斑性肢痛症的疼痛是因为扩张的动脉和痉挛缩小的毛细血管或微动脉之间出现血管舒缩协调功能障碍。当血流通过扩张的动脉进入微动脉和毛细血管时，由于微动脉和毛细血管的痉挛使血液循环受阻，导致血液对富含神经感受器的动、静脉吻合支的强烈冲击，继而产生了剧烈的疼痛。不过，血管舒缩异常并非产生疼痛的唯一原因，还可能与皮肤对温热过度敏感或细小血管对温热反应过度有关。近年还有人认为可能与血中 5– 羟色胺和缓激肽的蓄积有关。毛细血管前括约肌持续收缩，动静脉短路血管开放，导致局部灌注量增加，同时营养通路血管内灌注不足，引起局部组织缺氧，最终导致患处组织高灌注和缺血缺氧并存，引起剧痛、红肿和皮温升高，组织代谢产物使血管扩张，灌注增加，进一步加重了症状。

四、继发性红斑性肢痛症

继发性红斑性肢痛症的发病机制可能是由于相应的基础疾病导致了血管神经功能紊乱，使得毛细血管前括约肌持续收缩，导致动静脉短路血管开放，使得局部灌注量增加，同时营养通路血管内灌注不足，引起局部组织缺血而缺氧，最终导致患处组织高灌注和缺血缺氧并存，引起剧痛、红肿和皮温升高，组织代谢产物使血管扩张，灌注增加，进一步加重了症状。

（一）中医传承创新研究

红斑性肢痛症属中医学的“血痹”“热痹”“红斑”范畴。清代陈士铎《石室秘录》有“脚板红”和“手足痛”的描述，《疡医大全・奇病部》中说：“人脚板色红如火，不可落地……火聚于足心而不散，故经岁经年不愈也。”《素问・逆调论》有“人有四肢苦烦热，逢风寒如炙如火者”等记载。其病机为五脏之火，尤其是心肝之火聚于足心，郁而不散，灼及络脉，使络脉之血沸腾，煎熬津液而出现阴虚络热血瘀的一系列病理变化，治疗上针对病因，清其络脉之热，增其匮乏之阴液，安其沸腾之血，化其络脉之瘀血，此为治疗之关键所在。

近代孙怡、杨任民主编的《实用中西医结合神经病学》将本病分为四型进行辨证论治：①湿热痹阻型，治用四妙丸加减；②血热蕴蒸型，治用凉血四物汤加减；③瘀热阻络型，治用活络效灵丹加味；④风寒阻络型，治用蠲痹汤加减。

黎壮伟等从脾论治红斑性肢痛证。根据《黄帝内经》“治痿独取阳明”的延伸含义及红斑性肢痛症的临床特点，试从脾论治红斑性肢痛症，常屡试屡验，然脾脏有虚实之分，疾病有阴阳表里之不同，遣方用药必须在中医理论辨证指导下使用，实则泻之，虚则补之，不可因其“红斑疼痛”而皆认为是实热证，使用苦寒之药易伤脾气。同时，黎壮伟等认为，红斑性肢痛症亦属于中医“络痛”范畴，夹杂不同程度的瘀络，故在辨证的基础上加一二味虫类药，如地龙、全蝎、蜈蚣、水蛭、乌蛸蛇之属，利用其善于攻窜行走，入络攻痼之功，打开脉道，开气血之凝滞，最终达到气血融合。

刘军认为红斑性肢痛症是一种罕见的血管性疾病，临床主要以肢端发红、皮肤温度增高和烧灼样疼痛为主要表现，常在温热环境中或肢体下垂，站立、运动时发作。其发病机理尚不明了，有人认为是血管运动中枢的某些障碍所致。笔者从医 20 年，每用中药益气活血法治疗本病，收效颇佳，兹举案介绍如下。廖某，男，41 岁，1990 年 7 月 18 日入院。主诉：双下肢站立后肤色发红、肿胀、疼痛、不能举步一年，加剧半个月。一直卧床休息，不能工作，下肢酸痛麻木，头晕无力。观其下肢，站立后两下肢肤色顷刻发红，由肢端向上延伸，充血明显，肤色由红加深转紫暗色，患者感下肢沉重、肿胀，烧灼样疼痛，肌肤温度增高。嘱平卧于床，数分钟后肤色转淡而恢复正常。关节无畸形，余无阳性体征。血常规、出凝血时间均正常。辨证为气虚血陷，血行无力。拟益气活血行血法。处方：炒党参、炙黄芪、桑枝各 15g，炒白术、川芎各 10g，赤芍、白芍、全当归、红花、桃仁、地龙、独活各 12g，桂枝 8g。日 1 剂。5 剂服后，两下肢发红依然，酸痛麻木略有减轻。

樊淑敏以加味补阳还五汤内服外洗治疗红斑性肢痛症 18 例。红斑肢痛症是一种临床少见的由自主神经功能紊乱、肢端小动脉极度扩张所引起的以四肢远端阵发性发热、红斑、灼热痛、喜冷的综合征，系原因不明性原发性血管疾病，多累及青年人，男性多见，寒季转温时多发，常由温热环境、运动、久立等因素诱发，可遗传，因其疼痛剧烈、反复发作，严重影响患者正常生活，且无特殊疗法，一直列为疑难杂症，笔者于 1991 ～ 2000 年应用加味补阳还五汤内服外洗治疗本病患者 18 例，疗效明显。

耒阳卫生防疫站报道了红斑性肢痛症 344 例临床观察。中药组 176 例，用苍术 10g，黄柏 6g，川牛膝 6g，防己 12g，白芷 10g，每日 1 剂。西药组 16 例，每次口服病毒灵 20mg，安乃近 0.5g，维生素 B_1 20mg，每日 3 次。经过 6 天观察，中药组治愈率

92.61%，西药组治愈 58.93%。

杭州市拱墅半山人民医院报告红斑性肢痛症分型治疗 45 例观察。①冷痛型（18 例），治以补气益脾，温中散寒，通经活络。方药：党参、黄芪、木瓜、桑寄生各 25g，陈皮、白术、当归、独活各 15g，防风、荆芥、赤芍、制附子各 10g，干姜、川乌、甘草各 9g。水煎，1 日 1 剂，1 日 2 ～ 3 次，每次 100mL，温服。②热痛型（27 例），治以清热解毒，祛瘀生新，通利经脉。方药：蒲公英、黄柏、连翘、黄芪各 25g，金银花、白芍、当归、玄参、薏苡仁、丹参、牛膝，龙胆草各 15g，牡丹皮、甘草各 9g，水煎，1 日 1 剂，1 日 2 ～ 3 次，每次 100mL，冷服。结果：45 例全部治愈。疗程最短 3 天，最长 15 天，平均 7 天。

（二）展望

红斑性肢痛症病因不明，良性类型对治疗反应尚好，但有相当一部分患者病情很顽固，往往反复缓解与复发，经多年治疗而不愈。西医采取对症治疗可迅速缓解症状，为控制复发要长时间服药，但西药副反应较多，难以长期应用。中医药治疗重在清热通络，活血化瘀，改善机体整体功能，对于病因治疗及防止复发都有明显效果，但急性期发作时难以即刻缓解症状。中西医结合治疗则可以发挥各自的优势，达到理想的治疗效果。

本病早期急性发作时应使用止痛药缓解症状，同时配合中医辨证施治，减缓复发。缓解期间不宜服用镇痛药物，但应采用中医辨证论治或中成药治疗。疾病中期，可根据患者的具体情况和耐受程度，选用 β- 受体阻滞剂、5- 羟色胺拮抗剂等药，并以维生素 B_1、维生素 B_{12}、维生素 C、谷维素等辅助治疗；中医治疗宜针药并举，调节机体功能以提高临床疗效。对于晚期病情严重、发作频繁，镇痛药无效者可予以皮质激素短期冲击治疗及封闭疗法，仍无效者可考虑手术治疗。在疾病过程中始终坚持中医辨证论治，可减轻药物副反应，增强疗效。

第十二章

神经肌肉接头和肌肉疾病

第一节　重症肌无力

重症肌无力（myastheniagravis，MG）是一种由神经肌肉接头突触后膜上乙酰胆碱受体（AChR）的自身免疫性疾病。临床主要表现为部分或全身骨骼肌无力和易疲劳，活动后症状加重，经休息后症状减轻。患病率为（77～150）/100万，年发病率为（4～11）/100万。女性患病率大于男性，约3：2，各年龄段均有发病。根据重症肌无力不同时期的临床表现，中医学有不同的病名，四肢痿软无力则属“痿证”，眼睑下垂属于“睑垂”，抬头无力则属于“头倾”等范畴。

【病因病机】

（一）中医

本病的发生与脾、胃、肝、肾等脏腑有关。脾主运化，为气血生化之源，后天之本，主肌肉四肢。肝藏血，主筋。肾藏精，主骨生髓。脾胃虚弱，中气不足，气虚下陷，水谷精微生化乏源，则肌肉失于充养；日久元气大亏，肝血不足，筋脉失养；肾精得不到后天的补充，则髓枯骨痿。

1. 脾胃气虚

脾为后天之本，津液气血生化之源，主肌肉、四肢，胃主受纳、腐熟水谷。若素体脾胃虚弱或久病伤及脾胃或劳倦过度损及脾胃，致使脾胃受纳运化功能失调，气血津液生化之源不足，无以濡养五脏，运行气血，肌肉、筋脉失养，故肌肉无力、睑下垂，或四肢乏力、呼吸困难。

2. 气血两虚

气之源头在乎脾，今脾胃虚损，致中气不足，中焦失于运化，精血不生，则气血两虚，阴亏阳亢，肝阳独炽；或心气衰少，心火不宣，阴气独盛，神机受累，肌肉筋脉失养，故肌肉无力、睑垂，或四肢乏力、呼吸困难。

3. 肝肾阴虚

肾藏精，为作强之官，而肾中精气不足则不能作强；肝主藏血，为罢极之本，肝肾阴血不足则肌肉活动缺乏耐力，活动后乏力加重。若久病体虚，伤及肝肾，气血两虚，或劳欲过度，或由于各种原因引起肝肾阴虚，阴虚生内热，则灼液伤精，水不养木，肌肉筋脉失养，故肌肉无力、睑垂，或四肢乏力、呼吸困难。

4. 脾肾阳虚

肾为先天之本，藏精生髓。若先天禀赋不足，或劳倦伤肾，肾阳虚亏，或脾病及肾，日久致脾肾阳虚，不能温煦脾阳，脾阳不振则不能运化水谷之精微、濡润肌肉筋脉，故肌肉无力、睑垂，或四肢乏力、呼吸困难。

（二）西医

1. 目前 MG 被认为是最典型的自身免疫性疾病。发病机制与自身抗体介导的 AchR 的损害有关。主要由 AchR 抗体介导，在细胞免疫和补体参与下突触后膜的 AchR 被大量破坏，不能产生足够的终板电位，导致突触后膜传递功能障碍而发生肌无力。针对 AchR 的免疫应答与胸腺有着密切关系，MG 患者中 65% ～ 80% 有胸腺增生，10% ～ 20% 伴发胸腺瘤。胸腺中的“肌样细胞”具有 AchR 的抗原性，对 AchR 抗体的产生有促进作用。

2. 重症肌无力的主要病理改变发生在神经肌肉接头处，可见神经肌肉接头的突触间隙加宽，突触后膜皱褶变浅并且数量减少，免疫电镜可见突触后膜崩解，其上 AchR 明显减少并且可见 IgG-C3-AchR 结合的免疫复合物沉积等。肌纤维本身变化不明显，有时可见肌纤维凝固、坏死、肿胀。慢性病变可见肌萎缩。

【临床表现】

（一）发病

本病可见于任何年龄，20 ～ 40 岁女性、40 ～ 60 岁男性为发病高峰期。起病隐匿，病程有波动，可迁延数年至数十年，少数病例可自然缓解。感染、手术、精神创伤、全身性疾病、过度疲劳、妊娠、分娩等可诱发，甚至出现重症肌无力危象。

（二）重症肌无力患者全身骨骼肌均可受累

肌无力呈波动性，表现“晨轻暮重”活动后加重休息后减轻，胆碱酯酶抑制剂治疗有效。

1. 眼皮下垂、视力模糊、复视、斜视、眼球转动不灵活。

2. 表情淡漠、苦笑面容、构音困难，常伴鼻音。

3. 咀嚼无力、饮水呛咳、吞咽困难。

4. 颈软、抬头困难，转颈、耸肩无力。

5. 抬臂、梳头、上楼梯、下蹲、上车困难。

（三）重症肌无力危象

重症肌无力危象指呼吸肌受累出现呼吸困难，需用呼吸机辅助通气，是致死的主要原因。诱发因素包括呼吸道感染、手术（包括胸腺切除术）、精神紧张、全身疾病等。心肌偶可受累，可引起突然死亡。大约 10% MG 患者出现危象。

（四）胆碱酯酶抑制剂治疗有效

胆碱酯酶抑制剂治疗有效是 MG 的重要临床特征。

（五）临床分型

为了便于分层治疗和预后判断，Osserman 将 MG 分为如下类型。

1. 成年型（Osserman 分型）

Ⅰ眼肌型（15%～20%）：病变仅限于眼外肌，出现上睑下垂和复视。

ⅡA 轻全身型（30%）：四肢肌肉轻度无力，咽喉肌不受累。

ⅡB 中度全身型（25%）：四肢肌群受累明显，可伴有眼外肌、咽喉肌麻痹，呼吸肌不受累。

Ⅲ急性重症型（15%）：急性起病，肌无力严重，常在数周内累及呼吸肌，常合并胸腺瘤，药物治疗效果差，可出现重症肌无力危象，死亡率较高。

Ⅳ迟发重症型（10%）：常由Ⅰ、Ⅱ型发展而来，症状同Ⅲ型，病程达 2 年以上，常合并胸腺瘤，预后较差。

Ⅴ肌萎缩型：少数患者为肌无力伴肌萎缩。

2. 儿童型

儿童型约占我国重症肌无力患者的 10%，大多数病例仅限于眼外肌麻痹，双眼睑下垂可交替出现，呈拉锯状。

（1）新生儿型：AChR 抗体经胎盘从 MG 孕妇直接传给胎儿，患儿出生后哭声低、吸吮无力、动作减少。1 周至 3 个月可自愈或经治疗后缓解。

（2）先天性肌无力：出生后出现眼外肌麻痹，常有阳性家族史，但其母亲未患 MG，病情发展缓慢，可长期存活。

3. 少年型

少年型患者多在 10 岁后发病，多为单纯眼外肌麻痹，少数伴吞咽困难及四肢无力。

【辅助检查】

1. 血、尿、脑脊液检查正常。常规肌电图检查基本正常。神经传导速度正常。

2. 重复神经电刺激（RNES）具有确诊价值。应在停用新斯的明 17 小时后进行，以低频（3 ～ 5Hz）和高频（10Hz 以上）电波重复刺激尺神经、正中神经和副神经等运动神经时，出现动作电位波幅递减，低频刺激时递减 10% 以上或高频刺激时递减 30% 以上则为阳性。90% 的重症肌无力患者低频刺激时为阳性，且与病情轻重相关。

3. 单纤维肌电图（SFEMG）是比 RNES 更敏感的对神经肌肉接头传导障碍的检测手段，用特殊的单纤维针电极测量同一运动单位内的肌纤维产生动作电位的时间是否延长，MG 患者表现为间隔时间延长。

4. AChR 抗体滴度的检测是特异性的诊断方法，85% 以上全身型 MG 患者血清 AChR 抗体浓度明显升高，但眼肌型患者升高可不明显，且抗体滴度与临床症状的严重程度并不完全一致。

5. 胸腺 CT、MRI 检查可发现胸腺增生或胸腺瘤。

【诊断】

受累肌肉活动后疲劳无力，休息后缓解，出现“晨轻暮重”的波动现象。结合新斯的明试验、RNES 及 SFEMG 检查、AChR 抗体检测等可明确诊断。另外，还应该行胸腺 CT、MRI 检查确定有无胸腺增生或胸腺瘤。下述试验有助于 MG 的诊断。

（一）疲劳试验（Jolly 试验）

患者持续上视后出现上睑下垂或两臂持续平举后出现上臂下垂，休息后恢复则为阳性。

（二）抗胆碱酯酶药物试验

1. 新斯的明（neostigmine）试验

新斯的明 0.5 ～ 1mg 肌内注射，20 分钟后肌无力症状明显减轻为阳性。同时注射阿托品 0.5mg 以对抗新斯的毒蕈碱样反应。

2. 腾喜龙（tensilon）试验

腾喜龙 10mg 用注射用水稀释至 1mL，静脉注射 2mg，观察 20 秒，如无出汗、唾液增多等不良反应，再给予 8mg，1 分钟内症状好转为阳性，持续 10 分钟后又恢复原状。

【鉴别诊断】

（一）Lambert-Eaton 肌无力综合征

Lambert-Eaton 肌无力综合征为一组自身免疫性疾病，有以下特点。

1. 男性多见，多见于 50 岁左右，多伴发小细胞肺癌或其他癌肿，也可伴发其他自身免疫性疾病。

2. 表现为四肢近端肌无力，活动后即疲劳，但短暂用力收缩后肌力反而增强，持续收缩后再次呈疲劳状态，眼外肌很少受累。

3. 约半数患者伴有口干、少汗等自主神经症状。

4. 新斯的明试验不如重症肌无力敏感。

5. 神经低频重复刺激时波幅变化不大，但高频重复刺激波幅增高可达 200% 以上。

6. 血清 AChR 抗体阴性。

7. 用盐酸胍治疗可使 ACh 释放增加而使症状改善。

（二）眼外肌麻痹

单纯眼肌型重症肌无力需要与动眼神经麻痹综合征、霍纳综合征、Fisher 综合征、痛性眼肌麻痹综合征等进行鉴别。

（三）肉毒杆菌中毒

肉毒杆菌中毒会出现对称性脑神经损害和骨骼肌瘫痪，有肉毒杆菌中毒的流行病学史，新斯的明试验阴性。

（四）延髓麻痹

本病因延髓损害引起后组脑神经受损出现咽喉肌无力，症状无波动，疲劳试验和新斯的明试验阴性。

（五）肌营养不良症

本病隐匿起病，病程长，进展缓慢，症状无波动，肌萎缩明显，血清肌酶明显升高，新斯的明试验阴性。

（六）多发性肌炎

本病表现为四肢近端肌无力，病情逐渐进展，无晨轻暮重现象，多伴有肌肉压痛和血清肌酶明显增高，新斯的明试验阴性，肌电图为肌源性损害，抗胆碱酯酶药治疗无效。

【治疗原则】

本病是一种慢性但可治疗的疾病，治疗目标是尽量减轻患者症状，同时尽量减少药物副作用。主要包括药物治疗及手术治疗，治疗方式因人而异，取决于患者年龄、疾病严重程度以及疾病进展速度。

【辨证论治】

根据重症肌无力不同时期的临床表现，中医学有不同的病名，四肢痿软无力则属

“痿证”，下垂属于“睑垂”，抬头无力则属于“头倾”等范畴。稽其病机则属先天禀赋不足，或后天脾胃虚弱、肝肾亏虚，气血不能荣养肌肉筋脉所致。根据临床可分如下四型。

（一）辨证分型

1. 脾胃气虚型

主症：眼睑下垂，朝轻暮重，少气懒言，肢体无力，或吞咽困难，纳差便溏，面色萎黄，舌质淡，舌体胖，舌边有齿痕，苔薄白，脉细弱。

治法：益气升阳，调补脾胃。

方药：补中益气汤加减。黄芪 30g，党参 15g，白术 15g，升麻 6g，当归 10g，陈皮 10g，葛根 12g，柴胡 6g，炙甘草 6g。若腰膝酸软者，加补骨脂 10g，淫羊藿 10g。

2. 脾肾阳虚型

主症：四肢倦怠无力，畏寒肢冷，腰酸膝软，小便清长，或有便溏，咀嚼无力，吞咽困难，讲话欠清，舌体胖，舌质淡，苔薄白，脉沉细。

治法：温补脾肾。

方药：右归丸加减。制附子 12g，肉桂 8g，杜仲 12g，山萸肉 12g，鹿角胶 10g（烊化），山药 30g，党参 15g，黄芪 30g，牛膝 20g，枸杞子 12g，炙甘草 8g。若便溏或完谷不化者，加补骨脂 10g，煨肉豆蔻 10g。

3. 肝肾阴虚型

主症：眼睑下垂，视物不清，或复视，目干而涩，少寐多梦，五心烦热，口燥咽干，头晕耳鸣，四肢乏力，腰膝酸软，舌红少苔，脉细数。

治法：滋补肝肾。

方药：左归丸加减。生地黄 30g，龟甲胶 12g（烊化），枸杞子 15g，山萸肉 15g，鹿角胶 12g（烊化），怀牛膝 15g，菟丝子 15g。若阴虚明显者，加女贞子 12g，旱莲草 10g；若气虚乏力甚者，加西洋参 10g，黄芪 20g；视物不清者，加白蒺藜 12g，决明子 10g。

4. 气血两虚型

主症：神疲乏力，四肢软弱无力，行动困难，心悸气短，少气懒言，面色无华，自汗，口唇淡，舌淡而嫩，苔薄白，脉细无力。

治法：益气养血。

方药：八珍汤加减。党参 15g，白术 15g，茯苓 15g，甘草 10g，当归 12g，熟地黄 20g，白芍 10g，川芎 10g，黄芪 20g。若眼睑下垂，抬头无力者，加重黄芪 30g，升麻 6g，西洋参 10g；若舌质暗，有瘀点者，加红花 10g，丹参 20g，鸡血藤 30g。

（二）中成药、中药制剂

中成药：补中益气丸、十全大补丸、金匮肾气丸、健步虎潜丸、六味地黄丸、黄芪饮、紫河车粉等。

中药制剂：黄芪注射液、人参注射液、参附注射液、胎盘注射液等。

（三）针灸

主穴：中脘、血海、气海、脾俞、足三里、三阴交、太溪等。

配穴：眼肌型：攒竹、鱼腰、太阳、四白、阳辅、申脉；延髓型：风池、哑门、天突、廉泉；咀嚼肌无力：合谷、下关。

【西医治疗】

（一）药物治疗

1. 胆碱酯酶抑制剂

胆碱酯酶抑制剂是对症治疗的药物，治标不治本，不能单药长期应用，用药应从小剂量渐增。

（1）溴吡斯的明：成人每次口服 60 ～ 120mg，3 ～ 4 次 / 日，每天最大剂量成人 600mg，儿童不超过 7mg/kg，饭前 30 ～ 40 分钟服用。

（2）溴新斯的明：成人每次口服 15 ～ 30mg，3 ～ 4 次 / 日。餐前 15 ～ 30 分钟服用。有毒蕈碱样反应明显，可用阿托品对抗。

2. 免疫抑制剂

（1）肾上腺皮质类固醇激素：适用于各种类型的 MG。长期应用激素者应注意胃溃疡出血、血糖升高、股骨头坏死、骨质疏松等不良反应。

①冲击疗法：适用于危重患者。甲泼尼龙（MPL）1000mg，静脉滴注，1 次 / 日，3 ～ 5 日后，改用地塞米松 10 ～ 20mg，静脉滴注，1 次 / 日，连用 7 ～ 10 日，临床症状稳定改善后，改为泼尼松 60 ～ 100mg 隔日顿服。当症状基本消失后，逐渐减量至 5 ～ 15mg 长期维持，至少 1 年。大剂量激素治疗初期可使病情加重，甚至出现危象，应予注意。

②小剂量递增法：从小剂量开始，隔日晨顿服泼尼松 20mg，每周递增 10mg，直至隔日每晨顿服 60 ～ 80mg，待症状稳定改善 4 ～ 5 日后，逐渐减量至隔日 5 ～ 15mg 维持数年。此法可避免用药初期病情加重。

（2）其他免疫抑制剂：适用于对肾上腺糖皮质激素疗效不佳或不能耐受，或因有高血压、糖尿病、溃疡而不能用肾上腺糖皮质激素者。应注意监测血常规及肝肾功能。

①环磷酰胺：成人口服每次 50mg，2 ～ 3 次 / 日，或 200mg，每周 2 ～ 3 次，静脉注射。

②硫唑嘌呤：口服每次 25 ～ 100mg，2 次 / 日，4 ～ 26 周显效，服用 1 ～ 10 年。

③环孢素 A：口服 6mg（kg · d），疗程 12 个月。

3. 血浆置换

本法是通过将患者血液中乙酰胆碱受体抗体去除的方式，暂时缓解重症肌无力患者的症状，如不辅助其他治疗方式，疗效不超过 2 个月。适用于危象和难治性 MG，每次交换量为 2000mL 左右，每周 1 ～ 3 次，连用 3 ～ 8 次。起效快，持续时间短，仅维持 1 周至 2 个月。

4. 静脉注射免疫球蛋白

人类免疫球蛋白中含有多种抗体，可以中和自身抗体、调节免疫功能。其效果与血浆置换相当。0.4g/（kg · d）静脉滴注，连用 5 日。

（二）胸腺切除手术

患者 90% 以上有胸腺异常，胸腺切除是重症肌无力有效治疗手段之一。适用于在 16 ～ 60 岁发病的全身型、无手术禁忌证的重症肌无力患者，大多数患者在胸腺切除后可获显著改善。合并胸腺瘤的患者占 10% ～ 15%，是胸腺切除术的绝对适应证。

（三）危象的处理

患者一旦出现严重呼吸困难应立即行气管插管或气管切开，呼吸机辅助呼吸，并判断危象类型采用不同处理方法。

1. 肌无力危象

肌无力危象最常见，为胆碱酯酶抑制剂用量不足所致，注射新斯的明后改善。

2. 胆碱能危象

胆碱能危象是胆碱酯酶抑制剂过量引起，常伴有瞳孔缩小、腹痛、汗液和唾液分泌增多等症状，可静脉注射腾喜龙 2mg，如症状加重则应立即停用抗胆碱酯酶药物。

3. 反拗危象

反拗危象常见于重症型 MG 或胸腺切除术后数天，由于对抗胆碱酯酶药物不敏感而出现严重的呼吸困难，腾喜龙试验无反应，此时应停止抗胆碱酯酶药，待运动终板功能恢复后再重新调整抗胆碱酯酶药物剂量。

【预后】

重症肌无力患者预后较好，小部分患者经治疗后可完全缓解，大部分患者可用药物维持改善症状，绝大多数疗效良好的患者能进行正常的学习、工作和生活，年老体弱多病者预后较差。

【预防与调护】

1. 生活调护，患者保持生活规律，起居有常，劳逸结合。患病之后更要休息，切勿疲劳，保持充足的睡眠。如病情重者应经常翻身，变换体位，避免压疮。

2. 饮食调养，重症肌无力病机与脾气虚关系密切，故应饮食有节，同时各种营养要调配恰当，不能偏食，提倡常吃羊肉、家禽类、鱼类，鼓励患者多吃蔬菜、水果，或蜂蜜等，避免刺激性食物及油炸烤燋类食品。

3. 精神调理，要有良好的心态，足够的睡眠，保持愉悦心情，避免悲观、恐惧、忧郁、急躁等不良精神伤害。建立战胜疾病的信心，培养坚强的意志和乐观的情绪。对提高疗效，促进康复，至关重要。医护人员与家属要用极大的耐心去安慰、开导患者，让病患树立信心，战胜疾病，早日康复。

4. 避免或慎用加重患者的药物，如呼吸抑制剂（包括吗啡和镇静剂），β 肾上腺能受体阻滞剂（如普萘洛尔、倍他乐克等）、抑制乙酰胆碱产生和释放的药物（包括氨基苷类抗生素、四环素族抗生素）、肌肉松弛剂、膜稳定剂、去极化药物、甲状腺素等。

【医案精选】

（一）方药中医案——脾气虚弱，肝郁肾虚证

方某，男，59 岁。1976 年 3 月 11 日初诊。

患者 1973 年以腹泻疲劳为诱因，逐渐出现右眼睑下垂，复视，西医诊断为重症肌无力眼肌型，经中西药治疗缓解。1975 年感冒发热后，又出现左眼睑下垂，复视，咀嚼吞咽困难，颈及肩胛无力，同年 12 月两次出现呼吸困难，诊为重症肌无力延髓型，用西药治疗至 1976 年 1 月 5 日，仍不能控制症状，1976 年 3 月 11 日来诊。症状大致如前，偏胖体型，面微赤，眼睑下垂，眼裂变小，头低倾，不能正常直立，两手不能上举，舌嫩有齿痕稍红，苔薄白，中心稍黄腻，脉沉细无力。

辨证：脾气虚弱，肝郁肾虚。

治法：健脾补气，疏肝滋肾。

方药：黄芪 45g，苍术 12g，白术 12g，陈皮 9g，党参 15g，柴胡 12g，升麻 6g，甘草 6g，大枣 12g，熟地黄 30g，淫羊藿 15g，麦冬 12g，五味子 9g。

服上方 12 剂后，自觉症状明显减轻（服 3 剂即开始减吡啶斯的明剂量），眼睑下垂基本恢复，进食不需休息。治疗半年，西药全撤，自觉症状完全消失，改予补中益气汤合益胃汤，制成丸剂调理。1977 年 4 月 14 日复查，基本恢复正常，坚持半日工作，间断服上述丸药，基本治愈。

（二）张谷才医案——脾肾阳虚证

李某，女，50岁。1988年3月12日初诊。

精神疲倦，肢体无力，1987年起两眼睑下垂，下肢腿软。现诊见头昏心悸，两眼下垂，睁开无力，腰酸腿软，活动少劲，行走艰难；饮食不振，思卧难眠，脉象细弱，舌淡苔白。

辨证：脾肾阳虚。

治法：温补脾肾。

方药：金匮肾气丸加减。附子10g，熟地黄10g，山药10g，肉桂2g（后下），山茱萸10g，黄芪15g，当归10g，淫羊藿10g，巴戟天10g。

二诊：上方加减连服20剂，眼睑下垂似有好转，肢体似比前有力。疗效不显，进步极慢。病乃脾肾阳虚、精血亏损，非一般药物所能改善。当改用大剂血肉有情之品，温补脾肾之阳，取阳生阴长之理。

紫河车15g（先煎），鹿角片15g（先煎），龟甲15g（先煎），附片10g，黄芪20g，当归10g，熟地黄10g，阿胶15g（烊化），淫羊藿18g，猪脊髓50g（先煎水，后煎药）。另，健步虎潜丸，每服9g，每日2次。

三诊：上方加减，汤丸交替内服，连服药40剂，形体渐壮，精神渐振，眼睑已不下垂、睁开正常，行走均已恢复正常。原方再服20剂，症状全部消失，能正常上班。

按语：对重症肌无力，过去多从补气养血方面治疗，疗效均不满意。本病例从脾肾阳虚治疗，用大剂温补肾阳药，如附子、淫羊藿，最重量用至18g；另用血肉有情之品，如紫河车、鹿角片、龟甲、阿胶、猪脊髓等，持续服药一年多，症状基本控制，体力逐渐恢复，能正常上班工作，其疗效实属少见。

第二节　多发性肌炎和皮肌炎

多发性肌炎（polymyositis，PM）和皮肌炎（dermatomyositis，DM）是一组多种病因引起的以弥漫性骨骼肌炎症性细胞浸润和肌纤维坏死为病理特征的炎症性疾病，发病与感染和自身免疫异常有关。主要病理特征是骨骼肌变性、坏死及淋巴细胞浸润，临床上表现为急性或亚急性起病，对称性四肢近端为主的肌肉无力伴压痛，血清肌酶增高，血沉增快，肌电图呈肌源性损害，用糖皮质激素治疗效果好等特点。PM病变仅限于骨骼肌，DM则同时累及骨骼肌和皮肤。根据临床表现应属中医学的“痹证”“痿证”“中风”“痫证”范畴。

【病因病机】

（一）中医

本病属中医学“肌痹”“痿证”范畴，《素问・长刺节论》曰：“病在肌肤，肌肤尽病，名曰肌痹，伤于寒湿。”《素问・痹论》曰：“肌痹不已，复感于邪，内舍于脾……脾痹者，四支懈惰。”由此可见，劳累过度，或过逸伤及脾肾，气血亏虚，或由外邪入侵而成痹、成痿。

1. 急性期

多发性肌炎、皮肌炎急性期主要是湿热或寒湿或血热毒邪为患。本期以实证居多。

（1）外感六淫之邪。

（2）脏腑气机失调。

（3）饮食劳倦。

（4）湿热浸淫，瘀血阻滞。

2. 亚急性期

多发性肌炎、皮肌炎的诊疗过程重点在亚急性期，即起病三个月到半年这段时间。亚急性期病机关键为虚实夹杂。虚者，经脉气血流通受阻，四肢百骸失养；实者，脏腑功能失调。其病理产物痰湿、瘀血仍然存在。痰湿的产生与脾失健运、肺失肃降有关。脾失健运，滋生痰湿，流注于肌肉；肺失肃降，不能通调水道，肌腠不固，容易感受外来湿邪，阻于经络皮肤。痰血产生，与肝脾两脏有关。肝藏血，脾统血，伤肝气结可致瘀，外邪损伤血脉可致瘀，脾失统摄，血不循经可致瘀。痰瘀为患，脏腑功能失调，其结果往往是虚实夹杂。

3. 慢性期

多发性肌炎慢性期出现肌肉萎缩者，虚多实少。肌肉萎缩，可以从虚损方面考虑。久病实证不愈，正气日虚。引起的肢体软弱甚则瘦削枯萎，酸痛隐隐，此乃脾、肾、肝三脏内伤诸损不足。脾肾不足，脾主升举清阳，肾主藏精，精可化生气血。发病日久，脾胃受损，脾气耗伤，使其运化失司，不能濡养肌肉筋脉。久病及肾，耗伤元气，精亏血少，骨髓空虚，四肢无力，大肉瘦削。肝肾不足，素体肝肾阴亏，虚阳浮越，湿热之邪留滞不去，伤津耗气，导致肝肾不足，五心烦热，四肢肌肉酸痛隐隐，近端肌肉萎缩。

（二）西医

1. PM 和 DM 发病机制与免疫失调有关

部分 PM 和 DM 患者的血清中可以检测到 Jo–1 抗体、SRP 抗体、Mi–2 抗体、抗核抗体等多种抗体，肌肉病理检查发现肌组织内有活化的淋巴细胞浸润，外周血淋巴细胞对肌肉抗原敏感，并对培养的肌细胞有明显的细胞毒作用，这些均说明本病是一自身免疫性疾病。PM 的发病主要与细胞毒性介导的免疫反应有关，T 淋巴细胞可直接导致肌纤维的破坏，而细胞间黏附分子、白细胞介素 -1α 与炎性细胞的浸润密切相关。DM 的发病则主要与体液免疫异常有关，肌组织内微血管直接受累，其上可见 IgM、IgG 和 C3、C5b-9 膜攻击复合物形成。

2. 遗传因素可能也会增加 PM 的易患性

在高加索人中，约半数 PM 患者与 HLA-DR3 有相关性，而 HLA-DR52 几乎见于所有的 PM 患者，多发性肌炎家族也有报道，说明遗传因素参与了发病。另外，病毒直接感染可能是 PM 发病的另一个因素，部分患者在发病前有流感病毒 A 和 B、HIV、ECHO 感染病史。

【临床表现】

急性或亚急性起病，发病年龄不限，但儿童和成人多见，女性多于男性，病情逐渐加重，几周或几个月达高峰。病前可有低热或感冒史。发病率为（2 ～ 5）/10 万。

（一）发病

任何年龄均可发病，女性多于男性。多亚急性起病，逐渐加重，数周或数月达高峰。病前可有低热或感冒史。

（二）肌肉无力

首发症状通常为四肢近端无力，常从盆带肌开始逐渐累及肩带肌肉，表现为上楼、蹲起困难、双臂不能高举、梳头困难等；颈肌无力出现抬头困难；咽喉肌无力表现为构音、吞咽困难；呼吸肌受累则出现胸闷、气短。常伴有关节、肌肉痛。眼外肌一般不受累。肌无力可持续数年。查体可见四肢近端肌肉无力、压痛，晚期有肌萎缩和关节挛缩。

（三）皮肤损害

DM 患者可见皮肤损害，皮疹多先于或与肌肉无力同时出现，少数患者皮疹在肌无力之后发生。典型的皮疹为眶周和上下眼睑水肿性淡紫色斑和 Gottron 征，后者指四肢关节伸面的水肿性红斑，其他皮肤损害还包括日光过敏性皮疹、面部蝶形红斑等。

（四）其他表现

消化道受累常出现恶心、呕吐、痉挛性腹痛。心脏受累可出现晕厥、心律失常、心衰。肾脏受累会出现蛋白尿和红细胞。少数病例合并其他自身免疫性疾病，如类风湿关节炎、系统性红斑狼疮、进行性系统性硬化等。还有少数病例可能伴发恶性肿瘤，如乳腺肿瘤、肺癌、卵巢癌和胃癌等。

【辅助检查】

1. 急性期周围血白细胞增高，血沉增快，血清 CK 明显增高，可达正常的 10 倍以上。1/3 患者类风湿因子和抗核抗体阳性，免疫球蛋白及抗肌球蛋白的抗体增高。

2. 24 小时尿肌酸增高，这是肌炎活动期的一个指标。部分患者可有肌红蛋白尿。

3. 肌电图可见自发性纤颤电位和正向尖波。多相波增多，呈肌源性损害表现。神经传导速度正常。

4. 肌活检见前面病理所述。

5. 52% ～ 75% 的患者有心电图异常，QT 延长，ST 段下降。

【诊断】

1. 急性或亚急性四肢近端及骨盆带肌无力伴压痛，腱反射减弱或消失。

2. 血清 CK 明显增高。

3. 肌电图呈肌源性损害。

4. 活检见典型肌炎病理表现。

5. 伴有典型皮肤损害。

具有前 4 条者可诊断为 PM，前 4 条标准具有 3 条以上并且同时具有第 5 条者为 DM。免疫抑制剂治疗有效者支持诊断。40 岁以上患者应除外恶性肿瘤。

【鉴别诊断】

多发性肌炎与皮肌炎应与出现以近端肌无力为主要症状的疾病进行鉴别，如重症肌无力、肢带型肌营养不良症、包涵体肌炎、线粒体疾病、脂质沉积性疾病、近端型脊髓性肌肉萎缩症等。

（一）肢带型肌营养不良症

因本病有四肢近端和骨盆、肩胛带肌无力和萎缩，肌酶增高，所以需与 PM 鉴别。常有家族史，无肌痛，病程更缓慢，病理为肌纤维变性、坏死、萎缩和脂肪组织替代，而无明显炎症性细胞浸润，可资鉴别。

（二）重症肌无力

重症肌无力也可出现四肢无力、构音、吞咽困难，但 MG 症状有明显的波动性、血清酶活性正常，抗胆碱酯酶药物治疗敏感，可鉴别。

【治疗原则】

治疗以中医药及西药治疗为主，包括使用糖皮质激素、免疫抑制剂、抗疟药、丙种球蛋白等。

【辨证论治】

根据临床表现本病应属中医学的“痹证”“痿证”“中风”“痫证”范畴。稽其病机多为正气乖戾，邪气阻络，阳气虚衰，肝肾亏虚，阳亢化风。

（一）辨证分型

1. 寒瘀痹阻型

主症：可见于急性期或病情迁延，全身肌肉酸痛，有握痛感，遇冷加剧，或兼肿胀，四肢无软弱，抬举无力，皮肤可见暗红色斑块，局部肿胀，伴有气短乏力，畏寒怕冷，舌质红，苔白，脉沉细而缓。

治法：健脾化瘀，宣痹通络。

方药：四君子汤合身痛逐瘀汤加减。党参 15g，白术 12g，茯苓 15g，炙甘草 10g，当归 12g，红花 10g，桃仁 10g，羌活 12g，桂枝 12g，川牛膝 15g，秦艽 12g，黄芪 25g，鸡血藤 25g，木瓜 15g。若热毒炽盛者，加白花蛇舌草 10g，水牛角 10g，牡丹皮 10g，紫草 10g。

2. 阳气虚衰型

主症：病延日久，四肢关节肌肉酸痛，重着麻木，甚则肿痛不消，或见肌肉萎缩，行走无力，形体消瘦，肢端发绀发凉，可见皮损从颜面发展至上胸及四肢伸侧，皮色暗红或紫红，质硬，有细小鳞屑，并伴心悸，头晕，纳呆，乏力，畏寒，便溏，腹胀，舌质暗红，体胖，脉细弱。

治法：益气温阳，通经活络。

方药：四君子汤合右归丸加减。党参 15g，白术 12g，茯苓 20g，炙甘草 10g，黄芪 25g，熟地黄 15g，山药 12g，枸杞子 15g，山萸肉 10g，菟丝子 12g，鹿角胶 12g（烊化），杜仲 10g，当归 10g，附子 6g，鸡血藤 20g。若疼痛明显者，加千年健 10g，威灵仙 12g，伸筋草 10g。

3. 肝肾阴虚型

主症：四肢肌肉酸痛隐隐，近端肌肉萎缩，时有乏力，行滞语迟，腰酸腿软，甚至吞咽不利，足不任地，形体偏瘦，面及四肢及躯干可有暗红色斑或色素沉着，时有五心烦热，眩晕耳鸣，健忘失眠，舌红少苔，脉细数。

治法：滋补肝肾。

方药：左归丸加减。熟地黄 20g，山药 15g，枸杞子 12g，山萸肉 10g，川牛膝 15g，鹿角胶 12g（烊化），龟甲胶 12g（烊化），菟丝子 10g。若阴虚火旺者，加知母 12g，黄柏 10g。

4. 阳亢化风型

主症：皮肤紫暗，肌肉萎缩，急躁易怒，失眠多梦，眩晕颠仆，口眼歪斜，肢体不利，或时有抽搐，舌质暗红，脉弦长有力。

治法：镇肝息风，滋阴潜阳。

方药：镇肝息风汤加减。怀牛膝 20g，生赭石 20g，生龙骨 20g，生牡蛎 20g，生龟甲 20g，生白芍 12g，玄参 15g，天冬 12g，天麻 10g，甘草 6g。若有癫痫发作者，全蝎 4g（冲），僵蚕 10g，琥珀 4g（研末冲），朱砂 1g（研冲），灵磁石 20g。

（二）中成药、中药制剂

中成药：犀黄丸、补中益气丸、金匮肾气丸、雷公藤片、昆明山海棠片、知柏地黄丸等。

中药制剂：黄芪注射液、当归寄生注射液、参麦注射液、参附注射液等。

（三）针灸

主穴：足三里、上巨墟、下巨墟、血海、三阴交、曲池、外关等。

吞咽困难取廉泉、天突、下关；颈肌无力取天柱、大椎、风池；怕冷取气海、关元、肾俞、命门等。

【西医治疗】

急性期患者应卧床休息，高蛋白饮食，理疗，预防肺炎、关节挛缩及失用性肌萎缩等并发症。

（一）皮质类固醇激素

皮质类固醇激素为首选药物，泼尼松 1 ～ 1.5mg/（kg・d），最大剂量 100mg/d。多数 4 ～ 6 周之后临床症状改善，CK 下降接近正常后缓慢减量，一般每 2 周减 5mg，至 30mg/d，以后改为每 4 ～ 8 周减 2.5 ～ 5mg，最后达到维持量 10 ～ 20mg/d，维持 1 ～ 2 年。重症患者可静脉滴注甲泼尼龙 1000mg，1 次 / 日，连用 3 ～ 5 天，然后改为泼尼松 60mg 口服。再根据症状及肌酶水平逐渐减量。

长期皮质类固醇激素治疗应预防其不良反应，可给予低糖、低盐和高蛋白饮食，用抗酸剂保护胃黏膜，注意补充钾和维生素 D，对结核病患者应进行相应的治疗。

（二）免疫抑制剂

当激素治疗不满意时加用。首选甲氨蝶呤，其次为硫唑嘌呤、环磷酰胺、环孢素 A，用药期间注意白细胞减少和定期进行肝肾功能的检查。

（三）免疫球蛋白

对重症和难治性 PM/DM 患者可与激素联合应用，免疫球蛋白 0.4g（kg・d）静脉点滴，连续 5 天，每月 1 次，4 个月为 1 个疗程。

（四）支持治疗

给予高蛋白和高维生素饮食，进行适当体育锻炼和理疗，重症者应预防关节挛缩及废用性肌萎缩。

【预后】

儿童预后较好。多发性肌炎患者中半数可基本痊愈。伴肿瘤的老年患者，尤其是有明显肺、心、胃肠受累者预后差。

【预防与调护】

1. 肌炎皮肌炎的日常护理九大原则

（1）尽量避免日光直接照射（主要是紫外线），外出时戴帽子、手套、长袖衣服或打伞等。

（2）尽可能不进食海产品（鱼、虾、蟹）等易引起过敏的食物。

（3）忌食辛辣刺激食物（葱、姜、蒜等）。

（4）少食油腻性食物，勿饱食。

（5）禁吸烟饮酒。

（6）不用化妆品、染发剂。

（7）避免接触农药及某些装饰材料。

（8）育龄妇女在病情不十分稳定时应尽量避免妊娠和人工流产，生育应在医师指导下进行。

（9）保证充足睡眠，劳逸结合。保持心情舒畅，适度运动。

2. 皮肌炎的养生指导

皮肌炎患者除了用正规的药物治疗外，合理的自我调理及锻炼也很重要。

（1）保持精神愉快：人的精神状态与疾病的发生、发展有密切的关系。七情内伤可直接致病，亦可因七情内伤引起阴阳失调，气血亏损，御邪乏力，易为外邪侵入。遇事要学会自我克制，自我调节，勿郁郁寡欢，闷闷不乐，要心胸宽广，豁达大度，积极工作，愉快生活。

（2）锻炼身体：通过坚持不懈的锻炼，增强体质，提高抗病能力。锻炼的种类很多，如太极拳、易筋经、八段锦等。锻炼能活动四肢筋骨，使身体气血流畅，调节体内阴阳，使之平衡，达到增强体质的目的。身体健康，患痹病的机会就会减少。

（3）防风寒、潮湿：冬春季节要注意防寒防湿，切忌风吹受寒或雨淋受湿。夏季穿长袖长裤睡觉，不宜用竹席、竹床；不游泳，注意保暖不受凉，尤其关节部位要用护套保护。避免直接吹风，预防感冒。

【医案精选】

杨廉方医案——皮肌炎，湿滞肌肤案

毛某，女，45 岁，农民。1991 年 4 月 6 日入院。

四肢重困，憋胀疼痛，抬举无力 7 年，上眼睑紫红浮肿性斑 4 年，病呈持续性波浪式进展，近半年尤甚，久治罔效。

检查：面部、四肢皮肤轻度浮肿，按之即起。上眼睑紫红斑，眼眶周围水肿。肢体抬举无力，梳头困难，步态蹒跚，舌淡胖，苔腻微黄，脉弦滑。天冬氨酸转氨酶（GOT）90U，尿肌酸 40mg/24h，肌电图提示为肌源性疾病。未发现癌肿。血中未找到狼疮细胞。

诊断：肌痹（皮肌炎）。

辨证：湿滞肌肤。

治法：理气除湿，活血通络。

方药：茯苓 30g，柴胡 6 g，苍术 15g，萆薢 15g，木瓜 15g，丹参 15g，青皮 12g，陈皮 12g，香附 12g，桔梗 6 g，防己 12g，地龙 12g，6 剂。水煎服。

二诊（4 月 13 日）：6 剂身感轻松，胀痛减。继服 20 剂。

三诊（5 月 7 日）：服 20 剂身感沉困憋胀痛消失，下肢已不浮肿，眼睑红斑若无。GOT 降至 40U 以下，尿肌酸 28mg /24h，肌电图复查示皮肌炎恢复期，稍加减再服 10 剂巩固。

1992 年 10 月 20 日追访：病未发作。

按语：中医药治疗皮肌炎近年时有报道，多以益气养阴，滋补肝肾为主，余认为该病多正虚不密，湿闭肌肤，遏滞经络为患。病之初、中期，以湿滞肌肤证候常见，故理气除湿也为该病常用治法。基础方中，茯苓渗湿健脾，柴胡理气疏肝，气行湿行，针对湿滞而设，共为主药；辅以苍术、萆薢、木瓜除湿，青皮、陈皮、香附理气；佐使丹参、地龙活血通络，临证随兼寒、热、虚等不同灵活加减用药，共同发挥理气除湿、通络蠲痹的治疗作用。该证善后以逍遥散为主。

第三节 神经肌肉接头和肌肉疾病的中医传承创新研究及展望

一、重症肌无力

（一）中医传承创新研究

重症肌无力（MG）是一种由神经肌肉接头处传递功能障碍所引起的自身免疫性疾病。病变主要累及神经肌肉接头处突触后膜乙酰胆碱受体，导致神经肌肉接头处传递功能障碍。临床主要表现为部分或全身骨骼肌无力和易疲劳，受累的骨骼肌如眼肌、咀嚼肌、咽喉肌、肋间肌、四肢肌等活动后极易疲劳，出现眼睑下垂、吞咽无力、呼吸困难、四肢无力等症状；其特点是朝轻暮重，经休息或服用抗胆碱酯酶药物治疗后症状暂时减轻或消失。

根据重症肌无力不同时期的临床表现，中医学有不同的病名，四肢痿软无力则属“痿证”，眼睑下垂属于“睑垂”，抬头无力则属于“头倾”等范畴。本病的发生与脾、胃、肝、肾等脏腑有关。脾主运化，为气血生化之源，后天之本，主肌肉四肢。肝藏血，主筋。肾藏精，主骨生髓。脾胃虚弱，中气不足，气虚下陷，水谷精微生化乏源，则肌肉失于充养；日久元气大亏，肝血不足，筋脉失养；肾精得不到后天的补充，则髓枯骨痿。

近代孙怡、杨任民主编的《实用中西医结合神经病学》与黄培新、黄燕主编的《神经科专病中医临床诊治》两书中均把重症肌无力分为四个型辨证施治。脾胃虚损型，治宜补中益气汤加减；气血两虚型，治宜八珍汤加减；肝肾阴虚型，左归丸加减；脾肾阳虚型，治宜右归丸加减。使中医治疗重症肌无力的辨证论治的内容日臻丰富完备，并能有效地指导临床实践。

我国学者从20世纪50年代即开始研究和探讨采用中医药治疗重症肌无力，运用中医理论探索重症肌无力病因病机和辨证规律，并积累了丰富的临床经验。对重症肌无力的辨证论治就是对其内在规律的认识达成共识。从该病最具特征性的八大主症与两大特点的证名辨识、审证求因入手，提示脾胃虚损是重症肌无力的本质，脾虚致使机体稳态调控失衡是该病发生的内在成因，而脾虚及肾、脏腑失衡是该病的病机转归。临床从“病”“证”两个层面着眼，通过辨病把握疾病态势和中医病机，通过辨证把握证候态势和中医定性。这种结合是符合中医学整体观的、个体化的、动态性的，是力求对中医病机与中医定性的整体把握，在此基础上才能形成中医施治的证候观与证治观。

在这个整体观中，如何通过中医药治疗使机体气血、阴阳恢复平衡有序，使病情改善，进而争取康复，治调脾肾是关键。可以概括为补中益气，振元治痿，补后天之本以养先天，助先天之源以溉后天。

蒋方建对重症肌无力从脾肾进行论治。1985 年蒋方建对 432 例持续观察治疗的重症肌无力患者进行了疗效分析：痊愈率 35.2%，显效率 13.9%，有效率 45.8%，总有效率 94.9%。1990 年对 50 例重症肌无力奥氏分型Ⅱ型以上的全身型患者进行了临床治疗的对照观察：中医药组痊愈率 22%，显效率 36%，有效率 40%，总有效率 98%。取得了与泼尼松对照组相应的疗效（$P>0.05$），但中医治疗组副作用小，远期疗效巩固，平均 7.5 年（皮质类固醇激素组为 3.8 年）。近年采用中西医结合救治 60 余例重症肌无力危象，获得 90% 的抢救成功率。

胡明哲等总结了中医药治疗重症肌无力的研究概况。重症肌无力（MG）是一种神经肌肉接头传递功能障碍的获得性自身免疫病，一般认为其发病机制主要与免疫学和遗传学有关。西医学多采用激素冲击、免疫抑制、胸腺切除、血浆置换等手段治疗。肌无力患者一般可在合理应用药物或手术后获得确切的近期疗效，但是存在毒副作用大、手术危险性高、病情易反复等问题。近年来，中医药治疗该病取得了可靠疗效，弥补了西医学的不足，客观评价中医药治疗 MG 的有效性和局限性是进一步发掘其治疗潜力的重要途径。

孟如教授参照《实用中西医结合诊断治疗学》的中医辨证分型，结合临床实践将重症肌无力分为 5 型进行辨证论治，治疗 32 例患者。中气不足型，多见于眼肌型及全身肌无力型轻者，方投补中益气汤加味。脾肾气阴两虚型，多见于全身肌无力型及延髓型，方用四君子汤合六味地黄汤加减治疗。脾肾阳虚型，多见于全身肌无力型，方药为四君子汤合右归丸加减。气血亏虚型，多见于重症肌无力久病患者，方投十全大补丸加减治疗。气虚血瘀阻络型，见于全身肌无力型久病者，方用黄芪四君汤合桃红四物汤加味。疗程 3 个月，临床痊愈 3 例，显效 9 例，有效 16 例，无效 4 例，总有效率为 87.5%。

臧海生等对 230 例眼肌型重症肌无力患者运用中医理论辨证施治，将本病分为脾气虚、血虚络阻和脾肾气阴两虚三型。脾气虚型：临床见疲倦乏力，眼睑下垂，食少便溏，舌质淡，苔薄白，舌体胖嫩，脉细弱。治法：补中益气升阳。方用补中益气汤加减。血虚络阻型：临床常见眼球活动明显受限，凝视斜视，睁眼不能，畏光倦视，目干而涩，肌肉瘦削，面色少华，舌质淡红或暗紫，舌下系带瘀紫，舌体瘦小，苔薄白或少苔，脉细或涩。治法：养血通络。方用四物汤合当归养血汤加减。脾肾气阴两虚型：临床见疲倦乏力，眼睑下垂，复视，口干，纳呆，舌质偏红、舌体偏小、苔花剥或少苔无苔，脉细弱或细数。治法：补肾滋阴益气。方用左归丸加减。治疗 6 个月。结果：230 例中临床痊愈 104 例，显效 72 例，好转 34 例，无效 20 例，总有效率为 91.3%。

陈济东等将本病分为脾肾阴虚、脾胃气虚、气血亏虚三型论治。脾肾阴虚型予六味地黄汤合生脉散加减；脾胃气虚型予五味异功散、六君子汤加减；气血亏虚型予八珍汤加减治疗。共治本病216例，治愈116例，显效23例，好转25例，无效52例，总有效率75.9%。

谢孔缓等用升肌灵治疗顽固性重症肌无力40例。方药：党参、黄芪、附子、白术、桂枝、升麻、葛根、仙茅、当归、紫河车、陈皮、马钱子。肾阳不足者，加鹿角、巴戟天、肉桂；肢体无力者，加鸡血藤、地龙、羌活、独活；局部肌肉抽搐者，加全蝎、白僵蚕；呛咳或语言不清者，加半夏、石菖蒲。结果治愈12例，好转22例，无效6例，总有效率为85%。

陈金亮等采用益气托邪汤治疗眼肌型重症肌无力60例。益气托邪汤由黄芪60g，葛根30g，人参6g，白术12g，桂枝9g，白芍9g，当归10g，川芎10g，陈皮10g，防风10g，白芷10g，升麻3g，柴胡3g，炙甘草5g等组成，每日1剂，分2次温服，治疗3个月，治疗组60例中痊愈6例，基本痊愈10例，显效18例，好转21例，无效5例，总有效率91.67%。

于春霞等用制马钱子粉口服治疗重症肌无力30例，治疗组治愈21例，显效5例，无效4例，总有效率86.67%。

（二）展望

重症肌无力病由脾胃虚损而起，脾虚及肾，依据这一认识，临床确立了培补脾肾的基本治则，可概括为补益真气、振元治痿，补后天之本以养先天，滋先天之源以溉后天。这可看作是本病辨证的全部内涵和精髓，临床上以此二证为多。其他证型亦有，但较为少见。因此在前述病机认识的基础和框架下应深入进行证候与证势分析，把握本病各特定阶段人体病理生理和机能状态改变，揭示疾病发展各阶段中的主要矛盾和矛盾的主要方面，探索本病阶段性证候表现的主要特征、演变与转化的规律和病理变化的本质，并通过证型分类等理论加以提炼和概括以指导临床实践，以期做到知常达变，审时度势，视证运法，使辨证不背离于大法至理，辨病又不囿于大法约束。

近年来中医治疗重症肌无力取得了可喜的成果，在治疗重症肌无力的过程中形成了一套较为成熟的理论体系，并积累了丰富的临床经验。尽管如此，对于重症肌无力的危象，单纯中药治疗仍有一定困难。如果中西医结合起来，可取长补短，对急重症可利用西医药的优势（如大剂量激素、血浆置换、胸腺切除等方法），再加上配合中医药进行治疗，疗效更为显著。对病情轻、病情平稳者可只用中医药治疗，通过对人体整体的调节，达到治疗的目的。

二、多发性肌炎和皮肌炎

（一）中医传承创新研究

多发性肌炎（polymyositis，PM）和皮肌炎（dermatomyositis，DM）是一组多种病因引起的以弥漫性骨骼肌炎症性细胞浸润和肌纤维坏死为病理特征的炎症性疾病，发病与感染和自身免疫异常有关。主要病理特征是骨骼肌变性、坏死及淋巴细胞浸润，临床上表现为急性或亚急性起病，对称性四肢近端为主的肌肉无力伴压痛，血清肌酶增高，血沉增快，肌电图呈肌源性损害，用糖皮质激素治疗效果好等特点。PM病变仅限于骨骼肌，DM则同时累及骨骼肌和皮肤。根据临床表现应属中医学的“肌痹”“痿证”“中风”“痫证”范畴。

《素问·痿论》曰：“风寒湿三气杂至，合而为痹，其风气胜者为行痹，寒气胜者为痛痹，湿气胜者为着痹也。”邪气留恋于筋骨，则疼痛难已；病久日深，营卫之行涩，皮肤不营，则麻木不仁；病邪深入，内传于五脏六腑，则导致脏腑之痹。如“脉不通，烦则心下鼓，暴上气而喘，嗌干善噫，厥气上则恐”为心痹；“善胀，尻以代踵，脊以代头”为肾痹；等等。此外《痹论》还以邪气所伤部位不同，分论皮痹、肌痹、脉痹、筋痹、骨痹等。

隋代医家巢元方在所著《诸病源候论》一书中，对痹证病状病因病机又进一步进行了阐述，他说：“风湿痹病三状，或皮肤顽厚，或肌肉酸痛……内血气虚则受风湿，而成此病。久不瘥，入于经络，搏于阳经，亦变令身体手足不随。”《素问·痿论》是讨论痿证的专篇，指出痿证的症状主要是肢体筋脉弛缓，手足痿软无力，以下肢不能随意行走者较为多见。主要是由于邪热灼伤阴液，筋脉失于濡养；或因湿热浸淫筋脉肌肉，而弛纵不用；或因体虚久病，肝肾亏虚，精血不足，不能濡养肌肉筋骨，或瘀阻脉络等因而成。

以上论述虽未提及多发性肌炎（PM）及皮肌炎（DM）的名称，但从PM、DM的临床表现和现代研究来看，这些理论确实包含了PM、DM的临床症状和病因病机。该病属于中医学的“皮痹”“肌痹”和“痿证”范畴。其治疗原则不外乎“各补其荣而通其俞，调其虚实，和其顺逆”。在治疗时必须标本兼治，祛风解毒，清热除湿以治其标，养血荣肌，活血华肤以治其本，从而使受损肌肉炎症消除，使受损皮肤皮疹隐退，彻底治愈PM/DM。根据“心主血脉”“肝主筋”“脾主肌肉四肢”“肺主皮毛”“肾主骨”的中医理论。在“荣肌华肤”治则的大前提下，还要分清寒热虚实，认真辨证施治。在临床治疗中，可根据不同证型，加减化裁。热毒炽盛型可酌加清热解毒凉血药物，如金银花、连翘、白花蛇舌草、羚羊角等；湿热犯脾型酌加健脾清热燥湿药物，如苍术、白术、茯苓等；邪侵肺卫型可酌加祛寒理气通络药物，如桂枝、陈皮、八月札、丝瓜络等。瘀血阻络型酌加理气活血化瘀药物，如桃仁、红花、凌霄花、毛冬青等。

金相哲探讨了皮肌炎和多发性肌炎的中医病因病机及中医临床的辨证治疗，认为皮肌炎和多发性肌炎由素体阴虚阳盛、脏腑蕴热及外感暑湿热毒侵充血脉而成，辨证分型以风湿热毒入营入血及肝肾阴虚余邪痹阻为纲，灵活运用了普济消毒饮、清瘟败毒饮、当归拈痛汤、知柏地黄汤和大补阴丸的辨证配伍，突出了中医中药在本病治疗中的重要优势，非常值得深入探讨。

饶媛总结了中医药治疗多发肌炎和皮肌炎概况。多发性肌炎与肌炎是一种原因未明的弥漫性炎性疾病，目前多认为与病毒感染、免疫功能紊乱及血管病变有关，临床表现为对称性四肢近端肌肉、颈肌、咽部肌肉无力、疼痛、压痛或萎缩，皮肌炎还常同时伴有皮肤损害，目前西医常用糖皮激素和免疫抑制剂治疗本病，虽有一定的疗效，但药物剂量不易掌握，病情易于反复，且长期大量应用激素副作用明显。

胡炳彦等对多发性肌炎 / 皮肌炎的现状进行了研究。多发性肌炎和皮肌炎是临床较为常见、多发的风湿免疫性疾病，是一种以肌无力、肌痛为主要临床表现的自身免疫性疾病，患者病灶常累及全身骨骼肌，导致患者出现全身性炎性肌肉病变，严重影响患者生活质量及生命安全。

安徽中医学院附院用中西医结合治疗 PM 30 例。治疗组基本方用白花蛇舌草、薏苡仁各 30g，地肤子 15g，生地黄、赤芍、甘草各 10g，每日 1 剂，分 2 次口服。加减：热毒炽盛，皮损红斑者加紫花地丁、白茅根各 30g，牡丹皮、连翘、白鲜皮、淡竹叶各 10g；风袭痒甚者加蝉蜕、蕲蛇各 10g；脾虚倦怠，纳少便溏者加黄芪、怀山药各 30g，炒白术、茯苓各 15g；瘀血者加丹参 30g，益母草 15g，全蝎 3g；腰膝酸软加熟地黄 15g，枸杞子 10g。同时辅以泼尼松 1mg/（kg · d）。对照组 15 例用泼尼松 1mg/（kg · d）。治疗结果：治疗前后两组淋巴细胞转化率比较治疗组显著增高，而对照组则无明显差异。治疗组总有效率为 86.7%，对照组总有效率为 60%，治疗组的总有效率显著高于对照组（$P<0.05$）。治疗组激素副作用的出现率为 30%；而对照组为 86.7%，显著高于治疗组（$P<0.01$）。

南京医科大学第一附属医院用雷公藤多苷治疗 PM 7 例。其中 4 例用雷公藤多苷治疗，3 例均在足够疗程的大剂量泼尼松治疗无效，并将泼尼松减至极小维持量时，再用雷公藤多苷治疗。方法：雷公藤多苷 20mg，每日 3 次，连续口服 3 个月。7 例经治疗后症状均消失，体征恢复正常，肌酶谱降至正常范围，肌活检显示肌肉组织已恢复到正常基本结构。显示雷公藤多苷对 PM 有良好的疗效，而且对肾上腺皮质激素无效的病例仍有治疗作用。7 例随访未见复发。

（二）展望

中医对于皮肌炎、多肌炎的治疗，通过多年研究，认为多发性肌炎和皮肌炎属于中医学的“痹证”和“痿证”范畴。突出特点表现为“肌痹”和“肌肤痹”，早期邪实偏重多为“痹证”，后期虚实错杂也可表现为“痿证”。其主要病因病机是素体禀赋不足，阴阳气血与五行生克制化失常，以致邪毒内蕴或内外合邪，邪毒瘀痹肌肤与内脏脉络，脏腑又因之受损，故为邪痹虚损之证。其中邪毒痹血是致病的关键因素，因此确立清血解毒、通络逐痹为主要治法贯穿始终，再根据病变的不同阶段以及脏腑受损的寒热虚实情况辨证论治。

对于纯中药制剂与中药系列复方，立足整体调节，一方面通过调节神经－内分泌－免疫网络功能，纠正免疫异常，减少抗体和免疫复合物的产生，另一方面通过多层次多环节的治疗作用消除已经形成的抗体和免疫复合物，恢复血管与肌肉皮肤的正常结构与功能，从而消除肌痛、肌无力、改善恢复肌肉萎缩，使皮肤恢复正常颜色。同时有效控制消化道、心肺等处的内脏病变。经过长期的临床观察和实验研究证实，只要及时进行正规中医系统治疗的患者，是可以完全康复的。中医治疗的依据：对于 PM/DM 的治疗，西医多采用激素和免疫抑制剂治疗，副作用较多，疗效又不甚显著。在浩瀚的中医典籍中，虽没有对皮肌炎的专门论述和记载，但很多中医文献中却记载和阐发了有关皮肌炎的相关症状和理论。

中医药治疗多发性肌炎及皮肌炎，已经积累了很多丰富的经验，但是，对病情严重的患者单纯采用中医治疗难度还是非常大的，在应用中药的同时，可配合西医的治疗（如激素、免疫抑制、血浆置换、静注免疫球蛋白、放射、胸腺切除等）。如能适当运用可收到良好的效果。同时中药在辅助西医减少激素、免疫抑制剂的用量和减量及停药出现的反跳作用方面，以及减少它们的副作用和防止 PM、DM 复发等方面都具有显著的优势。所以中药治疗应该贯穿治疗此病的全过程。中医治疗要根据辨证施治与辨病相结合的原则，确定不同个体、不同阶段、不同证型的治疗方案。以现代科学方法总结治疗经验，探索本病的致病机理和治疗规律，逐步形成一套行之有效的中医和中西医结合治疗本病的规范化的理想方法。